O EXERCÍCIO como Terapia na Prática Médica

O EXERCÍCIO como Terapia na Prática Médica

organizadores

Mauro Vaisberg

Luis Fernando Bicudo P. C. Rosa

Marco Túlio de Mello

2005

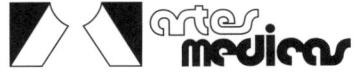

© 2005 by Editora Artes Médicas Ltda.

Todos os direitos reservados. Nenhuma parte desta obra poderá ser publicada sem a autorização expressa desta Editora.

Equipe de Produção

Diretor Editorial: Milton Hecht
Gerente de Produção: Fernanda Matajs
Projeto Gráfico: Tatiana Pessôa
Capa: Acqua Estúdio Gráfico (Nelson Mielnik/Sílvia Mielnik)
Composição e Diagramação: GraphBox•Caran
Impressão e Acabamento: RR Donnelley Moore

ISBN: 85-367-0038-6

Dados Internacionais de Catalogação na Publicação
(Câmara Brasileira do Livro - SP - Brasil)

O exercício como terapia na prática médica / (coordenadores)
   Mauro Walter Vaisberg, Luis Fernando Bicudo Pereira Costa Rosa,
   Marco Túlio de Mello. – São Paulo : Artes Médicas, 2005.

Vários autores.
Bibliografia
ISBN 85-367-0038-6

1. Exercícios físicos 2. Exercícios terapêuticos 3. Prática médica.
I. Vaisberg, Mauro Walter. II. Rosa, Luis Fernando Bicudo Pereira Costa.
III. Mello, Marco Túlio de.

05-6160

CDD-615.82
NLM-WB 541

Índices para catálogo sistemático:
1. Exercício como terapia : Prática médica :
   Ciências médicas 615.82

Editora Artes Médicas Ltda.
R. Dr. Cesário Mota Jr, 63 - Vila Buarque
CEP: 01221-020 - São Paulo - SP- Brasil
Home Page: http://www.artesmedicas.com.br
E-Mail: artesmedicas@artesmedicas.com.br
Tel: (011) 221-9033
Fax: (011) 223-6635
Linha direta do consumidor: 0800-559033

Encontros e despedidas

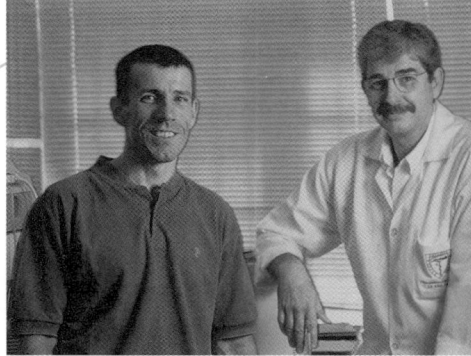

Professor Luis Fernando Bicudo Pereira Costa Rosa e doutor Mauro Walter Vaisberg.

A primeira sensação do visitante que entrasse na sala 302 do Instituto de Ciências Biomédicas da Universidade de São Paulo seria de ter cometido um engano... Em meio à desordem aparente, entre papéis, livros e computadores, encontraria um grupo de jovens rindo e conversando animadamente. Ao conferir a tabuleta, entretanto, verificaria estar realmente no lugar correto, o Laboratório do Metabolismo coordenado pelo Professor Luis Fernando Bicudo Pereira Costa Rosa. Foi esta a minha primeira impressão.

Corredor desde os tempos da faculdade, optei pela Reumatologia como área de atuação clínica. A observação prática indicava a necessidade do exercício físico como parte da terapia médica, orientando minha atividade clínica para a obtenção do título de especialista em Medicina Esportiva. Academicamente, voltei-me para a pesquisa na área da Imunologia do Exercício.

Foi exatamente este percurso que acabou por me conduzir ao Laboratório do Professor Luis Fernando o "GG", onde deparei-me com um ambiente que me trazia de volta os tempos de república. Em verdade, aprendi mais tarde, pulsavam ali paixão, ímpeto e criatividade, atributos próprios da juventude que o "GG" conseguia manter vivos no seu cotidiano.

Ouvindo Pink Floyd ou Raul Seixas, discutia projetos de pesquisa de alta complexidade, dominando singularmente campos do conhecimento como fisiologia, metabolismo e imunologia do exercício. Conduzia com mão segura o experimento de seus alunos, gerando produção científica de excelência. Deste modo, provocava naturalmente respeito e admiração naqueles que tinham a felicidade de usufruir de seu convívio.

Apresentei um projeto de pesquisa, que desafiava modelos vigentes e fui prontamente aceito pelo "GG" como orientando. A complexidade do projeto justificava a participação de um co-orientador, que encontramos na figura do Professor Marco Túlio de Mello. Defendido o doutorado, a parceria se manteve, reunindo este grupo de profissionais com formação e vivência distintas.

Compartilhando o interesse pelo exercício físico, que cada um focalizava a partir de perspectivas científicas diferenciadas, este grupo interdisciplinar pôde, cultivando o respeito mútuo, revelar-se produtivo na geração de saber.

Esta confluência de conhecimentos do biólogo, do educador físico e do médico, possibilitou, entre outras realizações, a organização deste livro.

Infelizmente o destino nos privou, por trágico acidente, da presença física do Professor Luis Fernando, mas certamente ele vive em nossas mentes e corações por suas obras e realizações.

Quando penso que o "GG" não está aqui para ajudar a cuidar da versão final do livro, penso que tinha razão quando brincava: "Este mundo é insano". Entretanto, ainda o escuto dizendo: "soca a bucha, mano...".

Mauro Walter Vaisberg

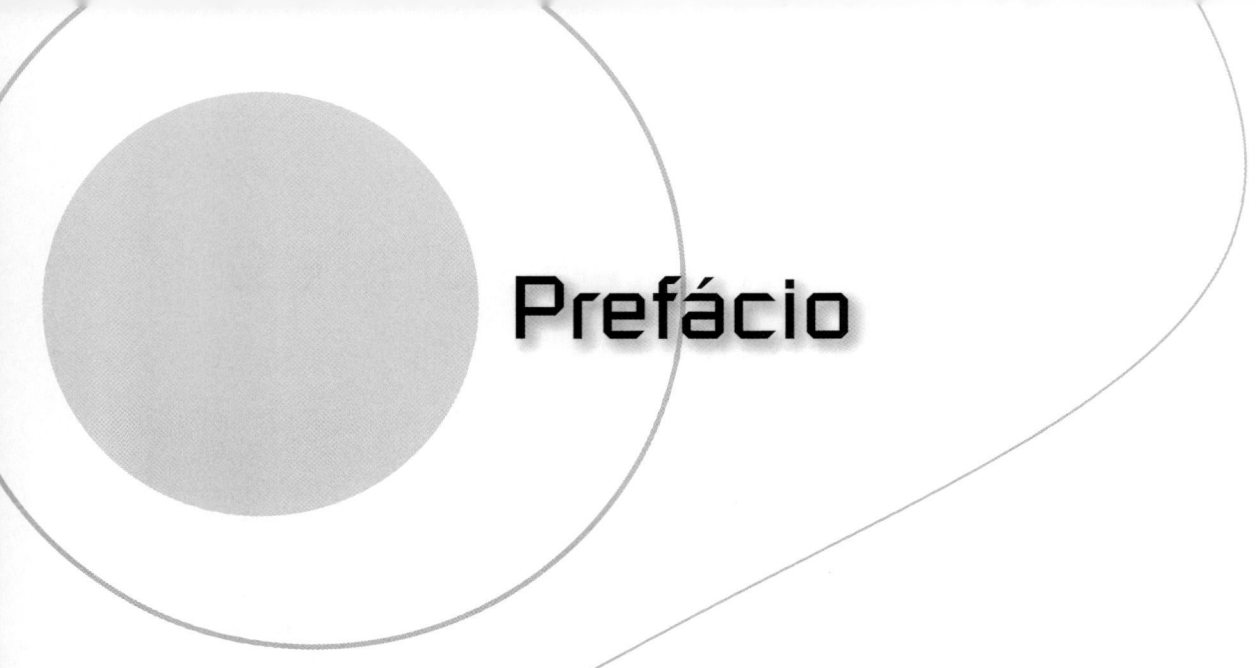

Prefácio

O exercício físico sempre foi considerado de grande importância na prevenção de muitas doenças e na reabilitação de doentes portadores das mais variadas patologias.

Contudo, é necessária a orientação médica adequada para que não se coloque o indivíduo em risco de vida ou de complicações clínicas sérias.

Com o progresso da medicina passou-se a entender o mecanismo pelo qual o exercício exerce seus benefícios e que levou ao aprimoramento das técnicas fisioterápicas.

Na avaliação clínica prévia é fundamental, não apenas, estabelecer a reserva funcional dos vários órgãos, mas também otimizar o exercício e selecioná-lo de acordo com os resultados obtidos.

O livro "O Exercício como Terapia na Prática Médica" dos autores Mauro W. Vaisberg, Marco Túlio de Mello e Luis Fernando Bicudo Pereira Costa Rosa, contempla todas essas nuances. Seus capítulos, escritos de forma simples, porém abrangente, trazem grande contribuição a esta nova visão, que é obrigatória, ao se preconizar o exercício físico quer como lazer, quer como reabilitação física e fisioterápica em certas doenças.

A adequação do exercício físico ao indivíduo sadio, ao portador de determinada doença ou de uma seqüela passou a ser fundamental em vista dos conhecimentos que se tem da resposta inflamatória sistêmica em cada uma das situações. Este livro deverá fazer parte do acervo bibliográfico de todos aqueles que exercem a medicina.

Antonio Carlos Lopes
Professor Titular da Disciplina de Clínica Médica.
Departamento de Medicina – UNIFESP/EPM

Autores, co-autores e colaboradores

ANA LÚCIA DE SÁ PINTO
- Doutora em Medicina pela USP;
- Especialista em Pediatria pela Sociedade Brasileira de Pediatria;
- Especialista em Medicina do Esporte pela Sociedade Brasileira de Medicina Desportiva;
- Médica Pesquisadora da Disciplina de Reumatologia - FMUSP;
- Pediatra e Médica do Esporte do Ambulatório de Medicina Esportiva da Disciplina de Reumatologia - FMUSP.

ANA PAULA CAMASSOLA
- Médica do Esporte;
- Médica Pneumologista;
- Doutoranda em Pneumologia pela UFRGS.

ANA PAULA F. VILAR
- Mestre pela UNIFESP;
- Professora de Educação Física.

ANDRÉ BACCHI
- Mestre em Ciências pelo Programa de Pós-graduação do Departamento de Microbiologia/Imunologia da Universidade Federal de São Paulo;
- Doutorando do Departamento de Microbiologia/Imunologia da Universidade Federal de São Paulo (UNIFESP).

ANTÔNIO ROBERTO CHACRA
- Professor Titular e Chefe da Disciplina de Endocrinolohia da UNIFESP.

ARI STIEL RADU
- Doutor em Reumatologia pela FMUSP;
- Professor Assistente do Serviço de Reumatologia do HCFMUSP;
- Especialização em Medicina Esportiva pela UNIFESP.

CARLOS EDUARDO NEGRÃO
- Doutor pela University of Wisconsin Madison, USA;
- Pós-doutor pela University of California, Los Angeles, USA;
- Professor Titular da Escola de Educação Física e Esporte da USP;
- Diretor da Unidade de Reabilitação Cardiovascular e Fisiologia do Exercício do INCOR HC-FMUSP.

ELIZABETH BRENDA
- Mestra em Técnica Cirúrgica pela Escola Paulista de Medicina – UNIFESP;
- Doutora em Cirurgia pela Faculdade de Medicina da USP;
- Membro Titular da Sociedade Brasileira de Cirurgia Plástica.

ELIEZER BERENSTEIN
- Médico Especialista em Tocoginecologia pela Sociedade Brasileira de Ginecologia e Obstetrícia;
- Especialista em Homeopatia pela Associação Paulista de Homeopatia;
- Membro do Corpo Docente da Pós-graduação em Educação e Terapia Sexual da Sociedade Brasileira de Sexualidade Humana – Isexp;
- Autor dos livros: *A inteligência hormonal da mulher* (ed. Objetiva) e *A Tensão Pré-Menstrual e o tempo de mudanças* (ed. Gente).

ELISA HARUMI KOZASA
- Graduação em Ciências Biológicas pela USP (Instituto de Biociências);
- Mestrado e Doutorado - UNIFESP – Psicobiologia;
- Research Fellow em 2004 e 2005 do Mind and Life Summer Research Institute.

EMERSON GARMS
- Pós-graduando do Departamento de Ortopedia e Traumatologia – UNIFESP/EPM;
- Médico Assistente do Centro de Traumatologia do Esporte – UNIFESP/EPM.

ÉRICO CHAGAS CAPERUTO
- Bacharel em Educação Física pela USP;
- Mestre em Ciências pelo Departamento de Fisiologia Humana do ICB USP;
- Doutorando pelo Departamento de Biologia Celular e Tecidual do ICB USP.

FÁBIO GAZELATO DE MELLO FRANCO
- Doutor em Medicina pelo HC - FMUSP;
- Médico Assistente da Unidade de Reabilitação Cardiovascular e Fisiologia do Exercício do INCOR HC-FMUSP.

FERNANDA RODRIGUES DE LIMA
- Reumatologista e Médica do Esporte;
- Médica assistente da Disciplina de Reumatologia da Faculdade de Medicina da USP.

FULVIO ALEXANDRE SCORZA
- Mestre em Neurociências pela Universidade Federal de São Paulo;
- Doutor em Ciências pela Universidade Federal de São Paulo;
- Pós-doutorado pela Universidade de Harvard – USA;
- Professor-visitante da Disciplina de Neurologia Experimental - UNIFESP.

HANNA KAREN M. ANTUNES
- Mestre pela UNIFESP;
- Doutoranda em Ciências no Departamento de Psicobiologia da UNIFESP;
- Professora de Educação Física.

HÉLIO PENNA GUIMARÃES
- Médico Assistente da Disciplina de Clínica Médica da Universidade Federal de São Paulo - Escola Paulista de Medicina - UNIFESP-EPM;
- Coordenador do Núcleo de Estudos em Emergências Clínicas da Disciplina de Clínica Médica da UNIFESP-EPM;
- Especialista em Clínica Médica e Área de Atuação em Medicina de Urgência pela Sociedade Brasileira de Clínica Médica - SBCM;
- Especialista em Medicina Intensiva pela Associação de Medicina Intensiva Brasileira (AMIB);
- Médico Cardiologista da Divisão de Pesquisa do Instituto Dante Pazzanese de Cardiologia;
- Instrutor dos Cursos de Suporte Básico e Avançado de Vida em Cardiologia pela American Heart Association.

HORÁCIO ARAKAKI
- Médico Responsável pelo Serviço de Ergometria e Reabilitação Cardiovascular do Hospital do Coração.

ISABEL CRISTINA DIAS RIBEIRO
- Professora de Educação Física;
- Doutoranda em Ciências pela Disciplina de Endocrinologia e Metabologia do Departamento de Clínica Médica do Hospital das Clínicas da Faculdade de Medicina da USP;
- Especialista em Condicionamento Físico para Prevenção e Reabilitação Cardiovascular e Fisiologia do Exercício pelo INCOR.

JAPY ANGELINI OLIVEIRA FILHO
- Professor Adjunto Doutor – UIFESP/EPM;
- Chefe do Setor de Ergometria e Reabilitação.

JORGE SABBAGA
- Doutor em Oncologia pela USP;
- Médico Oncologista do Hospital Alemão Oswaldo Cruz.

JOSÉ OSVALDO TEIXEIRA JUNIOR
- Professor de Educação Física;
- Especialização no Curso Avançado de Condicionamento Físico para Grupos

Especiais pela Divisão de Medicina de Reabilitação do Hospital das Clínicas da Faculdade de Medicina da Universidade de São Paulo - HC-FMUSP;
- Especialização em Condicionamento Físico Aplicado à Prevenção Cardiológica Primária e Secundária e Fisiologia do Exercício pela Unidade de Reabilitação Cardiovascular e Fisiologia do Exercício do Instituto do Coração, Hospital das Clínicas da Faculdade de Medicina da Universidade de São Paulo - INCOR-HC-FMUSP;
- Especialização em Fisiologia do Exercício pelo Departamento de Fisiologia da Universidade Federal de São Paulo - Escola Paulista de Medicina - EPM-UNIFESP.

LEOSMAR MALACHIAS DE OLIVEIRA
- Educador Físico.

LUCIANA D. NAGEM JANOT
- Doutora em Medicina pelo Incor HC-FMUSP;
- Médica Assistente da Unidade de Reabilitação Cardiovascular e Fisiologia do Exercício do Incor HC-FMUSP.

LUIS FERNANDO BICUDO PEREIRA COSTA ROSA
- Professor Livre Docente em Biologia Celular pelo ICB/USP;
- Pós-doutorado em Biologia Celular e Metabolismo pela Universidade de Potsdam (Alemanha);
- Pós-doutorado em Bioquímica pela Universidade de Oxford (Inglaterra);
- Doutorado em Fisiologia Humana - USP;
- Mestrado em Patologia Experimental e Comparada;
- Biólogo pela Universidade de São Paulo.

MARCEL KAIO
- Pós-graduando do Departamento de Psiquiatria UNIFESP.

MARCELO JANINI ORTIZ
- Mestre pela UNESP;
- Professor de Educação Física;
- Supervisor em Prescrição de Exercício Físico do CEPE.

MARCIO VINÍCIUS ROSSI
- Mestrando na UNIFESP/Psicobiologia;
- Especialista em Fisiologia do Exercício pela UNIFESP;
- Professor de Educação Física.

MARCO TÚLIO DE MELLO
- Doutor em Ciências pela UNIFESP;
- Professor do Departamento de Psicobiologia da UNIFESP;
- Coordenador do CEPE;
- Diretor Ténico do CENESP/UNIFESP.

MARIÂNGELA CORREA
- Doutora em Imunologia pela UNIFESP;
- Médica Oncologista do Hospital Alemão Oswaldo Cruz.

MAURO WALTER VAISBERG
- Especialista em Reumatologia pela Sociedade Brasileira de Reumatologia;
- Especialista em Medicina Esportiva pela Sociedade Brasileira de Medicina Esportiva;
- Mestre em Imunologia – UNIFESP/EPM;
- Doutor em Ciências - UNIFESP/EPM;
- Médico- pesquisador da Disciplina de Clínica Médica – UNIFESP/EPM.

MAYSA SEABRA CENDOROGLO
- Médica Geriatra;
- Mestre em Epidemiologia;
- Doutora em Ciências da Nutrição;
- Coordenadora do Ambulatório de Geriatria Especializada em Doenças Plurimetabólicas;
- Coordenadora do Núcleo de Ensino - Graduação da Disciplina de Geriatria e Gerontologia da UNIFESP.

NATÁLIA OLIVEIRA
- Pós-graduanda da Disciplina de Reumatologia - FMUSP;
- Educadora Física do Ambulatóriode Medicina Esportiva – FMUSP.

PRISCILA BUENO
- Educadora Física.

RENATO DELASCIO LOPES
- Médico Assistente da Disciplina de Clínica Médica da Universidade Federal de São Paulo - Escola Paulista de Medicina - UNIFESP-EPM;
- Coordenador do Núcleo de Estudos em Emergências Clínicas da Disciplina de Clínica Médica da UNIFESP-EPM;
- Especialista em Clínica Médica e Área de Atuação em Medicina de Urgência pela Sociedade Brasileira de Clínica Médica - SBCM;
- Instrutor dos Cursos de Suporte Básico e Avançado de Vida em Cardiologia pela American Heart Association.

RENATO LOTUFO
- Médico Fisiologista da Seleção Brasileira de Futebol.

RICARDO CANO
- Biólogo Formado pela Universidade Metodista de São Paulo;
- Especialista em Fisiologia do Exercício pelo CEFE - UNIFESP/EPM.

RICARDO JACÓ DE OLIVEIRA
- Diretor do Programa de Pós-Graduação Stricto Sensu em Educação Física/UCB;
- Graduado em Educação Física, Universidade Federal de Uberlândia, UFU, Uberlândia, Brasil;
- Doutor em Ciências, Universidade Federal de São Paulo, UNIFESP, São Paulo, Brasil;
- Professor na Universidade Católica de Brasília.

RICARDO MÁRIO ARIDA
- Mestre em Neurociências pela Universidade Federal de São Paulo;
- Doutor em Ciências pela Universidade Federal de São Paulo;
- Pós-doutorado pela Universidade de Oxford - UK;
- Professor-visitante da disciplina de Neurologia Experimental - UNIFESP.

RITA AURÉLIA BOSCOLO
- Especialista em Fisiologia do Exercício pela UNIFESP;
- Professora de Educação Física;
- Estagiária do CEPE.

ROGÉRIO TEIXEIRA DA SILVA
- Mestre e Doutorando em Ortopedia e Traumatologia do Esporte;
- Médico Assistente do CETE – Centro de Traumatologia do Esporte da Universidade Federal de São Paulo – UNIFESP/EPM;
- Diretor do Comitê de Traumatologia Esportiva da Sociedade Brasileira de Ortopedia e Traumatologia (SBOT).

RONALDO VAGNER THOMATIELI DOS SANTOS
- Bacharel em Educação Física pela UNESP/Rio Claro;
- Doutor em Fisiologia Humana pelo ICB/USP;
- Pós-doutorado em Psicobiologia e Exercício (em andamento) pela UNIFESP.

SERGIO LUÍS BLAY
- Professor Adjunto do Departamento de Psiquiatria UNIFESP.

SÉRGIO GARCIA STELLA
- Mestre pela UNIFESP;
- Doutorando em Ciências no Curso de Pós-graduação em Nutrição da UNIFESP;
- Professor de Educação Física.

SÉRGIO TUFIK
- Professor Titular do Departamento de Psicobiologia - UNIFESP;
- Vice-reitor da UNIFESP.

SIMÃO A. LOTTENBERG
- Professor Colaborador Doutor da Disciplina de Endocrinologia da Faculdade de Medicina da Universidade de São Paulo;
- Coordenador da Liga de Controle de Diabetes do Hospital das Clínicas da Faculdade de Medicina da Universidade de São Paulo;
- Coordenador do Setor de Endocrinologia do Laboratório Clínico do Hospital Albert Einstein.

SUSIMEIRE BUGLIA
- Médica Assistente do Setor de Ergometria e Reabilitação Cardiovascular do Instituto Dante Pazzanese de Cardiologia do Estado de São Paulo;
- Médica do Serviço de Ergometria do Hospital do Coração.

TÂNIA MARIA JOSÉ AIELLO VAISBERG
- Professora Livre Docente do Instituto de Psicologia da Universidade de São Paulo. Orientadora dos Programas de Pós-graduação em Psicologia Clínica da USP e da PUC-Campinas;
- Presidente do NEW - Núcleo de Estudos Winnicottianos de São Paulo.

WILLIAM RICARDO KOMATSU CHACRA
- Licenciatura em Educação Física pela FEFISA (Faculdade de Educação Física de Santo André);
- Mestre em Ciências Endocrinológicas - UNIFESP/EPM;
- Doutorando em Ciências Endocrinológicas - UNIFESP/EPM;
- Professor do Curso de Pós-Graduação da UNIFMU e Universidade Gama Filho;
- Professor do Curso de Medicina Esportiva - CEMAFE - UNIFESP/EPM;
- Diretor Técnico da DESA - Brasil (Diabetes Exercise and Sport Association).

XIOMARA MIRANDA SALVETTI
- Mestra em Cardiologia - UNIFESP;
- Pós-graduanda em Nível de Doutor em Ciências da Saúde- UNIFESP;
- Bolsista do CNPq.

Sumário

1. O médico e a orientação de exercícios 1
   Luis Fernando Bicudo Pereira Costa Rosa | Mauro Walter Vaisberg

2. Noções sobre atividade física e exercício físico, aspectos gerais 5
   Marco Túlio de Mello | Sérgio Garcia Stella | Hanna Karen M. Antunes

3. Fisiologia do exercício 9
   Ronaldo Vagner Thomatieli dos Santos

4. Metabolismo no exercício 17
   Luis Fernando Bicudo Pereira Costa Rosa

5. A avaliação clínica do paciente e a prescrição do exercício 21
   Renato Lotufo | Mauro Walter Vaisberg

6. Avaliação cardiopulmonar prévia ao exercício 27
   Hélio Penna Guimarães | Renato Delascio Lopes

7. Avaliação ortopédica no esporte 37
   Rogério Teixeira da Silva | Emerson Garms

8. Avaliação geriátrica e prescrição do exercício físico para idosos 41
   Maysa Seabra Cendoroglo | Osvaldo Teixeira Júnior

9. Conversando com o paciente sobre a prática de exercícios 47
   Tânia Maria José Aiello Vaisberg

10. Atividade física, exercício físico e sua relação com os aspectos psicobiológicos 51
    Marco Túlio de Mello | Marcelo Janini Ortiz | Hanna Karen M. Antunes

11. Insuficiência cardíaca na prática clínica: papel do exercício físico 55
    Luciana D. Nagem Janot | Fábio Gazelato de Mello Franco | Carlos Eduardo Negrão

12. Pressão arterial e exercício 65
    Susimeire Buglia | Horácio Arakaki

13. Reabilitação cardiovascular 75
    Japy Angelini Oliveira Filho | Xiomara Miranda Salvetti

14. Asma e exercício 81
    Ana Paula Camassola

15. DPOC e exercício 85
    Ana Paula Camassola

16. Obesidade e atividade física em crianças e adolescentes 91
    Ana Paula F. Vilar | Marco Túlio de Mello

17. Diabetes melito 99
    William Komatsu Chacra

18. Hiperlipidemias 113
    Simão A. Lottenberg | Isabel Cristina Dias Ribeiro

19. Atividade física e câncer 123
    Jorge Sabbaga | Mariângela Correa | André Bacchi | Ricardo Cano

20. Transtornos mentais e atividade física 131
    Sergio Luís Blay | Marcel Kaio

21. Acidente vascular cerebral e exercício 137
    Ricardo Jacó de Oliveira

22. Epilepsia e atividade física 145
    Ricardo Mário Arida | Fulvio Alexandre Scorza

23. O exercício na terapia da osteoartrose, artrite reumatóide e fibromialgia 151
    Mauro Walter Vaisberg | Érico Caperuto

24. Osteoporose e exercício físico 159
    Fernanda Lima | Natália Oliveira

25. Reumatogia pediátrica 165
    Ana Lúcia de Sá Pinto

26. A coluna na prática esportiva 177
    Ari Stiel Radu

27. Sono e exercício físico 185
    Marco Túlio de Mello | Marcio Vinícius Rossi | Priscila Bueno | Rita Aurélia Boscolo | Sérgio Tufik

28. A atividade física no ciclo gestatório puerperal 191
    Eliezer Berenstein | Leomar Malachias

29. Os esportes e as moléstias perimenstruais (MPM) 199
    Eliezer Berenstein

30. Exercícios e cirurgia plástica 207
    Elizabeth Brenda Smialowski | Osvaldo Teixeira Júnior

31. A meditação e a prática de exercícios físicos 217
    Elisa Harumi Kozasa

1 O médico e a orientação de exercícios

Luis Fernando Bicudo Pereira Costa Rosa
Mauro Walter Vaisberg

O século vinte assistiu a um espetacular avanço da ciência e da tecnologia, que trouxe profundas mudanças no estilo de vida das populações tanto de países desenvolvidos como das camadas de melhor renda dos países em desenvolvimento. Estas alterações resultaram em grandes melhorias das condições de vida relacionadas a moradia, trabalho, acesso a cuidados médicos e a medicamentos, condições sanitárias, além de conhecimentos acerca das medidas necessárias para a preservação da saúde.

Tais mudanças e melhorias trouxeram um progressivo aumento da vida média dos indivíduos, que somado à queda das taxas de natalidade, vista mesmo em países mais pobres, resultou em um envelhecimento da população como um todo. O aumento da vida média das populações é um fator importante na elevação dos índices de morbidade, tanto pela maior incidência de doenças crônicas, mais prevalentes em idosos, como pelas dificuldades e limitações causadas pelo processo fisiológico do envelhecimento.

As facilidades, por sua vez, geraram mudanças do estilo de vida, que incluíram diminuição do esforço físico despendido na prática de atividades rotineiras e grande oferta de alimentos altamente calóricos, além de ambientes de trabalho altamente competitivos com a conseqüente geração de estímulos estressantes. Estes fatores aglutinaram as condições necessárias para que um grande número de doenças crônicas tivesse sua incidência aumentada.

Deste modo, o número de hipertensos, diabéticos, obesos, coronariopatas e portadores de outras patologias vem crescendo de maneira vertiginosa, trazendo consigo todas as complicações inerentes a estas doenças. Alguns chegam a considerar que estamos diante de uma verdadeira epidemia de doenças crônicas.

Portanto, o avanço do conhecimento científico, ao mesmo tempo em que trouxe soluções nos mais variados campos da medicina, principalmente em relação a doenças infecciosas e doenças metabólicas, acabou criando novos problemas, cujas soluções começam a ser discutidas.

A abordagem mais comum do médico, quando se depara com doenças crônicas, consiste na adoção de práticas médicas clássicas, de caráter terciário. Aí o conhecimento médico é utilizado na aplicação de terapias a problemas estabelecidos. Este enfoque, embora traga benefícios, mostra-se altamente ineficaz, pois o médico só começa a atuar após a manifestação de sintomas e sinais, ou seja, depois da instalação da patologia, portanto tendo a possibilidade de já ter ocorrido algum dano. Por outro lado, o custo material desta abordagem é cada vez mais oneroso para a sociedade como um todo, pois com o avanço da tecnologia cada vez mais os processos diagnósticos e terapêuticos se tornam mais sofisticadas e de maior custo.

Aqui, além do problema real de acesso à tecnologia, quando necessária para complementar um diagnóstico, talvez o que torne mais custoso o processo seja a questão da angústia do paciente, pois a divulgação do conhecimento médico, em meios de comunicação para leigos, em muitas ocasiões torna o paciente e familiares inseguros, julgando má conduta a não realização de exames complementares no processo diagnóstico, mesmo quando estes são de todo desnecessários. Todo médico já viveu a situação em que, na evolução de uma patologia crônica e na ausência de qualquer intercorrência, o profissional é interpelado por algum acompanhante ou pelo próprio paciente sobre a conveniência de realizar exames sofisticados, que certamente não resultariam em qualquer benefício, como se estes pudessem ter alguma influência "mágica" de resolução do problema.

Fazer frente a esta "epidemia" de doenças crônicas exige uma postura diferente daquela a que o médico está acostumado. Aqui o aspecto preventivo deve ser encarado com a máxima seriedade, pois a enorme massa de pacientes torna o provimento geral de cuidados adequados uma tarefa quase impossível.

Neste contexto, a prática do exercício físico ao lado de medidas nutricionais e alguns cuidados básicos de evitação de hábitos nocivos, tais como tabagismo e consumo exagerado de bebidas alcoólicas, são fundamentais. Este conjunto de medidas pode, por si, impedir o aparecimento das doenças associadas à obesidade e ao sedentarismo, tais como diabetes melito tipo II, hipertensão, aterosclerose e outras.

Mesmo quando a patologia já está estabelecida, as práticas acima citadas em geral têm efeito benéfico na evolução das doenças, atenuando a incidência e gravidade de complicações e diminuindo os custos do tratamento.

Deste modo, a "reintrodução" do exercício físico na rotina das pessoas é fundamental desde vários pontos de vista, sejam eles médicos, sociais ou econômicos. Falamos aqui em "reintrodução" porque o genoma humano se desenvolveu em um ambiente que exigia atividade física intensa. A adaptação biológica saudável pressupõe uma rotina que inclui atividade física.

Para a grande parte dos médicos, bem como dos pacientes, a necessidade de se estabelecer um programa de exercícios, seja para a prevenção, seja para o tratamento de patologias instaladas, é uma proposta lógica e razoável. Porém aqui começa uma série de problemas de ordem prática, que em grande número de casos acabam por inviabilizar a realização do exercício.

A primeira dificuldade se refere à motivação do paciente. Não temos a cultura da "educação física" por parte do médico e tampouco por parte do paciente, de modo que, apesar da orientação no sentido de que o paciente inicie o exercício, as dificuldades tais como falta de tempo, falta de local adequado, rejeição pelo tipo de exercício e outras, acabam por fazer com que o paciente abandone precocemente o exercício ou, pior, nem comece. A resignação de ambas as partes frente às dificuldades, bem como a falsa sensação de poder compensar a falta da atividade física com algum medicamento, acabam por fazer com que na maior parte dos casos o exercício seja posto de lado.

Uma segunda dificuldade, no uso de exercícios com intuito terapêutico, relaciona-se à prática em si mesma. Vencidas as dificuldades em se conseguir o local adequado, o tempo necessário, o desconforto de sair do estado de inércia do sedentarismo, o paciente ou o indivíduo em um trabalho de profilaxia se vê frente à incômoda situação da falta de uma orientação adequada, pois o médico simplesmente aconselha a prática do exercício. Assim, num grande número de vezes, o paciente é orientado por um educador físico cuja formação está voltada para o treinamento de atletas, porém sem qualquer formação para a orientação de pacientes portadores de uma patologia específica.

Deste modo, temos a oportunidade de ver todos os dias em nosso consultório pacientes lesados durante a prática de exercícios, cujo objetivo seria preservar a saúde ou ajudar na terapia de uma patologia. No entanto, a falta de orientação correta e específica acaba gerando em grande número de casos desconforto, lesões e desistência da prática do exercício.

Finalmente, o grande problema reside na falta de formação e informação do médico com relação à prescrição de exercícios. Embora a noção de que o exercício físico possa ser usado como terapia auxiliar no tratamento de muitas doenças exista desde a Grécia antiga, somente nos últimos trinta anos este conceito vem se firmando entre os médicos. A idéia do exercício como terapia complementar é compreendida pela maior parte dos médicos em relação ao tratamento da doença coronariana, obesidade, diabetes melito e modestamente na terapia da hipertensão arterial sistêmica. Entretanto, são poucos os profissionais que realmente se empenham no sentido de que seus pacientes passem da teoria para a prática do exercício, principalmente em função de um déficit de formação. O médico que tiver a intenção de prescrever exercícios de maneira adequada tem que se valer de curso de pós-graduação, curso de extensão ou ser um autodidata. Deste modo, na maior parte das vezes, o médico não tem condição de prescrever o exercício, limitando-se a recomendar de modo vago que o paciente faça alguma atividade física. Este, procurando um educador físico, que da mesma maneira não tem formação para orientar o exercício em patologias, acaba recebendo, em muitos casos, orientações bem intencionadas, mas inadequadas.

A nossa medicina é fundamentalmente curativa. O médico é treinado nas escolas fundamentalmente para atuar na resolução mas não na prevenção de problemas. Poderia ser engraçado, se não fosse triste, observar o modo como muitos pacientes praticamente se desculpam quando nos procuram visando uma prática preventiva...

Outro ponto, que merece ser lembrado, diz respeito à visão positivista que domina a Universidade. Segundo tal perspectiva, caberia ao médico fornecer uma orientação lógica que seria racionalmente compreendida pelo paciente. Quando a orientação não é cumprida, muitas vezes o médico encara este fato como falta de colaboração do paciente, que não se interessaria em resolver seu próprio problema, e dá o caso por encerrado. Na verdade, embora em alguns casos talvez este seja o problema, em sua vasta maioria não é.

A subjetividade da relação médico paciente raramente é levada em conta. O profissional da saúde muitas vezes tem condições precárias de trabalho, de modo que o seu desconforto acaba por dificultar a expressão do paciente. Este, visto mais como uma máquina quebrada do que como um ser complexo em sofrimento, certamente terá a apreensão da realidade, na maior parte das vezes, muito diferente daquela do médico. Deste modo, o que pode parecer uma obviedade para o médico, para o paciente pode ser uma fonte de dúvidas e angústias. Assim, o simples: "fulano(a) faça exercícios que é bom para a sua saúde", dito de maneira automática no final da consulta acaba por se tornar um problema a mais para quem procurava orientações práticas.

Devemos ainda lembrar a questão do exercício prescrito. Em muitos casos, o paciente se adaptaria com toda tranquilidade a um determinado tipo de exercício mas não a outro. Porém, na falta de conhecimento, o médico faz sua prescrição padrão, em geral seguindo algum modismo. Como exemplo citamos a hidroginástica. Sem dúvida o exercício na água tem suas indicações, que são muitas e podem levar a ótimos resultados. Porém esta terapia não é uma panacéia capaz de curar todos os males. Muitos pacientes se sentem inseguros no ambiente aquático. Ainda que na maior parte das vezes este desconforto seja totalmente irracional, esta insegurança, em função da contratura muscular que gera, acaba por provocar lesões musculares, ou seja, gera um problema ao invés de uma solução.

Assim, o exercício que num contexto adequado poderia proporcionar uma série de benefícios para o indivíduo, em determinadas situações acaba sendo uma fonte geradora de desconfortos, muitas vezes suportados estoicamente, na crença de que aquele mal-estar poderá ser um caminho para um benefício maior.

Procuramos reunir neste manual a experiência de médicos, alguns especialistas em esportes, outros destacados profissionais em suas especialidades, à de educadores físicos. Seguramente, esta confluência de conhecimentos oferecerá visão abrangente e direta na orientação de exercícios nas situações mais comuns da prática médica. Não tivemos a pretensão de escrever um compêndio esgotando o assunto, porém um volume ao qual o clínico poderá recorrer para a obtenção de uma orientação mais adequada.

Referências

1. Adamopoulos S, Parissis JT, Kremastinos DT. New aspects for the role of physical training in the management of patients with chronic heart failure. Int J Cardiol 2003;90:1-14.

2. Dishman RK. The measurement conundrum in exercise adherence research. Med Sci Sports Exerc 1994;26(11):1382-90.

3. Dzewaltowski DA. Physical activity determinants: a social cognitive approach. Med Sci Sports Exerc 1994;26(11):1395-99.

4. Frontera WR, Dawson DM & Slovic DM. Exercício Físico e Reabilitação. Porto Alegre, Artmed, 2001.

5. Godin G. Theories of reasoned action and planned behavior: usefulness for exercise promotion. Med Sci Sports Exerc 1994;26(11):1391-94.

6. Keim NL, Blanton CA, Kretsch J. America's obesity epidemic: measuring physical activity to promote and active lifestyle. J Am Diet Assoc 2004;104:1398-1409.

7. Mello MT & Tufik S (orgs.). Atividade Física, Exercício Físico e Aspectos Psicobiológicos. Rio de Janeiro, Guanabara Koogan, 2004.

8. Sandoval AEP. Medicina do Esporte: Princípios e Prática. Porto Alegre, Artmed, 2005.

9. Schutzer KA & Graves BS. Barriers and motivation to exercise in older adults. Preventive Medicine 2004;39:1056-1061.

10. Smith BJ, Bauman AE, Bull F, Booth ML, Harris MF. Promoting Physical activity in general practice: a controlled trial of written advice and information materials. Br J Sports Med 2000,34:262-67.

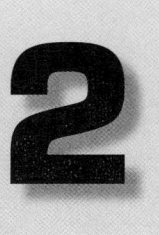

Noções sobre atividade física e exercício físico, aspectos gerais

Marco Túlio de Mello
Sérgio Garcia Stella
Hanna Karen M. Antunes

A atividade física sempre existiu na história da humanidade. Estudos antropológicos e evidências históricas relatam a existência desta prática desde a cultura pré-histórica, como um componente integral da expressão religiosa, social e cultural.

Segundo Caspersen *et al.* (1985), a atividade física é uma expressão genérica que pode ser definida como qualquer movimento corporal, produzido pelos músculos esqueléticos, que resulta em gasto energético maior do que os níveis de repouso, sendo o exercício físico, uma atividade planejada, estruturada e repetitiva que tem como objetivo final ou intermediário aumentar ou manter a saúde/aptidão física.

O corpo humano pode ser comparado com uma máquina, a máquina converte uma forma de energia em outra na execução de um trabalho. Tal como uma máquina, nosso corpo converte energia química em mecânica no processo de andar, correr, saltar, dançar, jogar bola, etc. Ele pode como uma máquina, aumentar a intensidade da ação pelo acréscimo da proporção de energia que é convertida de uma forma para outra. Assim ele anda mais rápido pelo aumento do metabolismo e pela velocidade de ação dos combustíveis, que dão mais energia para o trabalho muscular (Barbanti, 1994).

Durante a execução de um exercício físico, os Sistemas Cardio-respiratório, Músculo-esquelético e Neuro-endócrino, são recrutados de maneira linear à intensidade do exercício, o que gera um aumento na atividade funcional de cada sistema, ocasionando adaptações dos mesmos à atividade desenvolvida (ACMS, 1994).

"O Sistema Cardio-respiratório responde ao exercício agudo proporcionando um aumento no fluxo sanguíneo e maior demanda de oxigênio para os músculos esqueléticos ativos. Os maiores ajustes que contribuem para que esta resposta ocorra são: 1. aumento no débito cardíaco (Q) às custas de um aumento da freqüência cardíaca (FC) e do volume sistólico (VS); 2. aumento da diferença arterio-venosa de oxigênio (a-VO_2); 3. decréscimo da resistência periférica total (RPT) ao fluxo sanguíneo às custas de uma dilatação vascular nos músculos ativos e 4. aumento da ventilação. A magnitude destas respostas é graduada pela intensidade do exercício. As respostas são reguladas por um complexo e bem integrado aparelho de controle neural e humoral" (ACMS, 1994).

Independente da idade, a atividade física regular produz melhoras fisiológicas mensuráveis. A magnitude dessas melhoras depende de muitos fatores, incluindo estado inicial de aptidão, idade, tipo e volume de treinamento. A participação em atividades intensas no início da vida provavelmente contribui pouco para aumentar a longevidade ou aprimorar a saúde nas fases subseqüentes da vida. Entretanto, é provável que um estilo de vida ativo, durante toda a vida proporcione importantes benefícios para a saúde (McArdle et al., 1998).

"Os benefícios da atividade física, em relação à qualidade de vida, são indubitáveis, e são evidenciados sob o aspecto psicossocial, interferindo no estado de ansiedade e depressão, elevando a autoconfiança e favorecendo assim sua reintegração social e profissional além de motivar as mudanças dos hábitos de vida e o controle dos fatores de risco" (Yazbek Jr. et al., 1994, pág. 81).

A principal função do treinamento não se relaciona exclusivamente ao aumento do rendimento físico de um indivíduo, mas também tem importância fundamental na prevenção, conservação e conseqüente melhora da saúde. A falta de atividade física e a obesidade produzem enfermidades e alteram o funcionamento dos órgãos, tornando-os susceptíveis a doenças e causando o que se poderia chamar de "Atrofia por Desuso" (Yazbek Jr. et al., 1994).

O fato de um indivíduo manter atividade muscular por algum tempo depende basicamente de sua capacidade em extrair energia dos nutrientes, obtidos a partir dos alimentos ingeridos na forma de carboidratos, gorduras, proteínas e transferi-la para os músculos ativos. Entretanto, a energia contida nos nutrientes não pode ser diretamente transferida para o tecido muscular de maneira que a energia necessária para a manutenção do trabalho muscular é produzida mediante a ação de processos biológicos extremamente complexos e armazenada por intermédio de compostos de fosfagêneos, dos quais o trifosfato de adenosina – ATP – é o principal representante (Guedes & Guedes, 1995).

Nas últimas décadas temos presenciado uma virtual explosão no interesse por parte de leigos e profissionais da área de saúde pela atividade física como meio de atingir bem-estar físico e mental.

Apesar desse interesse crescente e da crença de muitos adultos sobre o benefício pessoal proveniente da atividade física adicional, as evidências disponíveis indicam que aproximadamente 60% dos americanos não se exercitam regularmente (i.e, semanalmente) e 25% não realizam nenhum tipo de exercício. Os segmentos populacionais que não se engajam na prática de exercícios incluem os indivíduos idosos (particularmente as mulheres); aqueles de menor nível educacional, os fumantes e os obesos (Kig & Martin, 1994).

Esta condição de sedentarismo representa uma séria ameaça para nosso organismo, provocando deterioração das funções corporais normais. Problemas clínicos graves e comuns, como a coronariopatia, a hipertensão arterial e a obesidade, entre outros são direta ou indiretamente relacionados com a ausência de atividade física. Outros fatores relacionados a estas patologias incluem o tabagismo, hábitos alimentares inadequados, álcool, estresse emocional e problemas cognitivos (Nieman, 1999). Segundo o Colégio Americano de Medicina do Esporte, aproximadamente 250.000 vidas são perdidas anualmente devido ao estilo de vida sedentário (Pate et al., 1995).

Estudos epidemiológicos e experimentais evidenciam uma correlação positiva entre a prática da atividade física e diminuição da mortalidade, sugerindo um efeito positivo no risco de desenvolver enfermidades cardiovasculares (Brownell & Stunkard, 1980), no perfil dos lipídeos plasmáticos, na manutenção da integridade óssea, no controle de enfermidades respiratórias e do diabetes, além de menor prevalência de câncer. Também são relatados benefícios psicológicos como melhora na função cognitiva, humor, diminuição da ansiedade e depressão (McArdle et al., 1998; Mazzeo, 1998; Nieman, 1999; Powers et al., 2000; Wilmore & Costil, 2001).

Breslow & Enstrom (1980) em seu estudo, apontam para uma lista de hábitos associados com a saúde e longevidade que incluem: exercício regular; sono adequado; bom café da manhã; refeições regulares; controle de peso; abstinência de drogas e cigarros; uso moderado ou abstinência de álcool. Os autores concluem que pode-se adicionar 11 e 7 anos de vida a homens e mulheres respectivamente, seguindo seis dos sete hábitos.

No levantamento realizado por Mello e cols. (2000), sobre a prática de atividade física e problemas de sono na população geral da cidade de São Paulo, mostrou que 31,3% dos entrevistados estão engajados em algum tipo de atividade física, mas somente 36,4% desses indivíduos têm supervisão de um profissional qualificado. Os distúrbios de sono, como a insônia foram reportados por 27,1% dos indivíduos fisicamente ativos e 35,9% dos não ativos ($p<0,003$). Além disso, o estudo acima mencionado revela que categorias sociais mais altas são mais ativas que as classes sociais mais baixas, e que indivíduos engajados em atividades físicas regulares apresentam menor incidência de queixas relativas a distúrbios de sono que os sedentários. Os autores destacam a importância de se alertar a população quanto aos benefícios da prática regular e supervisionada de exercícios físicos, e a necessidade de uma mudança de hábito na população da cidade de São Paulo no sentido de diminuir as queixas relacionadas à saúde do indivíduo.

Portanto não é difícil perceber que existe um conjunto de evidências que demonstram, que a inatividade física prejudica a saúde dos indivíduos, associando-se a doenças crônicas, distúrbios bioquímicos e obesidade. Parece ser evidente que a maior preocupação em termos de prevenção de doenças é a modificação dos hábitos pouco saudáveis, o que pode contribuir de forma essencial para a melhora da qualidade de vida da população.

Antes de iniciar a prática de exercícios físicos é necessário um cuidado quanto à escolha do método mais conveniente, bem como seus determinantes (intensidade, volume, freqüência e duração) baseados nos princípios do treinamento desportivo. Além disso, outro cuidado igualmente importante refere-se à realização de uma avaliação física que ofereça medidas para estudar as relações entre gasto energético, dimensões corporais, sexo e idade, estabelecendo com isso uma referência de base muito importante para elaboração de um programa correto de exercícios (Pollock, 1995; McArdle, 1998).

Embora os benefícios de um estilo de vida ativo pareçam estar relacionados aos níveis de atividade física exercidos durante toda a vida, nunca é tarde para iniciar. Levando-se em consideração que de modo geral, os estudos sugerem que a prática da atividade física exerce um efeito protetor nas esferas física e psicológica agindo como elemento promotor de mudanças com relação a fatores de risco para muitas doenças, é fundamental que esta prática seja bem orientada, por profissional qualificado.

Referências

1. Breslow L & Enstrom J. Persistence of health habits and their relationship to mortality. Preventive Medicine 9:469-483,1980.

2. Brownell KD et al. Physical activity in the development and control of obesity. Obesity,1980.

3. Caspersen CJ, Powell KE, Christenson GM. Physical activity, exercise, and physical fitness: definitions and distinctions for health-related research. Public Health Rep. 1985 Mar-Apr;100(2):126-31.

4. Frish RE et al. Lower prevalence of diabetes in female formar college athletes compared with non-athletes. Diabetes 35:1101-1105,1986.

5. IBGE, Pesquisa sobre padrões de vida 1996-1997. Rio de Janeiro, IBGE, 1999.

6. Kig AC & Martin JE. Aderência ao exercício. Blair SN et al., American College of Sport Medicine (ACSM). Prova de Esforço e Prescrição de Exercício. Rio de Janeiro: Revinter. 1994,431p.

7. Pate R et al. Physical activity and public health: a recommendation from the Centers for Disease Control and Prevention and the American College od Sport Medicine. Journal of the american Medical Association 273:402-407, 1995.

8. Rose G (1969). Physical activity and coronary heart disease. Proc. R. Soc. Med. 62:1183-1187.

9. Mazzeo RS et al. (1998). Exercise and Physical activity for Older Adults. Medicine & Science in Sports & Exercise, 29(6),992-1008.

10. McArdle WD et al. (1998). Fisiologia do Exercício. Energia, nutrição e desempenho humano (4ª ed.) Rio de Janeiro: Guanabara Koogan.

11. Mello MT e cols. (2000). Levantamento Epidemiológico da Prática de Atividade Física na Cidade de São Paulo. Ver. Bras. Med. Esporte-6:(4),Jul/Ago.

12. Morris JNN et al. (1953). Coronary heart-disease and physical activity of eork. Lancet 2:1053-1057,1111-1120.

13. Nieman DC (1999). Exercício e Saúde. São Paulo: Manole.

14. Wilmore JH & Costil D (2001). Fisiologia do esporte e do exercício. São Paulo: Manole.

3 Fisiologia do exercício

Ronaldo Vagner Thomatieli dos Santos

Introdução

A observação dos fenômenos fisiológicos ligados à prática de exercício físico e formas de intervenção para a melhora do desempenho atlético, têm sido descritos desde os primeiros jogos olímpicos da era moderna realizados na Grécia.

Atualmente, mais do que em qualquer outra época de nossa história, tem aumentado o interesse por parte de professores, nutricionistas, fisioterapeutas e médicos pela fisiologia do exercício. Isto se deve ao grande avanço observado nesta área nos últimos 40 anos e pela demonstração de que o exercício tem papel destacado na prevenção de diversas doenças podendo atuar como adjuvante no tratamento de várias doenças que acometem o homem nos tempos modernos.

Como evidência do futuro promissor que a área oferece, em 1954 nos Estados Unidos da América (EUA) foi fundado o colégio Americano de Medicina Esportiva (ACSM). Com o passar do tempo esse Colégio formado por professores de Educação Física, treinadores, técnicos, médicos e nutricionista tornou-se referência mundial na área da fisiologia do exercício. Reúne atualmente mais de 13.000 membros e realiza anualmente uma reunião na qual são realizados debates e apresentados diversos estudos a respeito das diversas subáreas da Ciência do Esporte e da fisiologia do exercício. Além disso, o Colégio edita mensalmente uma revista científica voltada para interessados no assunto (*Medicine and Science in Sports and Exercise*) com estudos experimentais, além de emitir opiniões e princípios acerca de tópicos específicos relacionados com a área.

No Brasil foi criada no ano de 2002 a Sociedade Brasileira de Fisiologia do Exercício (SBFEx). Contando atualmente com mais de 400 membros a SBFEx patrocina uma revista quadrimestral de circulação nacional (*Revista Brasileira de Fisiologia do Exercício*). Há dois anos organiza encontros anuais onde grupos de pesquisa nacionais e internacionais se reúnem para debater os mais recentes avanços na área no Brasil e no restante do mundo.

Existem ainda outras entidades ligadas à fisiologia do exercício com grande contribuição para a área, são a Sociedade Brasileira de Nutrição Esportiva com a realização anual do Congresso Brasileiro de Nutrição Esportiva e a Sociedade Brasileira de Medicina Esportiva que há 10 anos patrocina a Revista Brasileira de Medicina Esportiva bimestralmente.

Diversos sistemas fisiológicos são influenciados pela atividade física e pelo treinamento sendo indispensáveis para a adaptação ao exercício. Dentre esses sistemas devemos destacar o sistema musculoesquelético, neuroendócrino, cardiovascular, o sistema imunológico e o sistema de manutenção do equilíbrio ácido-básico.

Resposta muscular ao exercício

Embora um tipo de fibra muscular possa predominar em um músculo esquelético específico, todos os músculos de seres humanos contêm uma mistura de fibras que varia entre indivíduos e tipo de músculo. Estudos comparativos têm demonstrado que atletas de esportes cujo treinamento é baseado na força e na potência têm percentual de fibras do tipo I e II diferentes quando comparados com atletas de *endurance*.

A maioria dos estudos a respeito da resposta muscular ao treinamento indica que fatores genéticos desempenham papel importante na determinação da composição de fibras musculares. Por isso, embora o treinamento não promova a transição de fibras do tipo I para tipo II e vice-versa, o músculo pode se adaptar à nova demanda imposta pelo treinamento, sem considerar, portanto, que a falta de transição possa ser um fator limitante para a melhora do desempenho. Nesse sentido, são as alterações dentro da fibra muscular que contribuem sobremaneira para adaptação ao exercício.

Embora evidências demonstrem que o treinamento não altera o percentual de fibras do tipo I e do tipo II, já que esse perfil é determinado logo após o nascimento, o treinamento, assim como o destreinamento, pode alterar o perfil de subtipos de fibras do tipo II (IIA e IIB). Desta forma, se um tipo específico de treinamento é utilizado freqüentemente e por longo período de tempo, pode promover a transformação de fibras do tipo IIA em IIB. Em função do destreinamento tem sido descrito que pode haver reversão das alterações promovidas pelo treinamento. Os mecanismos envolvidos nesses processos ainda não são completamente compreendidos, mas podem estar associados à presença, no músculo de um percentual de fibras mistas do tipo IIAB.

O treinamento de *endurance* promove melhora da capacidade oxidativa no músculo esquelético. Isso é demonstrado pela maior capacidade do músculo treinado realizar repetidas sessões de exercícios submáximos. Dentre as alterações intramusculares provocadas pelo treinamento pode ser destacado o aumento na capilaridade, aumento no tamanho e no número de mitocôndrias, aprimoramento no metabolismo oxidativo com elevação na atividade de enzimas ligadas ao metabolismo oxidativo, aumentando a capacidade de *endurance*, ou seja, capacidade de repetir determinado tipo de contração muscular por períodos prolongados de tempo, melhorando assim a capacidade aeróbia da célula muscular. Ademais, o treinamento aeróbio pode promover transformação de fibras do IIB para IIA.

Ao contrário do treinamento de *endurance* que promove adaptações principalmente no metabolismo oxidativo, as adaptações promovidas pelo treinamento de força são específicas ao tipo de exigência metabólica e fisiológica imposto por esse tipo de treinamento promovendo principalmente alterações aeróbias. Como a área do músculo se correlaciona com a força, o aumento da força se correlaciona com o aumento no tamanho da fibra. Embora todas as fibras musculares possam sofrer hipertrofia, as fibras do tipo II são mais susceptíveis a esse tipo de transformação. Essa hipertrofia parece ser resultado da maior síntese protéica, que pode ocorrer até 24 horas após o final do exercício. Essa maior síntese protéica leva ao aumento de proteínas contrateis que por sua vez levam ao aumento de área do músculo. Essas alterações não ocorrem em decorrência de uma sessão aguda de exercício, sendo necessárias no mínimo 2 meses de treinamento para os primeiros efeitos começarem a ser observados. Entretanto, alguns estudos têm demonstrado que após 2 semanas de treinamento já pode ser observada diminuição no número de fibras do tipo IIAB, aumentando o número de fibras do tipo IIA.

Muito embora o *estresse* do treinamento de resistência seja diferente do estresse do treinamento de *endurance* o exercício causa mudanças similares transformando fibras do tipo IIAB em IIA. Se a capacidade do músculo extrair e usar oxigênio não sofre alteração em função do treinamento de resistência, a transformação de fibras tipo IIAB para IIA pode melhorar a capacidade aeróbia local, como demonstrado em atletas fisiculturistas que possuem maior número de mitocôndrias no músculo esquelético levando a uma melhora no desempenho de *endurance* após treino de força, tornando o atleta capaz de realizar maior número de repetições e/ou séries.

Considerações cardiovasculares

Um desequilíbrio homeostático fundamental provocado pelo exercício é a demanda aumentada de oxigênio pelo músculo. Durante o exercício esta pode ser quinze a vinte vezes maior do que em repouso. O objetivo do sistema cardio-respiratório é levar aos tecidos a quantidade necessária de oxigênio e remover os produtos do metabolismo, trabalhando para manter a homeostasia de oxigênio e dióxido de carbono dos tecidos além de transportar nutrientes e participar do controle da temperatura.

Para tanto, dois ajustes básicos devem ser feitos no fluxo sanguíneo:
- aumento do débito cardíaco, ou seja, aumento da quantidade de sangue bombeada por minuto;
- redistribuição do fluxo sanguíneo, preservando a irrigação de órgãos essenciais.

O sistema circulatório é um circuito fechado que leva sangue aos tecidos. A circulação do sangue exige a ação de uma bomba, o coração que cria uma pressão hidrostática para mover o sangue através do circuito. As trocas de O_2, CO_2 e nutrientes ocorrem no leito capilar.

O coração trabalha como uma bomba de duas fases. A sístole atrial ocorre na diástole ventricular e o relaxamento atrial na sístole ventricular. Cerca de 0,1 segundo depois da contração atrial, ocorre a contração ventricular.

A pressão arterial é a resultante da força do sangue nas paredes arteriais, determinada pela quantidade de sangue bombeado e pela resistência ao fluxo sanguíneo. A pressão sistólica é determinada pelo sangue ejetado do coração durante a sístole ventricular. No relaxamento ventricular a pressão diminui representando a pressão diastólica. A pressão arterial média é o produto do débito cardíaco e da resistência vascular total. A regulação aguda da PA é feita pelo sistema nervoso simpático, enquanto a regulação de longo prazo é principalmente uma função renal.

O débito cardíaco é o produto da freqüência cardíaca multiplicada pelo volume de ejeção, portanto pode ser aumentado tanto pelo aumento da freqüência cardíaca como pelo volume de ejeção.

O aumento da demanda de oxigênio pelo músculo esquelético no exercício, é satisfeita pela maior quantidade de sangue bombeada pelo coração que pode decorrer de aumento da freqüência cardíaca. O nodo SA controla a FC e alterações desta envolvem fatores que o influenciam, basicamente o sistema nervoso autônomo simpático e parassimpático.

As fibras parassimpáticas que inervam o coração se originam de neurônios do centro de controle cardiovascular, localizado no bulbo e constituem parte do nervo vago e têm contato com o nodo SA e nodo AV e quando estimuladas acarretam uma diminuição da atividade destes. Mesmo em repouso o vago transmite impulsos, sendo denominado tônus parassimpático. O aumento inicial da freqüência cardíaca, até cerca de 100 bpm se deve à remoção do tônus parassimpático. Acima desta taxa de trabalho, ocorre uma estimulação pelo simpático, através dos nervos aceleradores cardíacos, que inervam tanto o nó SA como os ventrículos.

O centro de controle cardiovascular, localizado no bulbo, é responsável pelo equilíbrio entre o vago e o simpático. Este centro recebe informações de várias partes do sistema circulatório (pressão arterial, tensão de O_2 no sangue, baroreceptores) e envia impulsos motores ao coração, em resposta às necessidades cardiovasulares. Finalmente, alterações da temperatura corporal também influenciam a freqüência cardíaca, com sua elevação provocando aumento e a redução da temperatura causando diminuição da FC.

A regulação do volume de ejeção obedece três fatores:
- Volume diastólico final;
- Pressão arterial média;
- Força de contração ventricular.

- **Volume Diastólico Final** – pré-carga – Lei de Frank Starling - a força de contração aumenta com a distensão dos ventrículos. O aumento do volume diastólico final acarreta alongamento da fibra muscular cardíaca e da força de contração (o mesmo ocorre com o músculo esquelético) e portanto da quantidade de sangue bombeada por batimento. A principal variável que influencia o VDF, é a taxa de retorno venoso ao coração;
- **Pressão arterial média** – pós-carga – para ejetar o sangue, a pressão gerada pelo VE deve ser superior à pressão na aorta. Portanto o volume de ejeção é inversamente proporcional à pós-carga, porém esta é minimizada durante o exercício em decorrência da dilatação arteriolar que ocorre nos músculos em movimento;
- **Força de contração ventricular** – por efeito das catecolaminas circulantes e da estimulação simpática.

O sistema circulatório é um sistema de circuito fechado. O fluxo de sangue através do sistema é resultante das diferenças de pressão entre as extremidades do sistema. A regulação do fluxo de sangue decorre das relações entre a pressão, fluxo e resistência. O estudo destes fatores é denominado hemodinâmica.

O sangue é formado pelo plasma e pelas células. A porcentagem de células que compõe o sangue é o hematócrito, cerca de 42% em homens adultos jovens e 38% em mulheres. O sangue é mais viscoso que a água, o que aumenta a dificuldade para fluir através do sistema circulatório.

O fluxo do sangue no sistema circulatório depende, em parte, da diferença de pressão nas pontas do sistema, que faz com que o sangue flua da região de maior para a de menor pressão e a taxa de fluxo é proporcional à diferença de pressão entre as extremidades. No sistema circulatório, a diferença em condições de repouso é de 100 mmHg. A pressão arterial média (pressão na aorta) é de 100 mmHg e a pressão atrial direita é de 0 mmHg. A taxa de fluxo é proporcional à diferença de pressão, mas é inversamente proporcional à resistência.

Deste modo o fluxo sanguíneo depende tanto de um aumento de pressão como da diminuição da resistência. Habitualmente os aumentos do fluxo sanguíneo no exercício decorrem principalmente de uma diminuição da resistência e um pequeno aumento da pressão.

A resistência vascular depende de alguns fatores, como comprimento do vaso, viscosidade do sangue e diâmetro do vaso, sendo este último o principal fator. Sabemos que a resistência é inversamente proporcional à quarta potência do raio do vaso, de modo que a variação do diâmetro do vaso à metade ou o dobro, muda a resistência em 16 vezes. Desta maneira o grau de vasoconstrição ou de vasodilatação pode desviar o sangue de um sistema orgânico para outro.

Durante o exercício a necessidade metabólica de oxigênio do músculo se eleva muitas vezes, de maneira que o fluxo sanguíneo para o músculo deve aumentar. O aumento da liberação de oxigênio ocorre através da elevação do débito cardíaco e da redistribuição do fluxo sanguíneo.

O débito cardíaco aumenta durante o exercício em proporção direta à taxa metabólica necessária. A relação entre o débito cardíaco e a captação máxima de oxigênio é linear. O aumento do débito cardíaco no exercício em posição ereta ocorre pela elevação do volume de ejeção e da freqüência cardíaca. Em indivíduos pouco ou não treinados, o volume de ejeção não aumenta além de uma carga de 40% do VO_2 máx e a elevação do débito cardíaco ocorre somente por aumento da freqüência cardíaca.

O débito cardíaco tende a diminuir de forma linear após os trinta anos, principalmente pela diminuição da freqüência cardíaca máxima com a idade. Fc = 220 – idade. Esta é uma estimativa e estes valores podem variar.

A diferença de O_2 arteriovenosa, representa a quantidade de oxigênio captada de 100 ml de sangue pelos tecidos durante uma passagem pelo circuito sistêmico. O aumento da diferença arteriovenosa de O_2 no exercício deve-se ao aumento do O_2 captado e utilizado no metabolismo oxidativo.

A relação entre o débito cardíaco e a captação do oxigênio é fornecida pela equação de Fick : $VO_2 = DC \times (a - VO_2)$ ou seja o VO_2 é igual ao produto do débito cardíaco pela diferença arteriovenosa de O_2.

Para satisfazer as necessidades de oxigênio para os músculos em atividade é necessário desviar o fluxo dos tecidos com menor atividade metabólica e tem relação linear com a porcentagem do VO_2 máx. Em repouso 15 a 20% do débito cardíaco é dirigido ao músculo esquelético e durante o exercício máximo, 80 a 85% do débito é dirigido ao músculo esquelético. A porcentagem de sangue que vai para o cérebro é reduzida durante o exercício máximo, porém o fluxo, em termos absolutos, é um pouco maior que em repouso. A porcentagem de sangue que vai para o miocárdio é mantida, mas em termos absolutos ocorre um grande aumento. Ocorre uma diminuição do fluxo sanguíneo cutâneo e dos órgãos abdominais.

Alguns mecanismos são ativados para satisfazer as necessidades metabólicas teciduais. No músculo em repouso as arteríolas musculares apresentam elevado tônus em reposta à estimulação simpática que provoca constrição da musculatura lisa de suas paredes. Esta vasoconstrição produz um fluxo sanguíneo reduzido ao músculo em repouso, 4-5 ml minuto / 100 g de músculo, porém como a musculatura em conjunto representa uma grande massa isso representa 20 – 25% do fluxo total.

No início do exercício há uma interrupção do fluxo simpático às arteríolas, provocando uma vasodilatação. Com a progressão do exercício a vasodilatação é mantida ou aumenta pelo "controle metabólico intrínseco", por um mecanismo de "auto-regulação", sendo o mecanismo mais importante de regulação do fluxo de sangue aos músculos durante o exercício. A elevada taxa metabólica local, produz uma queda da tensão de O_2, aumento da tensão de CO_2, aumento das concentrações de óxido nítrico, potássio, adenosina e queda do pH. Tais alterações provocam vasodilatação das arteríolas, reduzindo a resistência vascular e aumentando o fluxo sanguíneo, de maneira que o aumento do fluxo sanguíneo para o músculo em contração pode aumentar de 15 a 20 vezes. De maneira concomitante há um recrutamento dos capilares do território exercitado. Em repouso somente 5 a 10% dos capilares do músculo se encontram abertos, porém no exercício quase 100% estão abertos.

Já nas vísceras ocorre processo inverso, com aumento da resistência vascular, em decorrência do aumento do fluxo simpático, regulado pelo centro de controle cardiovascular.

A freqüência cardíaca e a pressão arterial durante o exercício, refletem o tipo, intensidade e duração do exercício, além das condições ambientais. Assim a um determinado VO_2 o trabalho de braço eleva mais a FC e a PA do que o trabalho de perna. Também um exercício realizado em ambiente quente e úmido eleva mais a FC em relação ao mesmo trabalho realizado em ambiente frio.

Da mesma maneira o exercício submáximo realizado em ambiente emocional tenso resulta em aumento da FC e PA muito maiores que em ambiente psicologicamente neutro.

A recuperação de um exercício de baixa intensidade ou de curta duração é rápida, com o débito, volume de ejeção e freqüência cardíaca voltando rapidamente aos níveis de repouso. A recuperação é mais rápida em indivíduos treinados para o mesmo exercício, pois a freqüência cardíaca tem uma elevação menor durante o exercício. Já durante exercícios de longa duração, a recuperação é mais prolongada, principalmente se o exercício é feito em ambiente quente e úmido, principalmente em função da elevação da temperatura corporal.

Conforme dito anteriormente, o aumento do débito cardíaco é obtido por meio da queda da resistência e aumento da pressão arterial média, que se dá principalmente às custas da pressão sistólica. Este aumento da freqüência cardíaca e da pressão sistólica resultam em aumento da carga de trabalho imposta ao coração. O aumento da demanda metabólica imposta ao coração, pode ser estimada por meio do duplo produto. Este índice é obtido multiplicando-se a freqüência cardíaca pela pressão sistólica. O valor do duplo produto no exercício no VO_2 máx pode ser cinco vezes maior que em repouso, o que implica em um aumento da carga de trabalho de 500%. Do ponto de vista prático, esta medida pode ser utilizada na orientação à prescrição de exercícios para coronariopatas. Assim se um paciente apresenta alguma manifestação clínica ou eletrocardiográfica em uma taxa de trabalho com um duplo produto de 30.000, o médico deve orientar exercícios num duplo produto abaixo de 30.000, reduzindo o risco de uma demanda metabólica elevada pelo coração e o risco de isquemia.

Considerações neuroendócrinas

A magnitude das alterações neuroendócrinas provocadas pelo exercício tem relação direta com a intensidade e duração do mesmo. Os hormônios que sofrem maior influência do exercício são aqueles que atuam em resposta ao estresse e tem como função, entre outras, manter a concentração plasmática de glicose evitando ou retardando os sinais de fadiga. Este perfil de alterações, no entanto, tem sua magnitude reduzida se o padrão de treinamento for constante.

O eixo hipotálamo-hipófise-adrenal é um dos mais afetados pelo exercício. O exercício de baixa intensidade e curta duração parece ter pouca influência sobre a liberação de ACTH e cortisol. Atividades com intensidades próximas a 25% do consumo máximo de oxigênio (VO_2 máximo) promovem aumento de cerca de 15% na secreção de ACTH, enquanto exercícios de alta intensidade promovem aumento de até 100% e um exercício máximo pode aumentar em até 500% a secreção de ACTH.

Desta forma, durante uma sessão aguda de exercício prolongado e extenuante a concentração de ACTH aumenta dramaticamente, levando ao conseqüente aumento na liberação de cortisol. Exercícios anaeróbios são realizados com intensidade suficiente para promover a liberação de cortisol, todavia, em decorrência da pequena duração das sessões, resultam em pequenas alterações na resposta do eixo hipotálamo-hipófise-adrenal. Evidências sugerem que o aumento da atividade do eixo nestas circunstâncias seja modulado pelo aumento na temperatura em virtude do exercício, do estresse emocional e principalmente da hipoglicemia induzida pelo exercício. Após o final do exercício a concentração elevada de cortisol pode levar horas para retornar aos valores basais podendo levar até 24 horas para se aproximar do valor pré-exercício. A velocidade de retorno depende do nível de condicionamento do atleta bem como da duração da sessão de exercício. Apesar do cortisol ser um dos hormônios mais estudados durante o exercício, os mecanismos envolvidos no restabelecimento da cortisolemia após o final do exercício ainda não são totalmente esclarecidos já que as alterações na concentração plasmática de cortisol não são precedidas por alterações, na mesma magnitude do ACTH.

Além do cortisol, outros hormônios tais como o hormônio do crescimento (GH), as catecolaminas e o glucagon têm suas concentrações aumentadas pelo exercício na tentativa de manter a glicemia em nível compatível com a vida. A concentração plasmática de GH é controlada pelo hipotálamo, que inibe ou estimula a secreção desse hormônio. A hipoglicemia, a diminuição nas concentrações plasmáticas de ácidos graxos livres (AGL) e de aminoácidos, a norepinefrina e o estresse generalizado são descritos como estimuladores do fator liberador de GH (GHRF). Como efeito do exercício sobre o eixo hipotálamo-hipófise tem-se observado elevação na secreção de GH. Esse aumento é mediado pela intensidade e duração do exercício, além do gênero, do nível de condicionamento e da idade do praticante, fatores que também exercem algum tipo de influência na resposta. O treinamento parece ter pouco efeito sobre a concentração de GH quando o indivíduo está em repouso, entretanto alguns estudos têm mostrado que atletas altamente treinados apresentam maior concentração de GH quando comparados a indivíduos sedentários. Ao contrário, longos períodos de treinamento, afetam a curva de liberação do GH durante o exercício progressivo com menor grau de inclinação que aquele observado antes do treinamento.

As concentrações de catecolaminas refletem a estimulação simpática provocada pelo exercício. A concentração de epinefrina aumenta linearmente com a intensidade do exercício. Esse aumento está relacionado a três fatores, a maior demanda por glicose pelo tecido periférico, a maior resposta cardiovascular ao exercício e, por fim, a massa muscular total envolvida no exercício. Em decorrência da adaptação ao treinamento a concentração plasmática de epinefrina em intensidade submáxima é menor em indivíduos treinados comparado a indivíduos sedentários. Esse comportamento se reflete claramente no menor aumento da freqüência cardíaca e da pressão arterial durante o exercício em indivíduos treinados. Entretanto não está totalmente esclarecido se o treinamento altera a concentração basal de catecolaminas.

O glucagon por sua vez tem papel importante na manutenção da glicemia, já que pequeno aumento em sua concentração pode promover elevação de até 30% na produção de glicose. Durante o exercício vários fatores podem influenciar a liberação de glucagon, sendo o principal a redução da glicemia, já que durante o exercício o glucagon é responsável por pelo menos 50% da glicose liberada pelo fígado. Além disso, a epinefrina cuja concentração plasmática aumenta com a intensidade de exercício, estimula diretamente as células do pâncreas a liberarem glucagon sendo esse o estímulo inicial para a secreção de tal hormônio. O treinamento atenua os efeitos do exercício sobre a liberação de glucagon possivelmente por dois motivos: indivíduos treinados preservam seus estoques de glicogênio e glicose estimulando a oxidação de ácidos graxos e o treinamento diminui a liberação de epinefrina diminuindo assim a estimulação simpática para secreção de glucagon. Os mecanismos envolvidos nessa interação, entretanto ainda merecem ser objeto de novos estudos.

Por fim, a insulina sofre redução na sua concentração plasmática em resposta à maioria das formas de exercício. As causas dessa diminuição não são bem compreendidas, mas forte candidata seria a ação adrenérgica estimulada pela epinefrina, e que tem reconhecido papel de inibir a secreção de insulina. Os efeitos do exercício sobre a concentração plasmática de insulina parecem ser mediados de maneira mais marcante pela duração do exercício do que por sua intensidade e pode perdurar por até 48 horas após o final da atividade. Durante o exercício apesar da diminuição da insulinemia, o consumo de glicose continua acelerado, pois outros mecanismos não insulino-dependentes ligados à contração muscular estimulam a translocação de transportadores de glicose do tipo 4 (GLUT-4) e, assim, a captação de glicose. Como reposta ao treinamento de *endurance* observa-se uma menor concentração de insulina durante o repouso, devido à maior sensibilidade do tecido periférico ao hormônio, fenômeno característico da resposta periférica ao treinamento físico, enquanto durante o exercício pouca diferença é observada entre indivíduos treinados e sedentários, havendo diminuição da concentração plasmática de insulina em ambos.

Essas alterações neuroendócrinas estão, no entanto, mediando alterações em diferentes sistemas, como o cardiovascular e respiratório, constituindo, assim, uma parte de um grande painel adaptativo.

Exercício e equilíbrio ácido básico

Durante o exercício físico para que as reações bioquímicas necessárias para formação de energia ocorram é indispensável que haja um adequado mecanismo de regulação do equilíbrio ácido-básico. Essa regulação ocorre por três mecanismos: através de substâncias tampões que já estão armazenadas dentro do organismo, através do rim que pode excretar urina mais ácida ou básica e através de mecanismos respiratórios.

O sistema de tamponamento é considerado o principal regulador do equilíbrio ácido-básico durante o exercício, já que tem ação imediata. Um bom exemplo de como os seres humanos são capazes de tamponar substâncias ácidas é o mecanismo de tamponamento do ácido lático. Esse sistema é composto de um ácido fraco e um sal desse ácido para manter determinada concentração de íons H+. Para execução de um tamponamento, um ácido reage com um sal formando um sal mais forte e um ácido mais fraco. Assim durante um exercício físico intenso, o bicarbonato de sódio reagirá com o ácido láctico formando lactato de sódio e ácido carbônico que se dissocia com facilidade em água e dióxido de carbono, sendo rapidamente excretado.

Por sua vez, o papel da respiração na regulação do pH também tem ação imediata e papel destacado durante a realização de exercício intenso. A hiperventilação vigorosa pode diminuir o pH sanguíneo em até 0,25 unidade de pH enquanto redução na ventilação alveolar para a metade do normal pode promover aumento do pH na mesma proporção. Desta forma um aumento na concentração sanguínea de CO_2 resulta em queda no pH sanguíneo. Quando isso ocorre a região respiratória do bulbo e barorreceptores localizados na aorta são ativados estimulando a ventilação para eliminar o excesso de CO_2.

O rim regula a concentração de H+ através de uma complexa série de reações químicas e de mecanismos de transporte ativo, promovendo um aumento ou diminuição da concentração de íons bicarbonato. A quantidade estocada de íons bicarbonato para equilíbrio ácido-básico é denominada reserva alcalina. Quando ocorre formação de ácido carbônico dentro das células tubulares do rim esse ácido sofre dissociação e os íons H+ são transportados ativamente para dentro do túbulo. Neste local combinam-se com íons bicarbonato existente na luz dos túbulos formando ácido carbônico que se desintegra formando CO_2, este composto difunde-se para dentro das células tubulares juntamente com a água, e será eliminado na urina. Apesar de serem extremamente eficientes os rins demoram entre 10 a 20 horas para ativar os mecanismos de resposta.

Durante o exercício físico a manutenção do equilíbrio ácido-básico torna-se proporcionalmente mais difícil à medida que aumenta a intensidade do mesmo. Desta forma, durante um exercício de intensidade máxima ocorrem grandes alterações bioquímicas em decorrência principalmente da produção de ácido láctico. A acidose provocada nessa situação diminui o pH e se não for rapidamente tamponada prejudicará diversa reações bioquímicas importantes para produção de energia durante a contração muscular e em outros tecidos. Atividades anaeróbias podem diminuir o pH sanguíneo e muscular para valores próximos a 7,0 e 6,4 respectivamente. Dessa forma a realização de exercícios anaeróbios, promovendo tal diminuição no pH, podem estar associados a diversos sinais de acidose tais como náuseas, cefaléia, vertigens, dores musculares e desconforto, compatíveis com sinais encontrados em concentrações de pH próximas aos valores mais baixos já observados em seres humanos.

Considerações finais

O estudo da fisiologia do exercício vem se desenvolvendo de forma acelerada nos últimos anos. Entretanto nem todos os mecanismo que regulam os efeitos do exercício sobre os diversos sistemas fisiológicos existentes são compreendidos. Dessa forma, nos próximos anos grande atenção deve ser concentrada nos efeitos do exercício sobre as interações entre os órgãos e sistemas promovidas pelo exercício que pode trazer grande avanço no entendimento dos efeitos agudos do exercício bem como do treinamento.

Referências

1. Brooks GA, Fahey TD, White TP, Baldwin KM. Exercise physiology: human bioenergetics and its applications. 3rd. Ed. Mcgraw-hill, New York, 2000.
2. Costill DL, Wilmore JH. Fisiologia do esporte e do exercício. São Paulo: Manole, 2001.
3. Fox EL, Boweres RW, Foss ML. Bases fisiológicas da educação física e do desporto. Rio de Janeiro: Guanabara-Koogan, 1991.
4. Garret WG, Kirkendall DT. Exercise and Sport Science. Lippincott Williams & Wilkins. Philadelphia, 2000.
5. Mcardle WD, Katch FI, Katch VL. Fisiologia do Exercício (5ª Ed. Guanabara-Koogan, 2001.
6. Shephard RJ, Astrand PÓ. (Ed.). Endurance in Sport. Blackwell Science. 2nd. Edition
7. Warren MP, Constantini NW. Sports Endocrinology. Human Press. New Jersey, 2000.

4 Metabolismo no exercício

Luis Fernando Bicudo Pereira Costa Rosa

O exercício físico impõe, ao organismo, um significativo aumento da demanda energética, suprido por alterações agudas nos sistemas e processos de geração energética. Para assegurar esta mudança de perfil metabólico, outros componentes do organismo também sofrem alterações no seu padrão de funcionamento, como os sistemas cardiovascular e respiratório, nervoso e endócrino, a fim de garantir o adequado suporte de substratos energéticos para a musculatura em atividade e garantir a manutenção do meio interno dentro de condições que permitam a geração de energia na quantidade e intensidade requeridas. De maneira geral, podemos dividir o exercício em duas categorias capazes de induzir modificações metabólicas importantes, o exercício de força e velocidade, no qual predomina o metabolismo anaeróbio, e o exercício de *endurance*, no qual predomina o metabolismo aeróbio, ou oxidativo. Ambos, quando realizados de maneira sistemática e crônica, produzem adaptações de médio e longo prazo, quer no metabolismo como nos sistemas cardiovascular, respiratório, neuroimunoendócrino, muscular e ósseo.

O exercício de curta duração e alta intensidade leva a célula muscular a utilizar, predominantemente, durante a atividade, o metabolismo não oxidativo. Em termos de produção de energia, então, temos uma alta atividade glicolítica, com a rápida conversão de grandes quantidades de glicose a piruvato. Estas reações, apesar do baixo rendimento (2 mols de ATP para cada mol de glicose metabolizados) permitem um alto fluxo de substratos pela via, permitindo, assim, geração de grandes quantidades de energia em pequenos intervalos de tempo. Além desta via, cuja ativação leva alguns segundos, o sistema de transferência de fosfato de alta energia do complexo creatina-fosfato para o ADP também é responsável por parte significativa da energia utilizada durante a atividade.

De maneira mais detalhada, no entanto, sabe-se que o balanço entre as vias utilizadas depende das características da atividade. Por exemplo: ao realizarmos um treinamento de força, no qual os exercícios são repetidos 4 a 6 vezes, em séries com cerca de 2 minutos de intervalo, a fonte primária de energia durante a realização do esforço é o sistema creatina-fosfato/ADP, sendo a glicólise responsável, no intervalo entre as séries, pela recuperação do estado energético da célula, habilitando-a a um novo set de contrações. Em atividades de força e velocidade nas quais as séries envolvem menor sobrecarga, permitindo maior número de repetições, e intervalos mais curtos entre elas, da ordem de 30 segundos, além do sistema creatina-fosfato/ADP também a via glicolítica constitui fonte fundamental de energia para a manutenção do padrão de contração. Em sessões de exercício com duração de 30 minutos, nestas condições, observa-se queda das concentrações intramusculares de glicogênio e creatina fosfato, aumento naquelas de lactato, glicose, glicerol-3-fosfato e glicose-6-fosfato, assim como aumento na lactacidemia.

O aumento das concentrações plasmáticas e intramusculares do ácido lático e seu produto de dissociação, o lactato, apesar de aparecer, ainda, associado à fadiga, é etapa essencial para a manutenção do fluxo de metabólitos pela via glicolítica, uma vez que na ausência de concentrações adequadas de oxigênio, o elevado fluxo pela via glicolítica leva a um rápido consumo do NAD e produção de NADH. Como as reservas intracelulares de NAD são limitadas, a redução em sua disponibilidade levaria à limitação do fluxo pela via glicolítica. A conversão do piruvato a ácido lático, pela enzima lactato desidrogenase, utiliza um NADH, recuperando, assim, as concentrações de NAD disponível.

Quando utilizado como forma de treinamento, os exercícios de força e velocidade promovem aumento da sessão transversa do músculo, em função do aumento do conteúdo de proteínas miofibrilares. Vale a pena ressaltar, no entanto, que muitas das respostas de aumento da performance provocadas por períodos curtos de treinamento de força e velocidade independem da detecção de hipertrofia.

A hipertrofia provocada pelo treinamento de força/velocidade está associada a um aumento da área transversa dos três tipos de fibra, I, IIa e IIb, embora muito mais proeminente em fibras do tipo II.

Além da resposta hipertrófica, no entanto, tem-se observado um aumento nas concentrações de substratos energéticos em resposta ao treinamento de força/velocidade, como glicogênio muscular (de 35% a 50%) e fosfagênios (ATP e creatina fosfato) após um programa de treinamento de 5 meses de duração. Tais adaptações, no entanto, não foram observadas em períodos de treinamento inferiores. Nestes atletas, no entanto, não foram observadas alterações na atividade máxima e no conteúdo tanto das enzimas envolvidas no metabolismo anaeróbio não glicolítico (ATPase, creatina quinase e mioquinase) quanto daquelas envolvidas no metabolismo anaeróbio da glicose (lactato desidrogenase e fosfofrutoquinase). Assim, temos que o treinamento de força/velocidade produz adaptações funcionais associadas à modificações na capacidade de armazenamento de fosfagênios, mas causam, até onde se saiba, pouca adaptação metabólica. Vale lembrar, no entanto, que muitos protocolos de treinamento com esta finalidade apresentam consideráveis diferenças quanto à carga, velocidade de execução, número de repetições por séries, número de séries e grupos musculares trabalhados, fatores que podem modificar substancialmente a resposta ao treinamento, atuando mais sobre um compartimento metabólico específico do que sobre os demais.

Estes dois sistemas de obtenção de energia são importantes não só para as atividades de força e velocidade, mas também para aquelas de resistência. De fato, até que o metabolismo aeróbio alcance plenas condições de produção de energia, aquela necessária à realização da fase inicial da atividade é proveniente dos sistemas de transferência de energia a partir dos fosfagênios e da glicólise anaeróbia. Em termos temporais, os primeiros segundos seriam custeados pela energia proveniente da ativação do ciclo ATP/CP seguido pelo aumento do fluxo de metabólitos pela via glicolítica, levando ao acúmulo de piruvato. Vale a pena lembrar que a atividade da via glicolítica é estimulada logo na primeira contração, porém, durante os instantes iniciais o fluxo de substratos pela via ainda é incipiente o que torna necessária a rápida ressíntese de ATP pela transferência de fosfatos de alta energia. A produção máxima de ATP só acontece nos 10s iniciais da atividade. A partir deste momento e nos próximos 20s, esgotam-se os sistemas de transferência de fosfato assim como ocorre redução da capacidade de produção de ATP pela via glicolítica, em até 50% daquela observada nos primeiros 10s de atividade. Apesar desta redução, a participação proporcional da via glicolítica na produção total de energia cresce, passando a representar, após os 10-15s iniciais, 100% do total utilizado. Se fizermos o somatório da energia gasta em uma atividade máxima, com duração de 30s, teremos que a via glicolítica é responsável por cerca de 60% do ATP produzido, a via ATP/CP, por cerca de 33% e os demais 7% referem-se à quebra do ATP pré-existente.

Considerando-se os limitados estoques de carboidrato no músculo esquelético, na forma de glicogênio, cuja depleção aparece associada à fadiga, pois reduzidas taxas de glicogenólise, associadas ou não à maior captação de glicose pelo músculo esquelético, levam à queda da glicemia, torna-se fundamental para a manutenção da atividade física por longos períodos, a adoção de novas formas de produção de energia. Em atletas treinados em atividades de resistência, observa-se, a partir do terceiro minuto de atividade um predomínio do metabolismo aeróbio (55% do total de ATP consumido) sobre o anaeróbio, responsável, neste momento, por cerca de 45% do total de ATP gasto durante a atividade. Este perfil se acentua com a manutenção da atividade por períodos de tempo maiores, quando praticamente toda a energia utilizada passa a ser produzida aerobiamente.

Como é, então, o controle do metabolismo durante o exercício e quais são as alterações provocadas pelo treinamento de resistência? Para responder a estas perguntas adotaremos a corrida de maratona (42 km de distância) como modelo, uma vez que esta apresenta todas as características de uma atividade de resistência (longa duração e intensidade moderada/alta).

Nas fases inicial e final, 3 primeiros minutos e instantes finais da prova, existe ativação dos mecanismos já citados de obtenção de energia, ciclo ATP-CP e glicólise anaeróbia. Passada a fase inicial existe aumento da participação aeróbia, inicialmente com o consumo de glicose e, posteriormente, ácidos graxos de cadeia longa e, eventualmente, aminoácidos. Podemos observar, portanto, que durante toda a atividade existe consumo de carboidratos. O músculo em atividade capta glicose do sangue e utiliza também seus estoques de glicogênio. O consumo de suas reservas de carboidrato leva à depleção destes estoques, normalmente associada à fadiga. De fato, se considerarmos o total de energia consumida na prova teremos um gasto de 5 g de glicose por minuto para suprir a demanda, como os estoques hepáticos de glicogênio equivalem a 90 g de glicose, poderiam garantir cerca de 20 minutos de atividade. Incorporando, agora, ao pool de substratos energéticos os estoques de glicogênio intramusculares, podemos chegar, no ponto de exaustão, a cerca de 90 minutos de atividade, para atletas, e 75-80 para indivíduos não treinados. Constatamos, então, que outras fontes energéticas são fundamentais para garantir a conclusão da prova. Sabe-se que nas fases intermediária e final da maratona cerca de 35% da energia provem da oxidação de carboidratos e 60% da de ácidos graxos. A glicose utilizada pelo músculo, durante o exercício, é obtida tanto da quebra do glicogênio muscular e hepático como da neoglicogênese hepática. O fígado tem sua capacidade de acumular glicogênio estável, mas o músculo esquelético não. Demonstrou-se, a partir dos anos sessenta, que manipulações da dieta e do regime de treinamento são capazes de alterar os estoques intramusculares de glicose, para cima ou para baixo, influenciando diretamente a performance dos animais. A partir destes resultados, postulou-se a dieta de supercompensação, capaz de beneficiar maratonistas, melhorando sua performance.

A dieta de supercompensação leva em consideração a capacidade adaptativa do metabolismo às exigências do treinamento. Assim, os atletas são instruídos a se abster do consumo de carboidratos durante 3 dias, mantendo a carga e volume de treinamento, o que provoca, então, depleção dos estoques intramusculares e hepáticos de glicogênio. Nesta fase os atletas apresentam sinais de fadiga crônica, e sua performance é seriamente comprometida. Nos três dias subseqüentes, os atletas são instruídos a reduzir a carga e volume de treinamento e aumentar drasticamente o consumo de carboidratos. Na fase inicial, a redução da oferta e aumento da demanda altera a atividade e quantidade das enzimas voltadas à síntese de glicogênio que, na segunda fase, na vigência de grande oferta de carboidrato, gera um processo amplificado de síntese, levando à supercompensação, com a formação de um estoque de glicogênio maior que aquele observado no indivíduo antes da dieta. Esta maior oferta permite aos atletas manter uma melhor performance ao longo da corrida.

Com relação ao metabolismo de ácidos graxos, observa-se, durante a atividade, em corredores de maratona, um aumento das concentrações plasmáticas de ácidos graxos livres e glicerol, indicativo do balanço entre a lipólise e sua oxidação no músculo. A integração destes dois processos é muito mais eficiente em indivíduos treinados, que apresentam melhor adaptação metabólica ao estímulo do exercício do que em indivíduos sedentários. Durante a corrida estima-se que cerca de 60% da energia total utilizada seja proveniente da oxidação de ácidos graxos. Em provas mais longas, como corridas de 24h, ocorre depleção precoce dos estoques de glicogênio e a energia utilizada provem, quase que exclusivamente, da oxidação de ácidos graxos. Nesta situação o rendimento, no entanto, cai em termos de velocidade máxima, mas a atividade pode ser mantida por muitas horas. Observa-se, então, nestes atletas um consumo de oxigênio equivalente a 60% da sua capacidade máxima, e o coeficiente respiratório de 0,7, sugerindo total dependência da oxidação de lípides para produção de energia.

Assim, em nosso modelo, a corrida de maratona, realizada praticamente em intensidades equivalentes a 1005 do consumo máximo de oxigênio, fica evidente que a oxidação de ácidos graxos não pode ser a única responsável pela produção de energia, e que a oxidação de carboidratos é essencial para a performance neste tipo de atividade. Como se dá, então, este controle?

Durante a corrida de maratona observa-se, de início, a ativação das vias de transferência de fosfatos de alta energia seguidas, então, pelo aumento na atividade glicolítica, quer seja pelo consumo de glicose plasmática, advinda da glicogenólise hepática, através do transporte pelos transportadores de glicose tipo IV, translocados em resposta ao aumento da contração muscular, quer pelo aumento da quebra do glicogênio intramuscular. A glicogenólise hepática é ativada pelo aumento nas concentrações circulantes de adrenalina, noradrenalina e glucagon, enquanto o mesmo processo na célula muscular é ativado por mudanças nas concentrações intracelulares de glicose-6-fosfato, ATP, AMP e fosfato. Assim, podemos depreender que numa fase inicial, seguindo-se à resposta de estresse provocada pelo início do exercício existe um rápido aumento da glicogenólise hepática e, secundariamente, em resposta à maior atividade muscular, ativação do mesmo processo na célula muscular, em resposta à modificações no seu metabolismo energético. As mudanças hormonais e de fluxo sanguíneo para o tecido periférico permitem, também, a ativação dos processos de oxidação de ácidos graxos, que dependem, basicamente, da sua disponibilidade e da oferta adequada de oxigênio. Assim, a queda na concentração plasmática de insulina e o aumento dos hormônios contrarregulatórios permitem a ativação da lípase hormônio sensível e do complexo carnitina-palmitoil transferase, etapas limitantes da mobilização e oxidação de ácidos graxos. De fato, a lípase hormônio sensível é a enzima responsável pela hidrólise dos triacilgliceróis no tecido adiposo. Quando ativada permite liberação de ácidos graxos de cadeia longa e glicerol para a circulação. A carnitina-palmitoil transferase, por sua vez, é a enzima, ou complexo enzimático, responsável pela entrada de ácidos graxos de cadeia longa na mitocôndria, etapa fundamental para sua oxidação.

Uma vez no interior da mitocôndria os ácidos graxos são metabolizados pela via da beta-oxidação gerando acetil-CoA, mesmo produto obtido pela entrada de piruvato na mitocôndria, etapa catalisada pela piruvato desidrogenase. Esta etapa é de suma importância para ativar o principal mecanismo de equalização de fluxos de substratos na célula muscular.

Se analisarmos, neste ponto, as possibilidades metabólicas oferecidas para a manutenção da atividade contrátil, percebemos que o músculo pode optar por utilizar o carboidrato ou os ácidos graxos. É fato, no entanto, que o total de carboidrato necessário para a realização de uma maratona, cerca de 700 g, é maior que o total estocado nos músculos ativos ou utilizados durante a atividade, uma vez que o resto da musculatura não é capaz de quebrar seu glicogênio e exportar glicose, e a utilização de ácidos graxos como única fonte energética compromete a performance, muito embora estime-se que um maratonista gaste cerca de 300 g de gordura para tal fim. Como gerir, então, o fluxo de substratos pelas vias?

O acúmulo de acetil-CoA intramitocondrial permite que parte deste seja utilizado para, juntamente com o oxaloacetato, gerar citrato, que pode permear a membrana mitocondrial e reduzir a atividade da fosfofrutoquinase, enzima-chave da via glicolítica, reduzindo, então, o fluxo de glicose pela via glicolítica para o mínimo necessário para garantir condições ideais de performance e reduzir a quebra do glicogênio e o consumo de glicose do plasma, retardando, assim, a fadiga. Em função de adaptações específicas ao exercício, incluindo-se as metabólicas mas também as cardiovasculares, respiratórias e endócrinas, um corredor de elite é capaz de completar uma maratona utilizando somente 10% do total de energia proveniente da oxidação de ácidos graxos, numa intensidade equivalente a 85% do seu consumo máximo de oxigênio, enquanto um corredor comum obtém até cerca de 50% da energia total utilizada a partir da oxidação de ácidos graxos. O que diferencia estas duas populações?

A diferença entre os corredores de elite e os corredores comuns está no grau de adaptação que os mesmos carregam. Os corredores de elite apresentam maior capacidade de armazenamento de glicogênio, notadamente se as estratégias de treinamento e nutrição ideal forem adotadas, assim como maiores adaptações cardiovasculares e respiratórias, que permitem maior oferta de oxigênio ao tecido periférico, durante a atividade. As duas populações de corredores também apresentam modificações metabólicas, de maior intensidade nos corredores de elite, mas presentes também nos corredores comuns. Entre estas alterações estão maior atividade e capacidade oxidativa, aumento do número de mitocôndrias, maior atividade da beta-oxidação e do ciclo de Krebs, maior facilidade de mobilização de lípides, permitindo, assim, maior participação da oxidação de gordura na produção de energia durante o exercício, permitindo economia de carboidratos, postergando, conseqüentemente a fadiga. Estas modificações ocorrem, predominantemente nas fibras do tipo I, ou oxidativas, mas também são encontradas nas fibras do tipo II, aumentando sua capacidade oxidativa. Estas alterações modificam o metabolismo do indivíduo inclusive durante o repouso, o que pode trazer inúmeros benefícios associados à manutenção de baixas taxas de gordura corporal, notadamente em resposta ao aumento acentuado da obesidade e doenças associadas.

Assim, a compreensão dos mecanismos envolvidos na resposta metabólica ao exercício e as adaptações provocadas pelo treinamento são essenciais ao considerarmos o exercício regular como potencial terapia adjuvante para o controle de diferentes doenças.

Referências

1. Wagenmakers AJM. Muscle amino acid metabolism at rest and during exercise: role in human physiology and metabolism. Exer Sport Sci Rev 26:287-314,1998.
2. Robergs RA, Ghiasvand F, Parker D. Biochemistry of exercise-induced metabolic acidosis. AM J Physiol Regul Integr Comp Physiol 287(3):R502-16,2004.
3. Hargreaves M. Muscle glycogen and metabolic regulation. Proc Nutr Soc 63(2):217-20,2004.
4. Mitchell JB, Costill DL, Houmard JA, Flynn MG, Fink WJ, Beltz JD. Influence of carbohydrate ingestion on counterregulatory hormones during prolonged exercise. Int J Sports Med 11(1):33-6, 1990.

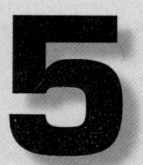

5 A avaliação clínica do paciente e a prescrição do exercício

Renato Lotufo
Mauro Walter Vaisberg

A orientação de uma atividade física adequada, visando tanto a manutenção da saúde como o tratamento de uma patologia deve, na medida do possível, ser adequada para cada indivíduo. Inicialmente, devemos definir qual o objetivo de uma dada prescrição, vale dizer, se preventivo ou curativo. Por outro lado, é fundamental estabelecer qual é a abordagem ideal para cada paciente, a partir da consideração de sua singularidade (Dishman, 1994).

Para tanto, começamos por avaliar a condição física do indivíduo envolvido no programa de exercícios proposto. A condição física é o estado dinâmico de energia e vitalidade que permite à pessoa realizar tanto suas tarefas do cotidiano, como outras que exijam maior esforço, sem fadiga excessiva. A condição adequada para determinada pessoa é obtida como resultado de um estilo de vida saudável, dependendo do estado de saúde e idade, e abrange as dimensões orgânicas, motoras e culturais (Pancorbo Sandoval, 2005).

Desta maneira a prescrição do exercício será variável de acordo com a condição clínica de cada sujeito, de modo que o primeiro passo, como em toda prática médica, é a obtenção de uma anamnese e exame físico acurados, conforme as normas de uma propedêutica correta. Aqui, além de uma avaliação geral do indivíduo, vamos orientar o exame no sentido de uma avaliação detalhada dos sistemas cárdio-vascular, respiratório e musculoesquelético, bem como da condição nutricional do indivíduo. O médico também deve proceder à avaliação da motivação do indivíduo e das condições que podem facilitar ou dificultar a prática do exercício (Booth et al., 2000).

No exame físico geral, à inspeção, devemos observar a presença de lesões cutâneas que possam ser agravadas pelo exercício ou prejudicar sua prática. O exame das mucosas permite a avaliar a presença de anemia. No caso de indivíduos de cor negra, recomenda-se especial atenção em termos da consideração de possibilidade de ocorrência de anemia falciforme. Por meio de palpação, verifica-se a eventual presença de hepatomegalia ou esplenomegalia que, se não avaliadas anteriormente, requerem avaliação clínico-laboratorial, tendo em vista o diagnóstico de patologias que possam ser agravadas pelo exercício ou que mereçam cuidados especiais na prática da atividade física.

A avaliação cardíaca deve ser cuidadosa, pela possibilidade do exercício precipitar quadro de insuficiência coronariana aguda ou arritmia incluindo a ausculta cardíaca e avaliação da presença de sopros ou alterações do ritmo. Na prescrição de exercícios para cardiopatas, ou para indivíduos acima de quarenta anos, é imperativo complementar o exame clínico com eletrocardiograma de esforço.

Deve ser feita a ausculta das artérias carótidas para a avaliação de possíveis lesões obstrutivas. Manobras de flexão e extensão da região cervical, devem ser feitas para avaliar a possibilidade de desencadeamento de reflexo bradicardizante e conseqüente síncope.

A avaliação respiratória é feita pela ausculta pulmonar. A presença de ruídos adventícios indica a necessidade de avaliação mais detalhada por propedêutica armada. O exame em repouso não exclui a possibilidade de asma induzida pelo exercício, evento que deve ser inquirido na anamnese.

O sistema musculoesquelético deve ser avaliado de maneira detalhada, pois a prática do exercício é causa de muitas lesões, traumáticas e não-traumáticas. Entretanto, no âmbito da avaliação, a atenção do médico deve se concentrar na consideração dos fatores que podem predispor às lesões não traumáticas. Estas podem ser decorrentes de alteração mecânica, da prática incorreta do exercício, ou estar, em grande número de casos, associada à contratura muscular prévia. Freqüentemente, esta última está relacionada a problemas subjacentes, tais como distúrbio emocional ou alteração do sono, habitualmente não valorizados de maneira adequada. Desta maneira, além da avaliação habitual, por meio da qual se busca detectar alterações posturais, é fundamental avaliar a ocorrência de pontos de contratura ou mesmo de contratura generalizada, que podem ser causa de lesão muscular (Vaisberg, 2003). Outro ponto importante é a questão da sarcopenia. Embora o grande foco de estudos envolvendo o sistema musculoesquelético seja, atualmente, a ocorrência de osteopenia e osteoporose, a perda de massa muscular é fator relevante no desencadeamento e agravamento de doenças. Assim o exame da musculatura é fundamental, especialmente em idosos, quando se levam em consideração a questão da prevenção de quedas e suas conseqüências (Sherrington *et al.*, 2004). Outro aspecto importante, relacionado à sarcopenia, diz respeito à função do músculo na regulação de processos de grande importância na homeostase orgânica, como o metabolismo e resposta imune, através da produção do aminoácido glutamina e de citocinas, moléculas reguladoras do sistema imunológico (Costa Rosa, 2002).

O estado nutricional, avaliado pelo Índice de Massa Corporal, serve como orientação para a consideração de estados de obesidade e desnutrição, com suas implicações metabólicas, cardiovasculares e imuno-inflamatórias. Devemos considerar também as informações aqui obtidas na avaliação da capacidade do indivíduo em desempenhar o exercício proposto.

As questões da motivação e da condição de realizar o exercício são fundamentais. Embora do ponto de vista racional o paciente possa entender perfeitamente as vantagens da adoção de um estilo de vida onde se insere a prática da atividade física, habitualmente esta não está incorporada ao seu cotidiano, de maneira que muitas vezes o indivíduo tem grandes dificuldades para seguir a prescrição. Uma prática bastante útil do ponto de vista da aderência ao exercício, é mostrar ao paciente que ele pode aumentar o nível de atividade física mesmo mantendo de sua rotina. O idoso muitas vezes resiste em sair para uma caminhada, porém a chance de que ele faça o exercício aumenta se a proposta de uma caminhada de 30 minutos for direcionada para atividades do cotidiano como fazer compras, ir ao banco ou qualquer outra atividade que esteja dentro de sua rotina, de maneira que mudamos um passeio de carro de 5 minutos por uma caminhada de 15 minutos. Da mesma maneira, podemos sugerir que a pessoa que trabalha em um escritório use a escada para subir ou descer um andar ou que pare o carro a dez minutos do escritório ou que desça do ônibus um ou dois pontos antes e faça uma caminhada leve. São muitas as possibilidades, apenas devemos ficar atentos à possibilidade do indivíduo de cumprir as metas estabelecidas, de modo a não onerar o paciente a quem estamos tentando ajudar com o sentimento de culpa por não cumprir as determinações de seu médico.

Em relação ao exercício realizado em ambiente específico, seja ele no solo ou no ambiente da piscina. É fundamental entender que não existe fórmula mágica. Assim, a invariável orientação para caminhada ou para hidroginástica, que temos observado na rotina do consultório, embora habitualmente eficaz, não é em todos os casos. Esta orientação unidirecionada funcionaria como se prescrevêssemos para todos pacientes a mesma medicação, como exemplo, um diurético, para obesos, diabéticos, hipertensos, etc... Sem sombra de dúvida alguns pacientes seriam beneficiados, outros não obteriam quaisquer benefícios, muitos poderiam ter uma melhora passageira decorrente de um efeito placebo, porém alguns certamente acabariam por apresentar problemas decorrentes da prescrição. Desta forma, a avaliação da singularidade do paciente, nos oferece a melhor condição de efetuar uma prescrição adequada.

A indicação do exercício físico deve ser adequada também ao momento do paciente, de maneira a respeitar limitações existentes em determinada situação. Assim, pacientes portadores de fibromialgia e síndromes miofasciais têm a indicação da prática de exercícios aeróbios, alongamentos e exercícios de reforço muscular. No entanto, estes exercícios, devem ser iniciados somente após a fase aguda de dor. Um erro muito comum que observamos é a prescrição dos exercícios na fase em que o processo álgico ainda está presente, fato que além de acarretar uma piora do quadro, torna o paciente refratário à re-introdução do exercício.

Devemos lembrar que o genoma humano evoluiu em um ambiente de alta atividade física, o que justifica não exatamente o estudo do exercício, mas, de maneira mais apropriada, o estudo da re-introdução da atividade física na rotina de uma população doente ou em risco, em função de uma vida sedentária.

McGinnis e colaboradores (2002) mostraram que 60% dos fatores predisponentes para o desenvolvimento de doença se associam a tipos de comportamento, fatores sociais e fatores ambientais. Entre os fatores comportamentais, podemos citar padrões alimentares, uso de álcool e tabaco e atividade física.

Assim, uma orientação correta sobre a importância de influências ambientais e de padrões de comportamento, pode ajudar no sentido de promover uma mudança dos fatores de risco que contribuem para o desenvolvimento ou agravamento de uma patologia revisto em vários trabalhos entre eles Matson-Koffman *et al.* (2005). No entanto, devemos levar em consideração que o paciente está, em muitas situações, incapacitado para apreender a orientação médica, tanto pela angústia decorrente do seu estado, como pela doença, como por causas socioculturais, conforme discutem Dzewaltowski (1994) e Schutzer (2004). Assim, o médico deve sempre estar atento para avaliar o grau de cooperação que poderá obter daquele paciente, procurando uma maneira adequada de transmitir a informação.

Um grupo ao qual também deve ser dedicada atenção é o do paciente de terceira idade, tanto o doente como o isento de doença. Embora tal população já seja alvo de diversas campanhas no sentido da prática da atividade física, na profilaxia ao desenvolvimento de quadros orgânicos e psicológicos que freqüentemente acometem esta faixa etária, ainda estamos longe de uma mudança em larga escala do panorama de inatividade que existe atualmente. É importante lembrar que a abordagem desta população é diferente daquela eficaz para outras faixas etárias, sendo neste grupo, principalmente em função do aumento do número de consultas médicas, fundamental a orientação do profissional de saúde na indicação da atividade física (Schutzer *et al.*, 2004)[7].

Devemos lembrar também que os avanços obtidos na área médica, tanto em termos de diagnóstico, de terapia como de reabilitação, permitem a um número crescente de pacientes portadores de patologias graves, manter estilo de vida muito próximo da normalidade. Este grupo vindo de uma experiência traumática de doença procura meios que permitam uma boa qualidade de vida (Courneya *et al.*, 2004). Aqui também a atividade física tem se mostrado uma poderosa ferramenta adjuvante nas diversas modalidades terapêuticas, no entanto pequenos detalhes inerentes a cada patologia, se negligenciados, muitas vezes impedem que os ganhos potenciais sejam obtidos de maneira satisfatória.

Dos fatores que podem predispor ou agravar um estado de saúde alterado, talvez aquele que ofereça maiores possibilidades de mudança, seja o status de atividade física. A partir do momento em que o médico deixa de encarar o exercício somente como atividade a ser feita em ambiente e situação especiais, pequenas alterações na rotina, conforme estudo de Smith e colaboradores (2000), podem contribuir para aumentar os níveis de atividade física do indivíduo (Blair, 1989)[3].

Embora a associação entre doença e inatividade física fosse focada, especialmente na coronariopatia, conceito reforçado com a revisão de Powell e colaboradores (1987), hoje sabemos que, em praticamente todas as áreas, pacientes podem ser beneficiados pela prática de uma atividade física, especialmente se houver uma orientação correta (Powels & Howley, 2000).

Vários autores têm destacado a emergência, em caráter epidêmico, das doenças crônicas, principalmente a partir da segunda metade do século 20. A estratégia, adotada pela medicina, de aplicação de tecnologia avançada para enfrentar problemas clínicos existentes, ou seja, cuidados secundários e terciários, tem alcançado sucesso no âmbito individual. No entanto, tem-se mostrado, no âmbito coletivo, largamente incapaz de bloquear o avanço da "epidemia", de modo que muitos autores propõem enfaticamente a adoção de medidas de prevenção primária, especialmente o combate à inatividade física (King, 1994).

É necessária a implantação de estratégias que sejam pró-ativas em adição àquelas hoje existentes, reativas, em contraponto a quem enxerga o progresso na luta contra doenças crônicas somente no contexto de medidas secundárias ou terciárias. Enfim, torna-se fundamental mudar a visão segundo a qual a prevenção primária não é prática médica verdadeira, na medida em que ela é instituída antes que a doença crônica se manifeste clinicamente (King, 1994). Muito ao contrário, é urgente compreender que a prescrição correta do exercício, capaz de considerar científica e clinicamente a condição física do praticante, é tarefa que exige apreciável lastro de conhecimento médico, que se articulará construtivamente com contribuições oriundas de outras formações profissionais. O quadro que temos atualmente é pouco animador, pois o paciente recebe a recomendação do médico para a prática de exercícios, mas na prática acaba não recebendo uma orientação realmente esclarecedora, pois o médico não tem formação para esta tarefa. O educador físico, por sua vez, não tem conhecimento das patologias, de modo que na maior parte dos casos os profissionais envolvidos atuam improvisando, usando o bom senso adquirido em sua prática profissional e o senso comum, mas que nem sempre são suficientes para a boa orientação de um paciente com um problema específico (Schutzer, 2004).

Um interessante artigo de Katzmarzyk e colaboradores mostra que mais de 70% dos canadenses são fisicamente inativos, o que acarreta riscos aumentados de desenvolvimento de doenças crônicas, que geram sobrecarga financeira apreciável no setor da saúde pública. Mais de dois bilhões de dólares, cerca de 2,5% dos custos diretos de saúde no Canadá, foram atribuídos diretamente à inatividade física no ano de 1999. Cerca de 21.000 vidas foram perdidas prematuramente no ano de 1995, em função da inatividade. Estes números superlativos nos dão uma imagem do que se perde em função da incapacidade da sociedade em desenvolver programas efetivos de estímulo à prática regular de exercícios.

Embora a atividade física possa atuar tanto como prevenção como terapia para muitos problemas de saúde, sabemos que é pequena a aderência da maior parte da população a programas duradouros de exercícios físicos. Discutindo as barreiras à promoção da atividade física por clínicos gerais e enfermeiras, McKenna e colaboradores nos mostram resultados muito interessantes de uma pesquisa feita entre estes profissionais, na Inglaterra. A partir de dados do "National Fitness Survey" foi estabelecido que somente cerca de 20% dos pacientes que passam por clínicos gerais praticam regularmente algum tipo de exercício. No entanto somente 31% dos médicos aconselham exercícios para seus pacientes de modo regular, enquanto 36% o fazem ocasionalmente[9]. Aqui devemos ressaltar também o trabalho de Schutzer (2004), que mostra que principalmente idosos tendem a ver exercícios somente com objetivos recreacionais, tendo dificuldade em internalizar esta prática como terapia médica complementar, de modo que é muito importante o trabalho do médico esclarecendo estas questões, embora em nossa experiência seja vantajoso manter o aspecto lúdico da atividade.

Vistos todos estes aspectos, a pergunta natural que surge diz respeito à quantidade de atividade física necessária e recomendável. Inicialmente é interessante esclarecer o médico a respeito dos conceitos envolvidos. Atividade física é qualquer forma de atividade muscular, resultando em gasto de energia proporcional ao trabalho muscular, relacionado ao condicionamento físico do indivíduo. O exercício representa um tipo de atividade física planejado com o objetivo de melhorar ou manter o condicionamento. O exercício pode ser de alta ou baixa intensidade, no entanto as pesquisas atuais e recomendações de sociedades médicas sugerem que a atividade física, mesmo de baixa intensidade, se praticada de maneira regular tem importante ação na prevenção de doenças metabólicas e cardíacas.

A questão da dose do exercício adequada para a obtenção do efeito desejado é crucial, sendo importante compreender que a resposta pode ser alcançada com uma intensidade de exercício inferior à necessária para que ocorra um aumento da capacidade aeróbia, assim, é importante definir o objetivo se buscamos uma melhora de um aspecto específico da saúde ou uma melhora do condicionamento físico do indivíduo, o que então deverá orientar a intensidade, freqüência, duração e tipo de atividade física a serem orientados.

Referências

1. Schroeder S. Social and Economic Issues in Medicine. In: Cecil Textbook of Medicine 22nd edition ed Goldman I & Ausiello DA. 2004, Saunders, Philadelphia, Pensylvania.

2. McGinnis MJ, Williams-Russo P, Knickman JR. The case for more active policy attention to health promotion. Health Aff (Millwood) 2002, 21:78-93.

3. Dzewaltowski DA. Physical activity determinants: a social cognitive approach. Med. Sci. Sports Exerc. 1994, 26(11):1395-99.

4. Smith BJ, Bauman AE, Bull FC, Booth ML, Harris MF. Promoting phsical in general practice: a controlled trial of written advice and information materials Br J. Sports Med 2000, 34:262-267.

5. Blair, S N, Kohl III H W, Paffenbager Jr. R S, Physical fitness and all cause mortality: a prospective stydy of healthy men and women. JAMA, 1989, 262:2395-2401.

6. King AC. Community and public health approaches to the promotion of physical activity. Med. Sci. Sports Exerc. 1994, 26(11):1405-12.

7. Powell, KE *et al.* Physical activity and the incidence of coronary heart disease. Annual Review of Public Health. 1987, 8:253-287.

8. Powers SK & Howley ET. Fisiologia do Exercício – Teoria e aplicação ao condicionamento físico e desempenho. 2000.

Cap 17 Exercícios para populações especiais 299-316pp. Ed. Manole – São Paulo.

9. Katzmarzyk PT, Ardern CI. Overweight and obesity mortality trends in Canada, 1985-2000. Can J Public Health. 2004 Jan-Feb;95(1):16-20.

10. Matson-Koffman DM, Brownstein JN, Neiner JA, Greaney ML. A site-specific literature review of policy and environmental interventions that promote physical activity and nutrition for cardiovascular health: what works? Am J Health Promot. 2005 Jan-Feb;19(3):167-93.

11. Miller YD, Dunstan DW. The effectiveness of physical activity interventions for the treatment of overweight and obesity and type 2 diabetes. J Sci Med Sport. 2004 Apr;7(1 Suppl):52-9.

12. Keim NL, Blanton CA, Kretsch MJ. America's obesity epidemic: measuring physical activity to promote an active lifestyle. J Am Diet Assoc. 2004, 104:1398-1409.

13. Taylor RS, Brown A, Ebrahim S, Jolliffe J, Noorani H, Rees K, Skidmore B, Stone JA, Thompson DR, Oldridge N. Exercise-based rehabilitation for patients with coronary heart disease: systematic review and meta-analysis of randomized controlled trials. Am J Med. 2004, 116 (10):682-92.

14. Schtzer K A & Sue Graves B. Barriers and motivations to exercise in older adults Prev. Med, 2004, 39:1056-61.

15. Courneya KS, Vallance KH, McNeely ML, Karvinen KH, Peddle CJ, Mackey JR. Exercise issues in older cancer survivors Crit. Rev. Oncol Hematol. 2004, 51:249-61.

16. McKenna J. Health Education Authority (HEA) and Sports Council. Allied Dunbar National Fitness Survey, a Report on Activity Patterns and Fitness Levels: Main Findings. London: Sports Council and HEA, 1992.

17. Dishman RK. The measurement conundrum in exercise adherence research. Med Sci. Sports Exerc. 1994, 26(11):1382-90.

18. Booth ML, Owen N, Bauman A, Clavisi O Leslie E. Social-Cognitive and perceived environment influences associated with physical activity in older Australians Prev. Med. 2000, 31:15-22.

19. Vaisberg MW. Descrição de um quadro músculo-esquelético "fibromialgia-símile" em atletas. Tese apresentada à Universidade Federal de São Paulo - Escola Paulista de Medicina para a obtenção do título de Doutor em Ciências. 2003.

20. Sherrington C, Lord SR, Finch CF. Physical activity interventions to prevent falls among older people: update of the evidence. J Sci Med Sport. 2004 (1 Suppl):43-51.

21. Costa Rosa LFBP & Vaisberg MW. Influências do exercício na resposta imune. Rev. Bras. Med. Esporte. 2002, 8(4):167-72.

6 Avaliação cardiopulmonar prévia ao exercício

Hélio Penna Guimarães
Renato Delascio Lopes

Introdução

O exercício físico, a despeito de seu reconhecido valor terapêutico e protetor ao risco cardiovascular associado a doença coronária[1,2,3], em seu estresse fisiológico também pode desencadear e elucidar anormalidades cardiovasculares ausentes ao repouso. A adequada avaliação cardiopulmonar prévia ao exercício permite determinar a capacidade funcional, diagnosticar doença coronária até então assintomática, programar adequadamente uma reabilitação e prescrever o exercício físico com mais segurança. Porém, a freqüência de testes de estresse físico de triagem falso-positivos colocou a necessidade de avaliação em pacientes assintomáticos como não recomendada pela *American Heart Association* (AHA) e *American College of Cardiology* (ACC), exceto como classe IIa (necessitando de evidências de melhor qualidade) em pacientes diabéticos ou com risco para doença cardiovascular[3]. Tais riscos foram bem estabelecidos após a publicação dos estudos multicêntricos AFIRMAR[2] (fatores de risco associados ao infarto agudo do miocárdio na população brasileira) descritos nos **Gráficos 6.1** e **6.2**, e IN-TERHEART[1] (fatores de risco associados ao infarto agudo do miocárdio na população na população mundial) listados na **Tabela 6.1**.

Gráficos 6.1 e 6.2:
Fatores de risco relacionados ao IAM na população brasileira de acordo com estudo AFIRMAR

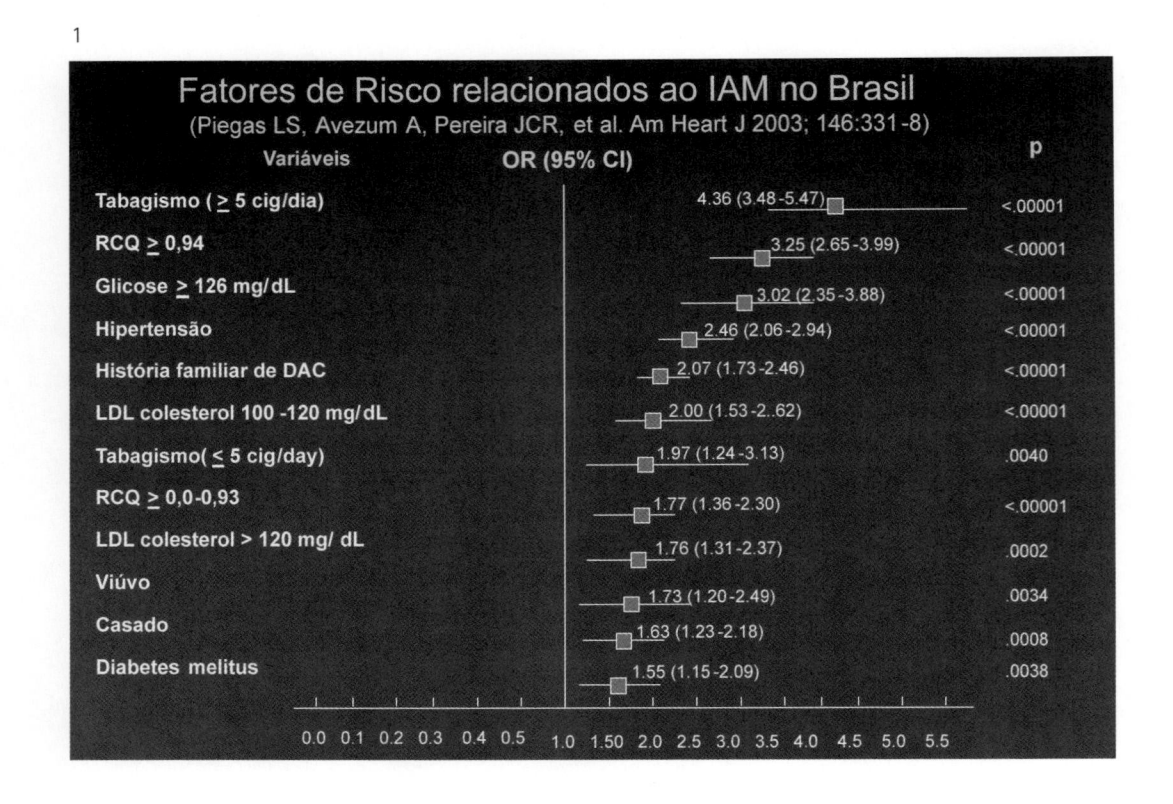

1

Fatores de Risco relacionados ao IAM no Brasil
(Piegas LS, Avezum A, Pereira JCR, et al. Am Heart J 2003; 146:331-8)

Variáveis	OR (95% CI)	p
Tabagismo (≥ 5 cig/dia)	4.36 (3.48-5.47)	<.00001
RCQ ≥ 0,94	3.25 (2.65-3.99)	<.00001
Glicose ≥ 126 mg/dL	3.02 (2.35-3.88)	<.00001
Hipertensão	2.46 (2.06-2.94)	<.00001
História familiar de DAC	2.07 (1.73-2.46)	<.00001
LDL colesterol 100 -120 mg/dL	2.00 (1.53-2..62)	<.00001
Tabagismo(≤ 5 cig/day)	1.97 (1.24-3.13)	.0040
RCQ ≥ 0,0-0,93	1.77 (1.36-2.30)	<.00001
LDL colesterol > 120 mg/ dL	1.76 (1.31-2.37)	.0002
Viúvo	1.73 (1.20-2.49)	.0034
Casado	1.63 (1.23-2.18)	.0008
Diabetes melitus	1.55 (1.15-2.09)	.0038

2

Fatores de Risco relacionados ao IAM no Brasil
(Piegas LS, Avezum A, Pereira JCR, et al. Am Heart J 2003; 146:331-8)

	OR (95% CI)	p
Raça Branca	1.51 (1.22-1.88)	.0002
Tabagismo	1.40 (1.13-1.74)	.0023
Consumo de Álcool(mais de 2x semana)	0.78 (0.64-0.95)	.0119
Consumo de Álcool(mais de 2x semana)	0.65 (0.49-0.85)	.0020
Renda Familiar e Escolaridade *		
Renda familiar R$600 -R$1.200 e segundo grau	0.70 (0.51-0.97)	.0310
Renda familiar R$600 -R$1.200 e terceiro grau	0.70 (0.54-0.91)	.0081
Renda familiar >R$1.200 e terceiro grau	0.77 (0.60-0.99)	.0402

* R$2.92 = US$1.00

TABELA 6.1 – FATORES DE RISCO RELACIONADOS AO IAM NA POPULAÇÃO MUNDIAL DE ACORDO COM ESTUDO INTERHEART

Risco de IAM associado com Fatores de Risco na população global

Fator de Risco	% Cont	% Casos	OR (IC 99%)
ApoB/ApoA-1 (5 v 1)	20.0	33.5	3.25 (2.81, 3.76)
Tabagismo	26.8	45.2	2.87 (2.58, 3.19)
Diabetes	7.5	18.4	2.37 (2.07, 2.71)
Hipertensão	21.9	39.0	1.91 (1.74, 2.10)
Obesidade Abd(3 v 1)	33.3	46.3	1.62 (1.45, 1.80)
Psico-social	-	-	2.67 (2.21, 3.22)
Veg & frutas diariam.	42.4	35.8	0.70 (0.62, 0.79)
Exercício	19.3	14.3	0.86 (0.76, 0.97)
Álcool	24.5	24.0	0.91 (0.82, 1.02)
Todos combinados	-	-	129.2 (90.2, 185.0)
Todos combinados	(extremos)		333.7 (230.2, 483.9)

Yusuf S, Hawken S, Ôunpuu S, Dans T, Avezum A. Lancet 2004 Sept 11

Estes estudos também contribuíram para a consolidação da prática da atividade física regular como fator protetor de doença arterial coronária, conferindo risco atribuível (impacto clínico) de 12,2% (INTERHEART) de redução de infarto agudo do miocárdio (IAM). Neste capítulo, abordaremos os diversos testes aplicados para avaliação cardiopulmonar prévia à prescrição de exercício, suas principais indicações e como prescrevê-lo adequadamente.

Classificação de risco para exercício físico[4]

Antes de se indicar uma avaliação cardiopulmonar prévia ao exercício, faz-se necessário, sem dúvida, conhecer a condição clínica basal já estadiando o risco à atividade a ser iniciada, bem como individualizando sua prescrição.

Assim, a *American Heart Asssociation* (AHA) padronizou uma orientação da condição de risco por classes que pode determinar, na prática clínica, a solicitação de avaliação cardiopulmonar prévia à prescrição do exercício e otimizar a prática da atividade física em condição segura, efetiva e eficaz.

A classificação está dividida em classes, a saber:

Classe A: Indivíduos aparentemente saudáveis.
Esta classificação inclui:

- Crianças, adolescentes, homens <45 anos, e mulheres <55 anos que não têm sintomas ou doença cardíaca conhecida ou fator de risco para doença cardiovascular;
- Homens ≥ 45 anos e mulheres ≥ 55 anos que não têm sintomas ou doença cardíaca conhecida ou com menos de 2 fatores de risco para doença cardiovascular;
- Homens ≤ 45 anos e mulheres ≤ 55 anos que não tem sintomas ou doença cardíaca conhecida ou com mais de 2 fatores de risco para doença cardiovascular.

Classe B: Presença de doença cardiovascular conhecida, estável e com baixo risco de complicações frente a exercícios vigorosos.

- Doença arterial coronária: infarto do miocárdio, revascularização miocárdica prévia, antecedente de angioplastia, angina, teste ergométrico positivo ou cineangiocoronariografia normal, em condições estáveis, conforme as características clínicas descritas abaixo;
- Doença valvular, excluindo estenose severa ou insuficiência valvular, conforme as características clínicas descritas abaixo;
- Doença cardíaca congênita; a estratificação segue as recomendações da 27ª conferência de Bethesda;
- Cardiomiopatia: fração de ejeção <30%; incluem pacientes estáveis com insuficiência cardíaca e ca-

racterísticas clínicas descritas abaixo, excetuando miocardiopatia hipertrófica e miocardite aguda.

Características Clínicas:
- Classe I ou II, pela NYHA;
- Capacidade para exercício < ou = 6 METs;
- Sem evidência de insuficiência cardíaca descompensada;
- Sem evidência de angina de repouso ou isquemia miocárdica no teste de esforço ou abaixo de 6 METs;
- Apropriada resposta da PA sistólica durante o exercício;
- Ausência de taquicardia ventricular sustentada ou não sustentada com exercício;
- Habilidade satisfatória para se automonitorar.

Classe C: Risco moderado a alto para complicações durante o exercício e/ou incapacidade para manter a auto-regulação da atividade ou compreensão do nível de atividade recomendada:
- Doença arterial coronária com características clínicas descritas abaixo:
  - Estenose ou insuficiência valvular características clínicas descritas abaixo, excluindo doença grave;
  - Doença cardíaca congênita; a estratificação segue as recomendações da 27ª conferência de Bethesda;
  - Cardiomiopatia: fração de ejeção < 30%; inclui pacientes estáveis com características descritas abaixo; excluem-se pacientes com cardiomiopatia hipertrófica ou miocardite aguda;
  - Arritmias ventriculares complexas não controladas.

Características Clínicas:
- Classe III ou IV, pela New York Heart Association (NYHA).

Resultados de testes de exercícios:
- Capacidade para exercício < 6 METs;
- Angina ou isquemia com depressão de ST para um trabalho < 6 METs;
- Queda da PA sistólica durante o exercício;
- Taquicardia ventricular não sustentada com exercício;
- Episódios prévios de parada cardio-respiratória primária (não relacionada ao infarto agudo do miocárdio e/ou procedimento cardíaco-angioplastia e revascularização miocárdica);
- Presença de situação clínica que o médico considera potencialmente fatal.

A atividade deve ser individualizada, com prescrição de exercício provendo a qualidade de vida. A supervisão médica durante toda a sessão de exercícios deve ser feita até que um programa seguro esteja estabelecido. O ECG e a monitoração da PA devem ser contínuos durante as sessões de exercício até que a segurança esteja estabelecida, usualmente em torno de 12 sessões.

Os pacientes Classe C que completam com sucesso as séries de exercício supervisionadas podem ser reclassificados com classe B, em função da segurança de exercício prescrito e estabelecido de forma apropriada e em pacientes que demonstraram a habilidade para automonitoração.

Classe D: Doença instável com restrição de atividade; inclui pacientes com:
- Isquemia instável;
- Estenose ou insuficiência valvular grave;
- Doença cardíaca congênita; pode ser proibitivo para prática de exercício de acordo com as recomendações da 27ª conferência de Bethesda;
- Insuficiência cardíaca descompensada;
- Arritmias não controladas;
- Outras condições médicas que podem ser agravadas com o exercício.

Nesta condição as atividades físicas não são recomendadas; a atenção deve ser direcionada para restaurar a condição de classe C ou melhor. As atividades diárias devem ser prescritas com base em avaliação individual do paciente.

Principais testes para avaliação cardiovascular

A seguir, discutiremos a indicação e conceitos básicos de avaliação dos principais testes de função cardiopulmonar.

Teste cardiopulmonar ou ergoespirometria[5,6,7,8,9]

O teste cardiopulmonar consiste na utilização do teste ergométrico e da avaliação espirométrica para determinação objetiva do consumo de oxigênio (VO_2), produção de gás carbônico (VCO_2) e de parâmetros ventilatórios como a freqüência respiratória, volume corrente, volume minuto; assim, este teste permite avaliar a integridade dos mecanismos de transporte de gases[4,5].

As indicações para o teste cardiopulmonar são consideradas para as situações de doença ou programação para atividade física regular, visando determinar a capacidade funcional, pela obtenção dos dois índices de limitação funcional, a saber: o consumo máximo de oxigênio (VO_2 máx) e o limiar anaeróbio ventilatório (LAV).

O teste cardiopulmonar é interpretado considerando-se as variáveis eletrocardiográficas, clínicas, hemodinâmicas e metabólicas. Como citado acima, os índices de limitação funcional mais expressivos são o consumo máximo de oxigênio (VO_2 máx) e do limiar anaeróbio ventilatório (LAV). O VO_2 máximo é definido como o maior volume de oxigênio por unidade de tempo que um indivíduo consegue captar, respirando ar atmosférico, durante trabalho físico máximo e distribuí-lo em nível tecidual.

O dióxido de carbono produzido pelo organismo (VCO_2) durante o exercício, é gerado a partir do CO_2 metabólico, produzido pelo metabolismo oxidativo, e CO_2 não metabólico, resultante do tamponamento do lactato, que ocorre em níveis mais elevados de exercício. O VCO_2 também se eleva em paralelo ao VO_2 em intensidades de exercício de 50 a 70% do VO_2 máx. Em intensidades acima desses níveis, a ventilação pulmonar aumenta desproporcionalmente ao VO_2, decorrente do aumento na intensidade, e o lactato passa a ser produzido numa taxa maior do que seu "clearence" no sangue; como o lactato necessita ser tamponado, esse processo gera uma fonte adicional de CO_2 que, por sua vez, estimula ainda mais a ventilação[5,6,7].

O limiar anaeróbio representa teoricamente o ponto em que a atividade metabólica tecidual passa a sobrepor a capacidade aeróbica ou o momento do exercício no qual a velocidade de produção de ácido lático, gerada por metabolismo anaeróbio predominante, excede a velocidade de remoção, com reflexos sobre a ventilação, produção de CO_2 e variáveis inter-relacionadas. Isto acontece quando o incremento do volume minuto é desproporcional para o VO_2 e trabalho muscular; o limar anaeróbio, quando caracterizado exclusivamente em função das trocas respiratórias recebe a denominação de limiar ventilatório e define-se como a intensidade de esforço acima da qual a produção de ácido láctico supera sua própria remoção, gerando hiperventilação[5,6,7].

Os indivíduos não treinados apresentam, em geral, limiar anaeróbio em torno de 50% a 70% do consumo máximo de oxigênio; por sua vez, atletas treinados utilizam uma maior fração do VO_2 máx podendo elevar o limiar anaeróbio até cerca de 85% do VO_2 máx[6]. Abaixo do limiar anaeróbio, a produção de CO_2 é proporcional ao consumo de oxigênio e acima dele a produção é excessiva ao consumo de oxigênio.

Conceitos básicos para interpretação do teste cardiopulmonar[5,8,9]

Para a interpretação adequada de um teste cardiorespiratório, é necessária avaliação criteriosa dos parâmetros ventilatórios e metabólicos envolvidos, fornecidos no período de tempo a cada movimento respiratório. Os principais parâmetros envolvidos são:

1) Ventilação Pulmonar (V_E - BTPS l/min);
2) Consumo de Oxigênio (VO_2 ml/kg/min);
3) Produção de Dióxido de Carbono (VCO_2 l/min);
4) Razão de Trocas Gasosas (R);
5) Equivalentes Ventilatórios para o Oxigênio ($V_E O_2$) e Dióxido de Carbono ($V_E CO_2$);
6) Pulso de Oxigênio (Pulso de O_2);
7) Relação Espaço Morto Ventilatório - Volume Corrente;
8) Reserva Ventilatória;
9) Relação Consumo de Oxigênio - Carga de Trabalho.

A **ventilação pulmonar (V_E)** é o volume de ar que se move a cada ciclo respiratório pulmonar, expresso em litros por minuto; é calculada pelo produto da freqüência respiratória e o volume de ar expirado a cada ciclo (volume corrente). O produto da V_E pelo oxigênio consumido (diferença entre o conteúdo de oxigênio inspirado e expirado) determina o consumo de oxigênio (VO_2).

Normalmente, a relação entre a ventilação alveolar e o fluxo sanguíneo capilar alveolar, denominada relação ventilação-perfusão, é de aproximadamente 0,80 em repouso podendo, com o exercício, aproximar-se de 5,0 em função do aumento desproporcional da ventilação em relação ao fluxo sanguíneo alveolar, nessa condição.

A **ventilação pulmonar** é igual à soma do volume de ar que participa das trocas gasosas denominado de ventilação alveolar (Va), e daquele que não participa, isto é, o espaço morto (Vd). A fração espaço morto da ventilação é comumente expressa relativa ao volume corrente (Vd/Vt) e determina a diferença entre a V_E e Va.

A **razão de trocas gasosas (R)** expressa a relação entre CO_2 produzido e o O_2 consumido. Aproximadamente 75% do O2 consumido é convertido em CO_2 portanto em repouso, o R varia entre 0,75 e 0,85. Uma vez que o R depende do tipo de combustível utilizado, lipídios ou glicídios, ele pode fornecer um índice do metabolismo de carboidratos e gorduras.

Os **equivalentes ventilatórios para o oxigênio ($V_E O_2$)** e **dióxido de carbono ($V_E CO_2$)** são calculados pela relação entre a ventilação (l/min) e o VO_2 e VCO_2, respectivamente. Um grande volume de ventilação (20 a 40 litros) é requerido para consumir um litro de oxigênio, portanto, em repouso, o $V_E O_2$ se encontra em torno de 30. Um declínio dos valores do $V_E O_2$ é observado a partir do repouso até níveis submáximos de exercício, seguido de uma rápida elevação em níveis mais intensos de exercício, quando a V_E aumenta em resposta à necessidade de tamponar o lactato.

O **pulso de oxigênio (Pulso de O_2)** é uma medida indireta do transporte de oxigênio cardiopulmonar. É calculado dividindo-se o consumo de oxigênio (ml/min) pela freqüência cardíaca. Os valores normais em repouso variam de 4 a 6, podendo atingir valores de 10 a 20 com o esforço máximo. O pulso de oxigênio pode ser definido como o produto do volume sistólico (VS) pela diferença arteriovenosa de oxigênio. Os ajustes circulatórios que ocorrem durante o exercício (aumento da diferença arteriovenosa de O_2, do débito cardíaco e redistribuição do fluxo sanguíneo para o território muscular em atividade) aumentarão o pulso de O_2.

A relação entre o **espaço morto ventilatório e volume corrente (Vd/Vt)**, medida pelas trocas gasosas, é uma estimativa da fração do volume corrente que representa o espaço morto fisiológico, portanto, reflete a eficiência ventilatória. Ao se avaliar a Vd/Vt, a tensão arterial do CO_2 é estimada a partir da pressão parcial expiratória final desse gás, muito embora, a pressão parcial expiratória final do CO_2 tenda a superestimar a tensão arterial do CO_2 durante o exercício, resultando em valores Vd/Vt erroneamente altos.

A **Reserva Ventilatória** representa a relação entre a ventilação máxima de exercício e a ventilação voluntária máxima em repouso (V_E max/VVM). A maioria dos indivíduos saudáveis atinge uma V_E max de 60% a 70% da VVM no pico do exercício. Uma das características da doença pulmonar crônica é que a ventilação máxima se aproxima ou se iguala a VVM.

Pacientes com doença cardiovascular não aumentam o consumo de oxigênio tão rapidamente quanto indivíduos sadios em relação a variação nas cargas de trabalho. Estudos adicionais ainda são necessários para avaliar se a relação consumo de oxigênio - carga de trabalho, potencialmente valiosa, é consistente para aplicação geral no laboratório de exercício, como também a aplicação prática para o atleta[8,9].

Indicações do teste cardiopulmonar[5,6,7]

Este teste pode ser indicado para a avaliação de atletas, de indivíduos sedentários que planejam iniciar um programa de atividade física, cardiopatas e pneumopatas em reabilitação, diabéticos e obesos em condições clínicas estáveis. Para programação de atividade física, este teste possibilita determinar a intensidade de exercício aeróbio a ser prescrita, associando as informações da ergometria ao transporte de gases.

Em atletas, o teste cardiopulmonar oferece a avaliação dos índices, obtenção de médias de referência, cálculo dos desvios percentuais e diagnóstico geral da aptidão física, permitindo inclusive, em esportes coletivos, contribuir para determinar funções táticas ou posições distintas para cada atleta, individualmente.

Nos programas para avaliação de indicação e seguimento de transplante cardíaco, em casos de insuficiência cardíaca congestiva e miocardiopatias; o teste cardiopulmonar pode auxiliar no diagnóstico diferencial da dispnéia, elucidando a origem cardíaca ou pulmonar, bem como na avaliação da efetividade de tratamento, clínico ou cirúrgico, sendo considerado como o "padrão ouro" e ainda para a determinação de prognóstico.

A mensuração do gasto calórico indireto, pela análise da razão de trocas gasosas, isto é, pela relação entre a produção de gás carbônico e o consumo de oxigênio pode se mostrar útil na avaliação de diabéticos em atividade física e de indivíduos em programa de dieta para perder peso; nestas condições, na prática, é um ótimo determinante do gasto energético, possibilitando adequar dietas balanceadas e equilibradas.

Teste ergométrico (TE)

De acordo com as diretrizes nacionais[10] para a utilização do teste ergométrico, suas indicações em indivíduos assintomáticos ou atletas são:
- Grau A: Avaliação de indivíduos com história familiar de DAC precoce ou morte súbita (nível 2);
  Grau B1: Avaliação de candidatos a programas de exercício (homem >40 anos e mulher >50 anos) (nível 3);
- Avaliação de indivíduos com ocupações especiais responsáveis pela vida de outros (nível 3);
- Avaliação de candidatos a programas de exercício com mais de uma resposta positiva no PAR-Q (nível 3);
- Grau B2: Avaliação inicial de atletas de competição (nível 2) Avaliação funcional seriada de atletas, para ajustes de prescrição do exercício (nível 2).

Deve-se ressaltar que os objetivos principais nesta população são: avaliação funcional; motivação para mudança de hábitos de vida; programação de exercícios físicos; complementação de avaliação clínica rotineira e identificação de indivíduos sob risco de morte súbita na atividade desportiva. Dada a baixa prevalência de DAC nesse grupo, verifica-se uma elevada incidência de resultados "falso-positivos". O valor preditivo para incidência de eventos futuros (angina, IAM e morte) é pequeno, devendo, em casos selecionados, haver investigação complementar. Portanto, não está recomendada a aplicação indiscriminada do TE, como elemento de apoio ao diagnóstico nesta população.

Prescrição do exercício físico

Ao falarmos de prescrição do exercício físico, devemos primeiramente definir os termos "atividade física" e "exercício".

Atividade física é definida como movimentos corporais produzidos pela contratura da musculatura esquelética que aumentam o gasto de energia acima do basal.

Já o exercício é definido como atividade física que é planejada, estruturada, regular e que visa aprimoramento ou manutenção da forma física.

A prescrição do exercício físico inclui a modalidade, freqüência, duração e intensidade[4,11,12].

A modalidade do exercício deve ser preferencialmente aquela que utilize o maior número de grupos musculares e seja aeróbica, como, por exemplo, correr, caminhar, andar de bicicleta e nadar. Atividades de baixo impacto são preferíveis pelo menor risco de lesões. A modalidade a ser escolhida deve ser agradável, prazerosa e de fácil execução para se atingir máxima regularidade e adesão.

A freqüência recomendada é de 4 a 6 vezes por semana, de 30 a 60 minutos por dia, para se atingir aprimoramento da capacidade funcional.

Em relação a duração, a sessão de exercício deve conter 3 fases:

Primeira fase – Aquecimento/Alongamento: Deve durar de 5 a 10 minutos e inclui alongamentos e atividades aeróbicas leves que já aumentam gradualmente a freqüência cardíaca (FC). Apesar de estudos não demonstrarem que alongamentos antes do exercício previnem lesões musculares, o aumento gradual do fluxo sanguíneo diminui os riscos de complicações cardiovasculares relacionadas ao exercício físico.

Segunda fase – Condicionamento: Deve durar no mínimo 20 minutos, mas preferencialmente de 30 a 45 minutos de atividade física aeróbica contínua ou intermitente.

Terceira fase – Relaxamento/Alongamento: Deve durar de 5 a 10 minutos e inclui exercícios de baixa intensidade e alongamentos para que o paciente possa se recuperar de maneira gradual da fase de condicionamento. A omissão desta fase pode gerar diminuição do retorno venoso, reduzindo o fluxo coronariano enquanto a FC e o consumo de oxigênio pelo miocárdio continuam altos. Com isso, pode ocorrer hipotensão arterial sistêmica, angina e arritmias ventriculares.

A intensidade do exercício pode ser prescrita utilizando-se vários parâmetros, como por exemplo: capacidade funcional (VO_2 máx), limiar anaeróbico, freqüência cardíaca máxima, reserva de freqüência cardíaca máxima ou percepção do esforço (escala de Borg).

O exercício de intensidade moderada é o que confere maior proteção cardiovascular quando comparado com outras intensidades (vide Gráfico 6.3)[12]. No entanto, pacientes que já se encontram neste nível de condicionamento, podem apresentar benefícios se obtiverem incrementos na duração, freqüência e/ou intensidade do exercício.

As atividades físicas podem também ser classificadas baseadas no gasto calórico (em MET - equivalente metabólico) em muito leves (menor que 3 MET), leves (3 a 5 MET), moderada (5 a 7 MET), pesadas (7 a 9 MET) e muito pesadas (maior que 9 MET).

A prescrição do exercício baseada no gasto calórico (MET) tem restrições. Isso porque em exercícios moderados a intensos a FC é proporcional ao VO_2. No entanto, a FC varia também com outros fatores (ansiedade, motivação, temperatura do ambiente, febre, infecções, uso de medicamentos) e pode, portanto, gerar sobrecarga circulatória desproporcional ao exercício físico, com elevações demasiadas da FC e VO_2 do miocárdio.

A escolha do método a ser utilizado bem como a intensidade do exercício a ser prescrito irá depender da situação clínica do paciente, fatores de riscos associados, comorbidades, objetivos, disponibilidade de equipamentos e condições socioeconômicas do doente. É importante lembrarmos que a prescrição do exercício deve sempre ser individualizado.

Uma variável importante para a prescrição do exercício físico é a FC, sendo seu comportamento durante o exercício recentemente associado ao aumento de morte súbita[14].

Um método prático para planejarmos a intensidade do exercício é utilizando a reserva de freqüência cardíaca máxima, que pode ser calculada pela fórmula de Karnoven[15], descrita abaixo:

FC treinamento = FC repouso + K x (FC máx – FC repouso)

Onde:

FC máx = 220 – idade
K = percentual de capacidade (utilizamos como meta 0,60 a 0,80 – intensidade moderada)

Com isso, é possível calcular a faixa de FC que o paciente deve manter durante o exercício, minimizando os riscos e maximizando os benefícios que o exercício proporciona.

Deve-se lembrar também que existem contra-indicações absolutas e relativas para a prescrição de exercício físico (vide abaixo) e que devem ser respeitadas para não exporrmos o paciente a riscos de vida.

Contra-indicações absolutas:
- Infarto agudo do miocárdio recente;
- Angina instável;
- Angina estável grau IV da *Cardiovascular Canadian Society* (CCS);
- Insuficiência cardíaca descompensada;
- Miocardite e/ou pericardite ativas;

Gráficos 6.3:
Doença arterial coronária

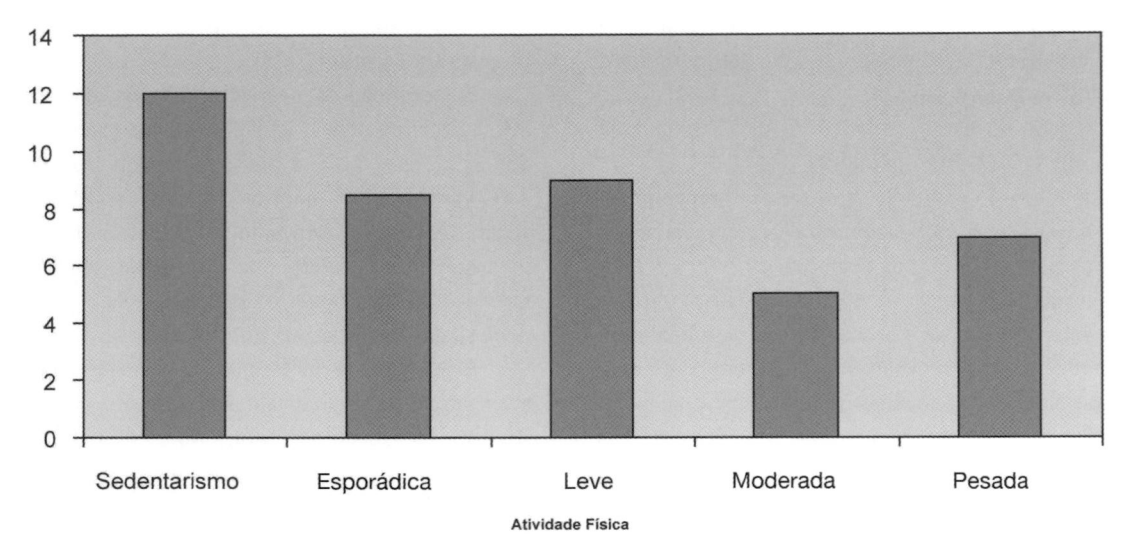

[Gráfico de barras mostrando Atividade Física no eixo x com categorias: Sedentarismo (≈12), Esporádica (≈8,5), Leve (≈9), Moderada (≈5), Pesada (≈7)]

Wannamethee, SG, Shaper, AG, Albert, KG, Arch Intern Méd 2000; 160:2108

- Endocardite aguda;
- Aneurisma de aorta;
- Dissecção aguda de aorta;
- Embolia pulmonar aguda ou infarto de pulmão;
- Estenose aórtica severa com sintomas;
- Hipertensão pulmonar ou arterial graves e não tratadas;
- Arritmias ventriculares em repouso ou de difícil controle;
- Situações clínicas não cardíacas que podem afetar o desempenho no exercício físico ou que podem ser agravadas pelo exercício físico (infecções agudas, tireotoxicose, descolamento de retina).

Contra-indicações relativas:
- Extra sístole ventricular classes II, III e IV (Lown);
- Arritmia supraventricular de alta freqüência não controlada;
- Bradiarritmias;
- Bloqueio atrioventricular de segundo grau (Mobitz II) ou de terceiro grau;
- Aneurisma ventricular;
- Estenose aórtica moderada;
- Miocardiopatia hipertrófica;
- Cardiomegalia acentuada;
- Anemias;
- Distúrbios hidroeletrolíticos e metabólicos não compensados;
- Afecções locomotoras incapacitantes;
- Distúrbios psiquiátricos em tratamento e descompensados.

Conclusão

Como pudemos observar, o exercício físico proporciona muitos benefícios (efeito antitrombótico, melhora da função endotelial, redução de tecido adiposo, melhora dos perfis de LDL e HDL colesterol, diminuição da agregação plaquetária, aumento do diâmetro das artérias coronárias, do volume sistólico, da volemia e da eritremia, melhora da pressão arterial, aumento do VO_2 máx, melhora da resistência periférica a insulina, aumento da rede capilar e do número e atividade das mitocôndrias, sensação de bem-estar e autoconfiança, diminuição do risco de morte súbita e de doenças cardiovasculares), desde que adequadamente prescrito.

Deve-se lembrar que a prescrição aleatória e indiscriminada apresenta riscos, como por exemplo: arritmias, infarto agudo do miocárdio, morte súbita, rabdomiólise, hiperreatividade brônquica, hiper ou hipotermia, desidratação.

Logo, é fundamental que façamos uma avaliação clínica completa, com anamnese e exame físico detalhados, utilizando a propedêutica armada consciente e criteriosamente para que com a visão holística de cada paciente, individualizado, possamos lhe proporcionar o máximo de saúde com mínimos riscos.

Referências

1. Yusuf S, Hawken S, Ounpuu S, Avezum A *et al*. INTERHEART investigators study. Effect of potentially modifiable risk factors associated with myocardial infarction in 52 countries (the INTERHEART study): case-control study. Lancet. 2004 Sep 11;364(9438):937-52.

2. Piegas LS, Avezum A, Pereira JC *et al*. AFIRMAR Study Investigators. Risk factors for myocardial infarction in Brazil. Am Heart J. 2003 Aug;146(2):331-8.

3. Gibbons RJ, Balady GJ, Bricker JT *et al*. ACC/AHA 2002 guideline update for exercise testing: summary article: a report of the American College of Cardiology/American Heart Association Task Force on practice Guidelines. Circulation 2002.106:1883.

4. Fletcher GF, Balady GJ, Amsterdam EA *et al*. Exercise standards for testing and training: a statement for healthcare professionals from the American Heart Association.Circulation 2001;104:1694.

5. Tebexreni AS. Teste cardiopulmonar ou ergoespirometria. Disponível em: http://www.fleury.com.br/htmls/mednews/0200/mdcontfcb0204.htm#teste. Consultado em 15 de Maio de 2005.

6. Barros Neto TL, Tebexreni AS, Tumbeiro VL. Aplicações Práticas da Ergoespirometria no Atleta. Disponível em: http://www.fac.org.ar/scvc/llave/exercise/barros2/barrosp.htm. Consultado em 15 de Maio de 2005.

7. Wasserman K, Hausen JE, Sue DY *et al*. Principles of exercise testing and interpretation. 2nd ed. Pennsylvania, Lea & Febiger, 1994. 479p.

8. Myers JN. Essentials of Cardiopulmonary Exercise Testing. Human Kinetics, 1996. 177p.

9. Reybrouck T, Ghesquierre J, Cattaert A *et al*. Ventilatory thresholds during short and long term exercises. J Appl Physiol., 55:1964-1700, 1983.

10. II Diretrizes da Sociedade Brasileira de Cardiologia Sobre Teste Ergométrico. Arq Bras Cardiol 2002;78(II):3-17.

11. Kenney, WL, Humphrey, RH, Bryant, CX *et al*. American College of Sports Medicine Guidelines for Exercise Testing and Prescription, 5th ed, Williams Wilkins, Baltimore 1995.

12. Wannamethee, SG, Shaper, AG, Albert, KG. Arch Intern Méd 2000; 160:2108

13. Antman, EM, Anbe, DT, Armstrong, PW *et al*. ACC/AHA guidelines for the management of patients with ST-elevation myocardial infarction—executive summary: a report of the American College of Cardiology/American Heart Association Task Force on Practice Guidelines (Writing Committee to Revise the 1999 Guidelines for the Management of Patients With Acute Myocardial Infarction). Circulation 2004; 110:558.

14. Jouven X, Empana JP, Schwartz PJ, Desnos M, Courbon D, Ducimetiere P. Heart-rate profile during exercise as a predictor of sudden death. New England Journal Medicine. 2005 May 12;352(19):1951-8.

15. Estefanini E, Kasinskin N, Carvalho AC. Guias de Medicina Ambulatorial e Hospitalar UNIFESP/EPM – Cardiologia. Editora Manole. Parte 2 – Capítulo 13.

7 Avaliação ortopédica no esporte

Rogério Teixeira da Silva
Emerson Garms

Introdução

A ocorrência de lesões do sistema musculoesquelético é comum nos esportistas, sendo freqüente o afastamento temporário ou até mesmo o caso de atletas que param de praticar o seu esporte preferido pela recorrência de lesões e dor nestas estruturas.

Sempre que um indivíduo pretende praticar um esporte, alguns cuidados devem ser tomados para evitar o risco de ocorrer uma lesão, de modo que os princípios de avaliação médica devem ser seguidos, para que se possa prevenir ou tratar esta afecção de forma adequada.

História clínica

Passaremos a nos referir ao indivíduo que pratica exercícios por atleta. No interrogatório inicial, devemos levantar dados com relação à idade e ao esporte praticado, pois diferentes modalidades esportivas proporcionam diferentes lesões, e devem ser tratadas de forma específica.

Com relação ao esporte, inicialmente devemos saber se o atleta pratica algum esporte de contato, pois nestes casos as contusões, fraturas e torções são mais freqüentes. Nos esportes individuais, onde o gesto esportivo é repetido várias vezes durante os treinamentos, as lesões de sobrecarga são as mais freqüentes, como as tendinopatias e as fraturas por estresse (lesões ósseas onde a dor é em decorrência de uma falha na biologia normal do osso).

Apesar da avaliação ortopédica não especificar problemas clínicos, devemos sempre lembrar de perguntar ao atleta a sua condição nutricional, pois algumas lesões - como as cãibras - são mais comuns em atletas com uma dieta inadequada. Também questionamos problemas clínicos de ordem geral, como antecedentes de doenças cardíacas, renais, infecções, entre outras.

A prática do esporte pode ocasionar quadros dolorosos, de modo que devemos obter algumas informações essenciais sobre o quadro:
a) quando ela iniciou;
b) se foi o primeiro episódio ou se já ocorreu em outras ocasiões no mesmo lugar;
c) fatores de melhora e piora;
d) gesto esportivo que causou a dor;
e) se o atleta continuou a praticar o esporte ou teve que parar em decorrência da dor;
f) se foi acompanhada de outros sintomas, como derrame articular (inchaço na articulação), equimoses ou edemas.

Todos estes dados são importantes para guiar a investigação clínica, pois eles darão os parâmetros para avaliar e examinar este atleta.

Outro parâmetro importante é o mecanismo de trauma. Por isso, atenção especial deve ser dada à orientação do esportista, na prevenção das lesões mais freqüentes na modalidade esportiva adotada.

Os mecanismos de traumas mais freqüentes são as contusões, torções e movimentos de aceleração e desaceleração do movimento esportivo. Em cada uma delas, movimentos musculares e articulares colaboram para a gênese de potência e força. As lesões musculares, na maior parte das vezes são causadas por movimentos de desaceleração ou aceleração, e acometem com maior freqüência a musculatura que no momento da ação está em contração excêntrica (que é aquela que modula a intensidade do movimento esportivo).

Outros dados importantes que podem dar uma boa idéia do diagnóstico são:
- **Bloqueios articulares:** o paciente refere que seu joelho "trava", o que pode sugerir um corpo livre intra-articular ou uma lesão de menisco do joelho;
- **Falseios:** o paciente refere que a articulação "falha" podendo sugerir lesões ligamentares (sintomas geralmente relacionados ao joelho e tornozelo);
- **Inchaço:** que pode ser edema de partes moles por trauma direto ou um derrame articular, que pode representar uma sinovite transitória ou hemartrose (sangramento intra-articular), que faz suspeitar de uma lesão importante da articulação, como as fraturas osteocondrais;
- **Crepitação ou estalidos:** significam o atrito entre estruturas intra ou extra-articulares, como por exemplo, as superfícies ósseas da patela e da tróclea do joelho em um paciente com desgaste da cartilagem da patela. Isto pode ser referido também nas lesões da fibrocartilagem triangular do punho ou nas lesões do lábio glenoidal, no ombro.

Exame físico

Na seqüência clássica de exame físico devemos relacionar:
- **Inspeção:** inicia-se pela marcha do paciente, seguida pela avaliação de alguma deformidade no plano frontal do joelho (varo e valgo); no plano sagital (antecurvo e recurvo) e deformidades rotacionais. Também avaliamos nesta ocasião o apoio do pé e se este é normal, cavo ou varo. Observamos também se existem edemas e/ou derrames articulares, e se alguma cicatriz está presente;
- O **trofismo** muscular deve ser avaliado comparando-se ao membro inferior contralateral;
- **Palpação:** na palpação procuramos identificar os pontos de dor, tumorações e saliências ósseas. Esta análise é importante nos casos de tendinopatias,

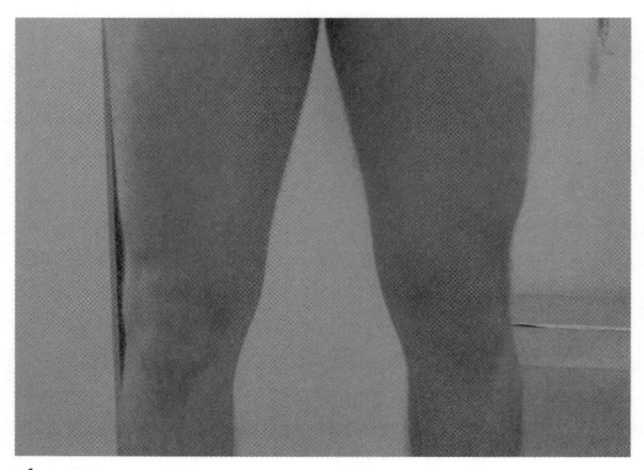

Fig. 7.1

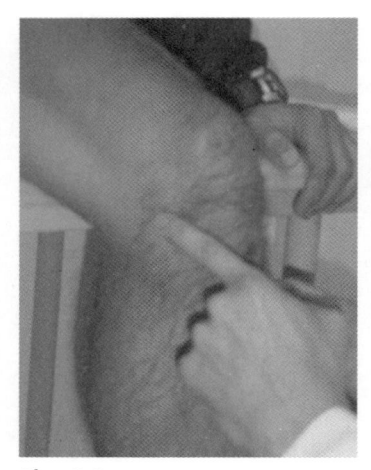

Fig. 7.2

que podem ser facilmente diagnosticadas através da palpação do tendão acometido;

- **Mobilidade articular:** avaliamos os graus de mobilidade passivos e ativos, e para isto devemos lembrar dos graus de amplitude normais. A mobilidade articular pode estar diminuída por derrames articulares, espasmos musculares, fragmentos cartilaginosos interpostos, ou bloqueios ósseos. Cada articulação tem a sua particularidade, que deve sempre ser lembrada nesta parte da avaliação física.

Testes especiais:

Cada articulação apresenta a sua gama de testes, e aqui daremos o exemplo da articulação do joelho, que é uma das mais lesadas na prática esportiva.

Testes ligamentares:

- **Lachman:** utilizado para o diagnóstico de lesão do ligamento cruzado anterior e consiste na avaliação da translação anterior da tíbia com relação ao fêmur. Nos casos onde o ligamento cruzado anterior está completamente lesado, a tíbia se movimenta muito em relação ao exame normal, e o joelho perde o seu ponto final de parada do teste. Este teste é um dos mais específicos para este tipo de lesão;
- **Gaveta anterior:** o teste é realizado com o joelho em 90 graus de flexão, com flexão de 45 graus do quadril. Nesta posição, o examinador palpa a região proximal da tíbia e exerce uma força de anteriorização da perna. Na presença de lesão, o médico pode observar a diferença comparando ao lado contra-lateral. É um teste muito usado também para diagnosticar as lesões do ligamento cruzado anterior (LCA);
- **Pivot Shift:** consiste numa série de testes onde a idéia é a de se criar um ressalto no joelho, partindo de uma posição de extensão da perna, e depois se realizando o valgo, rotação externa e flexão. Nas lesões completas do LCA, ocorre um ressalto quando o joelho está entre 15 a 25 graus de flexão, por tração do trato iliotibial. Nos casos onde existem lesões graves do trato iliotibial ou do ligamento cruzado posterior (ligamento que é o fulcro do movimento de ressalto e rotação do joelho) este teste pode ser negativo;
- **Gaveta posterior:** é o análogo da gaveta anterior, só que é realizado com a posteriorização da tíbia, para avaliação do ligamento cruzado posterior. Este ligamento é muito menos lesado do que o ligamento cruzado anterior (cerca de 10 vezes menos);
- **Sinal de Goodfrey:** quando ocorre instabilidade posterior, ao se fazer a observação através do horizonte dos joelhos flexionados, a tíbia visivelmente cederá posteriormente pelo efeito da gravidade;
- **Provas de Estresse em varo e valgo:** são usadas para testar a integridade dos ligamentos colaterais medial (estresse em valgo) e lateral (estresse em varo). São realizados posicionando o joelho em flexão ou extensão, e são classificados em 3 graus de acordo com a abertura dos compartimentos (**Figuras 7.3 e 7.4**).

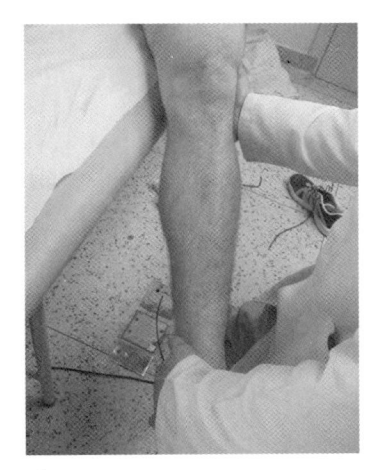

Fig. 7.3

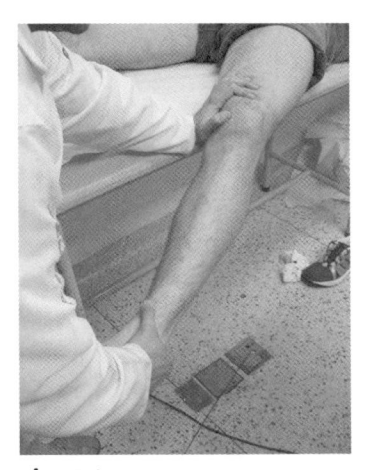

Fig. 7.4

Testes para avaliação de lesões de menisco:

McMurra: usado para o diagnóstico de lesão do corno posterior do menisco. O paciente em posição supina, quadril fletido em 40° e joelho flexionado totalmente. Palpa-se a linha articular e ao mesmo tempo o pé é seguro com a outra mão. Realiza-se então rotação interna e externa da tíbia, variando-se os graus de flexão e extensão. O teste é positivo quando palpa-se um estalido, ou o paciente refere dor. A manobra é repetida com a rotação medial do pé para o menisco lateral.

Steinmann: a dor é provocada por rotação forçada da tíbia. Se a rotação medial ou lateral forçada causar dor nas interlinhas medial ou lateral, respectivamente o sinal torna-se sugestivo de lesão meniscal.

Apley: com o paciente em posição prona, o quadril em extensão e o joelho fletido mais que 90 graus, o examinador coloca pressão nos pés para gerar uma força de compressão entre a tíbia e o fêmur, e a tíbia é rodada medial e lateralmente. A presença de dor é positiva para lesão meniscal.

Existem ainda outros testes para a articulação do joelho, como os testes para avaliação da articulação femuropatelar, que não vamos descrever em detalhes aqui. Da mesma maneira lesões em diferentes articulações também podem ocorrer tendo toda propedêutica apropriada para a avaliação nas diferentes articulações ou estruturas peri-articulares.

Procuramos orientar o leitor de maneira genérica sobre lesões osteoarticulares, não entrando em detalhes, pois seria necessária uma abrangência que foge ao escopo desta obra, havendo, no entanto, vasta literatura específica. Esperamos que este capítulo tenha sido útil para auxiliar na avaliação de indivíduos que praticam algum esporte ou exercício, visando tanto a prevenção (como o diagnóstico) da lesão musculoesquelética.

A mensagem final deve ser otimista, e sempre lembrar da importância de um diagnóstico preciso e precoce. Cada vez mais os atletas e indivíduos que praticam algum exercício como manutenção da boa saúde ou na reabilitação de alguma patologia se afastam do esporte, até mesmo de forma definitiva, em decorrência de lesões, e o médico deve ser atuar de maneira que a boa avaliação clínica destes indivíduos possa ajudar na prevenção das lesões ou minimizar sequelas.

Literatura recomendada

1. Lesões nos Esportes. Cohen M e Abdalla RJ, Revinter, 2003.
2. Sports Injuries. Fu FH, Stone DA. Lipscomb, 1998.

8 Avaliação geriátrica e prescrição do exercício físico para idosos

Maysa Seabra Cendoroglo
José Osvaldo Teixeira Júnior

O aumento da expectativa de vida da população é um fenômeno mundial. O IBGE estima que em 2030 a população idosa brasileira será a sexta do mundo. No Brasil, desde 1930, vêm ocorrendo redução da incidência de doenças infecto-contagiosas (sobretudo na região Sul e Sudeste) e aumento da incidência de doenças crônico-degenerativas. Entre as causas de incapacidade e mortalidade, as doenças cardiovasculares são a primeira causa, seguida das neoplasias e das doenças infecciosas, enquanto as quedas são mais incidentes e preditoras de morte, quanto mais avançada for a idade.

A maioria dos idosos apresenta algum grau de limitação para realizar as atividades de vida diária, 40% deles referem dificuldade em pelo menos uma das atividades e somente 30% praticam exercício físico regularmente. Mesmo os idosos aptos para a vida diária, mas com força muscular reduzida, se tornam inaptos e apresentam risco aumentado de quedas. Segundo Fried, 2001, podemos identificar o idoso frágil quando este apresenta 3 ou mais dos seguintes critérios: perda de peso não-intencional (≥ 5%/ano), baixo nível de atividade física, velocidade de caminhada baixa, exaustão e fraqueza. Quanto mais frágil o idoso, maior será o seu comprometimento funcional e maior será o seu grau de dependência e risco de mortalidade.

O envelhecimento é um processo inexorável e será melhor desenvolvido se for planejado adequadamente. As alterações decorrentes desse processo, somadas às doenças crônicas e às medicações, podem ser agravadas pelo desuso do sistema osteomioarticular.

As alterações oculares e auditivas são muito freqüentes e podem dificultar o aprendizado e a execução de tarefas. Há diminuição da acuidade visual, opacificação do cristalino, aumento da sensibilidade à luminosidade, diminuição da acomodação, diminuição da capacidade de adaptação noturna, perda de nitidez das cores, diminuição da noção de profundidade, algumas vezes redução do campo visual e ressecamento dos olhos. No ouvido interno ocorrem alterações vasculares responsáveis pelos estados vertiginosos e perda de equilíbrio, calcificação dos ossículos (martelo/bigorna/estribo), diminuição da acuidade auditiva, particularmente para sons agudos, a qual pode evoluir para a perda da discriminação dos sons mais baixos.

Pode também ocorrer diminuição da concentração e atenção, dificultando o aprendizado. Para os idosos, a repetição da orientação passa a ser uma medida compensatória que melhora seu desempenho. A perda de memória pode ser um sintoma inicial de doenças degenerativas como demência ou doenças de ordem afetiva como depressão.

No envelhecimento, ocorre aumento e redistribuição da gordura corporal (predominantemente central) e diminuição da água corporal. Há uma tendência a ganho de peso conseqüente ao aumento de tecido adiposo e perda de massa (tecidos muscular e ósseo). A diminuição do clearance de T4/T3, da testosterona, parada da produção de estrogênios e aumento do FSH e TSH, contribuem para a diminuição da massa magra, da força e da queda funcional. Há um declínio da flexibilidade e da resistência, alteração da homeostase da glicose, aumento da resistência à insulina, aumento dos mecanismos pró-oxidantes, pró-inflamatórios e pró-trombóticos. O declínio cardiovascular e a diminuição da capacidade de resposta beta-adrenérgica e da sensibilidade a barorreceptores, aumenta o risco de hipotensão postural e síncope. Assim como, o envelhecimento do sistema de condução torna-o mais susceptível à arritmias cardíacas.

A mudança na dinâmica do aparelho locomotor, da capacidade de coordenação, do equilíbrio, a diminuição dos reflexos posturais e a diminuição da velocidade de transmissão do impulso nervoso, também, são fatores que aumentam o risco de quedas e dificultam atividades diárias como agachar e levantar, subir e descer escadas, abrir janelas, banhar-se e vestir-se.

O sistema respiratório apresenta diminuição da complacência pulmonar, aumento do volume residual, diminuição da capacidade vital, alteração V/Q e diminuição da PO_2, aumentando o risco de dispnéia, hipóxia e infecções pulmonares.

As alterações no sistema imunológico aumentam a susceptibilidade e a incidência de doenças infecciosas, auto-imunes e tumores.

A diminuição da capacidade de percepção ao calor, diminuição da resposta vasodilatadora e ausência de sudorese por diminuição da atividade das glândulas sudoríparas, aumentam o risco do idoso apresentar complicações relacionadas ao exercício físico.

Há consenso de que a prevenção de problemas médicos freqüentes nessa faixa etária é a melhor maneira de promover a saúde do idoso e melhorar a sua qualidade de vida; o exercício físico é um instrumento importante nesse processo.

O exercício físico regular aumenta a capacidade aeróbica máxima, principalmente nos sedentários, aumenta a força muscular e a flexibilidade, melhora a capacidade funcional, a qualidade de vida e prolonga a independência. Para pessoas com pouca força muscular, atividades diárias podem demandar grandes esforços.

Um ganho de 15% na capacidade aeróbica máxima e melhora da força e flexibilidade muscular, permitirá que o idoso desempenhe atividades tais como: fazer compras, vestir-se, banha-se e arrumar a cama.

Benefícios do exercício físico em idosos

O exercício físico apresenta muitos benefícios tendo impacto na redução das causas de morbidade e mortalidade, mais freqüentes em idosos. O exercício regular promove controle de peso; declínio da pressão arterial, maior sensibilidade à insulina e melhora do metabolismo dos carboidratos, lipídios e proteínas, compensando muitas das repercussões do envelhecimento.

No sistema cardiovascular há melhora dos parâmetros fisiológicos (VO_2 máx, débito cardíaco), diminuição dos sintomas em doenças vasculares periféricas oclusivas e diminuição do risco de doenças cardiovasculares. São recomendados exercícios aeróbicos em casos de hipertensão. O coração após treino com peso está melhor adaptado para situações de esforços isométricos de alta intensidade, quando comparado com o treino aeróbico.

Há redução da incidência do diabetes melito tipo 2. Ocorre perda de gordura, melhora no controle da glicemia e da sensibilidade à insulina. Nesse caso, exercícios aeróbicos são a melhor opção.

Na osteoporose, ocorre perda de massa óssea em mulheres na pós-menopausa e conseqüentemente risco de fraturas no quadril e vértebras. Obtemos bons resultados com a realização de exercícios anaeróbicos, do tipo musculação, proporcionando aumento de resistência.

Os exercícios também melhoram a função musculotendínea, diminuem a dor, aumentam a força, a flexibilidade, a resistência, a coordenação, o equilíbrio, o tempo de reação e diminuem o risco de quedas.

Na osteoartrite há aumento da massa e resistência muscular e diminuição das dores. Recomenda-se alongamento e exercícios aeróbicos.

Na saúde neuropsicológica observa-se melhora da qualidade do sono, da função cognitiva, melhora da memória de curto prazo, aumento da secreção de beta-endorfina, melhora do humor, da ansiedade e diminuição dos índices de depressão. Exercícios aeróbicos são mais efetivos.

Também tem sido observada diminuição potencial do risco de câncer de cólon, mama, próstata e reto, melhora da qualidade de vida e da fadiga. Assim como melhora da da imunidade, reduzindo o risco de infecção.

Avaliação geriátrica para prescrição de exercício físico

Anamnese

Os tópicos abaixo discriminados devem ser avaliados em relação à capacidade do idoso para praticar atividades físicas:
- Programas de exercícios prévios;
- Programas de exercícios em andamento: freqüência, duração e intensidade;
- Complicações relacionadas ao exercício físico;
- Doenças agudas ou crônicas, principalmente cardiovasculares, pulmonares e musculoesqueléticas;
- Medicações em uso.

Medicações que requerem atenção especial na prescrição de exercícios físicos.

Antihistamínicos: causam sonolência, diminuição da transpiração e conseqüente aumento da temperatura central.

Anticolinérgicos: diminuem a transpiração, aumentando a temperatura central.

Antipsicóticos: causam sonolência, diminuição da transpiração e aumento da temperatura central.

Recomenda-se aumento da ingestão de líquidos, evitar a realização de atividades em ambientes quentes e úmidos e diminuir 25% da duração e intensidade do exercício.

Beta-bloqueadores: diminuem a freqüência cardíaca máxima e promovem broncoconstrição. A intensidade ideal do exercício nesse caso é aquela na qual o paciente consegue conversar sem ficar ofegante.

Diuréticos: causam aumento do risco de desidratação e do desequilíbrio eletrolítico. As precauções são as mesmas dos antihistamínicos.

Insulina: os exercícios melhoram a tolerância à glicose, podendo alterar as necessidades de insulina. Recomenda-se ficar atento aos índices de glicose antes do exercício e da necessidade de glicose.

Agentes hipoglicêmicos orais: de modo semelhante à insulina, podem requerer alterações nas dosagens. As recomendações são semelhantes, o paciente deve ingerir alimento que contenha açúcar se tiver algum sintoma de hipoglicemia, porém devemos lembrar que com drogas de uso oral há risco do tipo glicemia de maior duração.
- Sintomas como dores no peito, palpitações, dificuldades respiratórias, problemas nas articulações;
- Antecedente familiar, especialmente em casos de doenças cardiovasculares (coração, AVC, hipertensão), diabetes;
- Estilo de vida que aumentam o risco de doenças cardiovasculares: como fumo, estresse, obesidade (acima de 20% do peso ideal, IMC > 27), hipertensão (acima de 140/95 mmHg), altas taxas de colesterol total (acima de 240) e baixos níveis de HDL (abaixo de 40);
- Atividades Básicas de Vida Diária (AVD) – O sr(a) tem dificuldade para: comer, vestir, tomar banho, transferências (da cama para cadeira, etc), toalete, ir ao banheiro em tempo;
- Atividades Instrumentais da Vida Diária (AIVD) – O sr(a) tem dificuldade para: usar o telefone, fazer compras, preparar a comida, arrumar a casa, lavar a roupa, andar de condução, tomar medicação, administrar as finanças;
- Avaliação de memória - Teste das 3 palavras - Repita comigo: caneca, tijolo, tapete;
- Avaliação da afetividade - No último mês o Sr(a) tem estado triste? Perdeu interesse na maioria das atividades que fazia? Sente-se deprimido ou desanimado a maior parte do tempo?;
- Avaliação de Quedas - O Sr(a) sofreu alguma queda nos últimos 12 meses? Apresenta desequilíbrio? Usa algum dispositivos de auxílio à marcha? (andador, bengala, etc.).

Exame físico

- Peso e altura;
- Pressão arterial na posição deitada, sentada e em pé;
- Freqüência cardíaca no repouso;
- Acuidade auditiva;
- Acuidade visual;
- Avaliação cognitiva - Teste do relógio (desenhar um relógio redondo, com algarismos arábicos e ponteiros marcando 10 horas e 10 minutos);
- Avaliação cardíaca;
- Avaliação pulmonar;
- Avaliação osteo-mio-articular;
- Avaliação dos pés;
- Avaliação da marcha e equilíbrio: Teste "time up and go" e Teste do alcance.

Exames subsidiários

Para exercício físico leve não é obrigatório a realização de exames, porém é recomendável a realização de eletrocardiograma.

Para outros níveis de exercício físico é importante a avaliação da função ventricular esquerda em repouso e no esforço que pode ser investigada pelo ecodoppler e o teste ergoespirométrico, para determinar a tolerância e se há isquemia miocárdica induzida pelo esforço. A realização deste teste também determina as freqüências cardíacas máxima e a dos limiares ventilatórios (1 e 2), além de mensurar a pressão arterial a cada etapa do teste. O teste ergométrico sintoma e/ou sinal limitante também irá nos fornecer o gasto energético máximo.

É importante que a medicação seja mantida para a realização do teste pois, alguns medicamentos alteram a resposta fisiológica do organismo.

Contra-indicações

- Angina instável;
- PAS ≥ 200 mmHg e/ou PAD ≥ 110 mmHg em repouso, sem avaliação específica do caso;
- Hipotensão ortostática (> 20 mmHg) sintomática;
- Estenose aórtica com gradiente > 50 mmHg e/ou orifício valvar < 0,75 cm^2;
- Doença sistêmica aguda ou febre;
- Arritmia atrial ou ventricular descontrolada;
- Taquicardia sinusal com FC > 120 bpm;
- ICC descompensada;
- Bloqueio AV de 3° grau sem marca-passo;
- Pericardite ou miocardite em atividade;
- Trombose e/ou tromboembolismo recentes;
- Alteração do segmento ST em repouso (>2 mm);
- Diabetes descontrolado (glicemia > 400 mg/dl);
- Problema ortopédico severo que comprometa o tipo de exercício preconizado;
- Outras alterações (tireoidopatia aguda, eletrolíticas, hipovolemia etc.).

Prescrição do exercício

Todos os dados de anamnese, exame físico e exames subsidiários são de grande importância para a prescrição e orientação de exercícios físicos de forma eficaz, com menores riscos e que contribua para uma melhor qualidade de vida ao idoso.

Recomendações gerais

É importante prescrever exercícios de baixa intensidade e curta duração no início de um programa, para que o idoso não se sinta desmotivado e depois ir aumentando progressivamente.

Deverá ser ensinado ao idoso a automonitorização, ou seja, mensurar a sua própria freqüência cardíaca através do pulso na artéria radial, com tempo de 15 segundos.

Pode ser conveniente a companhia de outra pessoa, além do que, atividades em grupos podem estimular a convivência social e ser um incentivo.

Medicação, alimentação e hidratação recomendadas.
Roupas e calçados adequados.
Terreno não acidentado.

Aquecimento

Cada sessão de exercícios deve ser iniciada por uma fase de exercícios de alongamento e de mobilidade articular e também uma introdução da atividade principal só que, com menor intensidade. Essa é uma fase importante e não convém subtraí-la, porque diminui o risco de lesões e aumenta o aporte sanguíneo para a musculatura esquelética. Essa fase tem duração de aproximadamente 10 minutos.

Alongamento e flexibilidade

Esses exercícios devem ser trabalhados todos os dias da semana, antes e após cada sessão. Os movimentos são suaves, com movimentos progressivos até o ponto de ligeiro desconforto articular. Ficar atento à postura, não forçando o movimento para evitar lesões.

Modalidade: aeróbica – caminhada (preferencialmente no plano), condicionamento físico, biodança, pedalar, nadar

De um modo geral os exercícios aeróbios podem ser realizados 3 a 5 dias por semana. A prescrição varia de acordo com a capacidade de cada paciente, podendo ser recomendado uma carga maior para aqueles que praticam algum tipo de exercício.

Freqüência: 3 a 5 x /semana

Duração: 30 a 90 minutos, podendo ser fracionada em duas ou três vezes ao dia, preferencialmente no final da tarde. No caso de iniciantes e de idosos frágeis, sessões de menor duração 5 a 10 minutos e duas ou mais vezes ao dia são recomendadas.

Intensidade: para se estimar a intensidade do exercício pode-se utilizar os limiares (1 e 2) do teste ergoespirométrico, ou utilizar a freqüência cardíaca máxima do teste ergométrico e prescrever através da fórmula de Karvonen onde:

FCT = [(FCM-FCR) x %T] + FCR
FCT = freqüência cardíaca de treino, são calculadas duas para determinar a faixa de treino

FCM = freqüência cardíaca máxima
FCR = freqüência cardíaca de repouso, medida após pelo menos 20 minutos de repouso com o indivíduo deitado
%T = vamos utilizar a faixa de 50% a 70%

Exemplo:
Uma pessoa que tem a FCM de 160 bpm e FCR de 60 bpm.
FCT1 = [(160 - 80) x 50%] + 60
FCT1 = 120 bpm ou 30 batimentos em 15 segundos
FCT2 = [(160 - 80) x 70%] + 80
FCT2 = 136 bpm ou 34 batimentos em 15"

A FC durante a caminhada dessa pessoa deverá permanecer entre 120 bpm e 136 bpm.

A FC máx poderá ser calculada através da fórmula (220-idade), mas não é recomendado devido ao risco de problemas cardiovasculares, que só podem ser detectados com o teste de esforço máximo.

Aos idosos que fizeram teste de esforço e tiveram o mesmo interrompido por qualquer motivo, deverá ser considerada a FC máx a FC do momento de interrupção e descontado 10% do valor por questão de segurança.

Os exercícios físicos não devem ultrapassar 60% do gasto energético máximo, atingido no teste ergométrico.

Andar 2,0 km/h = 1,9 METS (gasto energético);
3,5 km/h = 2,3 METS;
5,0 km/h = 3,2 METS;

Condicionamento
físico ou biodança = 3 a 8 METS.

Se não for possível realizar o teste ergométrico, podemos considerar como meta, não ultrapassar a marca de 50% da freqüência cardíaca máxima (idade - 200) ou 5 METS (atividade física leve).

Benefícios: após 12 a 14 semanas.

Modalidade: exercícios de resistência, isotônicos

O treinamento de força é muito importante e deve ser realizado em conjunto com o treinamento aeróbio. O exercício físico com pesos melhora a força muscular, a flexibilidade, a capacidade de prolongar esforços, tanto de alta quanto de baixa intensidade (trabalho doméstico – anaeróbio). Devemos evitar as contrações isométricas intensas e a apnéia.

Carga e amplitude: se graduadas para valores muito baixos, ao caminhar, o peso do corpo pode ser considerado uma sobrecarga. Nos processos degenerativos articulares são recomendados exercícios de pequena amplitude com cargas moderadas, pois pode haver traumatismo se a carga e a amplitude do movimento forem grandes.

Freqüência: trabalhar os grandes grupos musculares, duas a três vezes por semana, com sessões de duas a três séries de 6 a 12 repetições por série.

Intensidade do exercício deverá ser de aproximadamente 60% de uma repetição máxima.

Leituras recomendadas

1. American College of Sports Medicine Position Stand. Exercise and Physical Activity for Older Adults. Med Sci Sports Exerc 1998;30:992-1008.
2. Brach JS, Simonsick EM, Kritchevsky S, Yaffe K, Newman AB for the Health, Aging and Body Composition Study Research Group. The Association Between Physical Function and Lifestyle Activity and Exercise in the Health, Aging and Body Composition Study. J Am Geriatr Soc 2004;52: 502-509.
3. Christmas C, Andersen RA. Exercise and Older Patients: Guidelines for the Clinician. J Am Geriatr Soc 2000;48:318-24.
4. Ciolac EG, Guimarães GV. Importância do Exercício Resistido para o Idosos. Ver Soc Cardiol Estado de São Paulo 2002; 6(supl A):15-26.
5. Conn VS, Minor MA, Burks KJ, Rantz MJ, Pomeroy SH. Integrative Review of Physical Activity Intervention Research with Aging Adults. J Am Geriatr Soc 2003;51:1159-1168.
6. Evans WJ. Exercise Training Guidelines for the Elderly. Med Sci Sports Exerc 1999; 31(1):12-17.
7. Feigenbaum MS, Pollock ML. Prescription of Resistance Training for Health and Disease. Med Sci Sports Exerc 1999; 31(1):31-45.
8. Heath JM, Stuart MR. Prescribing Exercise for Frail Elders. J Am Board Fam Pract 2002;15:218-28.
9. Hills AP. Prescription of Exercise by Physicians Improves Fitness in Elderly People. Evidence-based Healthcare: A Scientific Approach to Health Policy. 2003;7(4).

10. Jacob Fo W, Santaren JM. Atividade Física no Idoso Cardiopata. Gerontologia 2002;10(1-4):6-10.

11. Kohrt WM, Spina RJ, Holloszy JO, Ehsani AA. Prescribing Exercise Intensity for Older Women. J Am Geriatr Soc 1998; 46:129-133.

12. Krems C. Physical Activity in Young and Elderly Subjects. J Sports Med Phys Fitness 2004;44(1):71-6.

13. Mehr DR, Tatum III PE. Primary Prevention of Disease of Old Age. Clin Geriatr Med 2002;18:407-430.

14. Nied RJ, Franklin B. Promoting and Prescribing Exercise for Elderly. Am Fam Physician 2002;65(3):419-26.

15. Nóbrega ACL, Freitas EV, Oliveira MAB, Leitão MB, Lazzoli JK, Nahas RM, *et al*. Posição Oficial da Sociedade Brasileira de Medicina do Esporte e da Sociedade Brasileira de Geriatria e Gerontologia: Atividade Física e Saúde no Idoso. Ver Brás Méd Esporte 1999;5(6):207-11.

16. Pollock ML, Franklin BA, Balady GJ, *et al*. Resistance Exercise in Individuals With and Without Cardiovascular Disease. Benefits, Rationale, Safety, and Prescription. An advisory from the Committee on Exercise, Rehabilitation, and Prevention, Council on Clinical Cardiology, American Heart Association. Circulation 2000;101:828-33.

17. Singh MAF. Exercise to Prevent and Treat Functional Disability. Clin Geriatr Med 2002;18:431-462.

18. Witham MD, Struthers AD, McMurdo MET. Exercise Training as a Therapy for Chronic Heart Failure: Can Older People Benefit? J Am Geriatr Soc 2003;51:699-709.

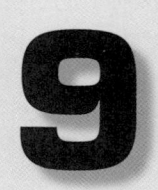

9 Conversando com o paciente sobre a prática de exercícios

Tânia Maria José Aiello Vaisberg

São inegáveis os progressos alcançados pela ciência ocidental nos mais diversos campos do saber, o que tem resultado tanto na produção de novos conhecimentos como no desenvolvimento de tecnologias que permitem aumento da sobrevida com um incremento da qualidade do viver, inclusive para aqueles que convivem com limitações impostas por doenças, acidentes ou deficiências. Entretanto, entre o conhecimento socialmente disponível e a população que pode usufruir de seus benefícios, existe um conjunto de obstáculos a serem superados, que incluem desde a formação de profissionais habilitados até a organização dos serviços de saúde pública, passando por um ponto que, se negligenciado, impedirá que todo um círculo virtuoso de resolução de problemas humanos se instale. Refiro-me exatamente à capacidade emocional que cada paciente tem para ouvir, entender e colocar em prática as orientações que recebe de seu médico.

Evidentemente, em toda e qualquer situação, que demanda intervenção médica, está presente o problema da autorização, pelo paciente e/ou seus familiares, do tratamento. Entretanto, em termos concretos, a situação varia enormemente, desde um extremo no qual o paciente está, no momento da intervenção, sob anestesia geral, vale dizer, num estado de passividade, até o extremo no qual sua iniciativa, voluntária e consciente, é decisiva no tratamento, como acontece na prática de exercícios. Desde outra perspectiva, sabemos que a colaboração do paciente varia consideravelmente de acordo com o grau de mal-estar presente no momento mesmo da conversa com o médico. Assim, é evidentemente mais fácil contar com a adesão, mesmo quando se prescreve providência geradora de incômodo, quanto mais desconfortável ou dolorido esteja o paciente no momento. A diminuição do desconforto acompanha-se, via de regra, por atitudes de relaxamento e/ou rebeldia diante das prescrições médicas. Este fato, com o qual os clínicos estão profundamente habituados, já evidencia, por si só, que a motivação que preside um comportamento colaborador está longe de se vincular apenas a uma compreensão lógica e racional da situação. Como sabemos, é a tendência natural de fuga da dor, um processo infra-consciente, aquilo que parece motivar decisivamente o paciente. Ora, no caso da prescrição de exercícios a qual, mesmo quando feita após doença ou instalação de limitações, via de regra tem caráter preventivo, o paciente está consciente, ativo e sem incômodo suficientemente forte que o convença imediatamente à adesão. Além disso, a prática de exercícios se fará ao longo do tempo, exigindo persistência e mudança de hábitos.

Entretanto, é importante reconhecer que a formação do médico raramente inclui um estudo pormenorizado do paciente enquanto ser emocional. Isto não surpreende, uma vez que toda a ciência ocidental, da qual a biologia é um ramo, assenta a produção de conhecimento sobre pressupostos cartesianos, dedicando-se exclusivamente ao estudo daquilo que é extenso no espaço ou passível de ser assim compreendido, segundo a adoção de uma lógica mecanicista. Deste modo, uma ciência que tem se mostrado relativamente competente no estudo do corpo concebido como máquina e da psique vista como "aparelho", tem dificuldades para pensar em fatores motivacionais de caráter eminentemente emocional e irracional. O quadro se torna mais difícil quando lembramos que a emoção humana pode permanecer inconsciente, sem com isso se tornar menos eficaz na determinação dos comportamentos.

O inconsciente, a emoção e o comportamento

São hoje muitíssimo evidentes os ganhos auferidos a partir das pesquisas científicas ocidentais, do que a garantia de sobrevivência e vida com qualidade para pacientes cardiopatas graves ou soropositivos para HIV são exemplos eloqüentes. Tais pesquisas são realizadas a partir da adoção de modelos teóricos que concebem o corpo humano como uma máquina sofisticadíssima, segundo uma tradição de pensamento inaugurada pelo filósofo René Descartes. Esta visão do corpo-máquina, fundamental no que diz respeito a várias conquistas, traz consigo limites que, por outro lado, dificultam uma abordagem conseqüente de outros fenômenos que, por seu grau de complexidade, não se alojam convenientemente no interior deste modelo.

Entretanto, o inegável sucesso obtido pelo modelo do corpo-máquina explica claramente que esforços tenham sido feitos no sentido de adotá-lo no campo da própria psicologia. É aí que podemos inscrever, por exemplo, a idéia freudiana, conhecida como "metapsicologia", que pensou a mente humana como "aparelho psíquico", num esforço para espacializar o psiquismo, tornando-o equivalente às máquinas e corpos que ocupam lugar no espaço, para viabilizar sua abordagem científica. Entretanto, será exatamente no próprio interior desta psicanálise – se bem que igualmente em campos de estudo tais como a física contemporânea – que esta visão mecanicista do homem e do mundo será profundamente questionada. Deste questionamento nascerá uma visão epistemológica que a considerará a concepção do corpo-máquina como um artifício simplificador do real, apenas momentaneamente aceitável, neste momento do processo de construção coletiva do conhecimento científico.

Por outro lado, é importante lembrar que a concepção cartesiana, que distinguia apenas dois modos de existência, vale dizer, existir como coisa pensante ou como coisa extensa (*res cogitans* e *res extensa*), não é prerrogativa dos filósofos e cientistas, mas difundiu-se amplamente no pensamento ocidental, envolvendo o homem comum. Não aderimos, hoje, facilmente a explicações sobrenaturais dos fenômenos e mesmo quando um "pai de santo" invoca a ação de entidades desencarnadas, não exclui a concorrência de processos orgânicos. Hoje em dia, pode-se ouvir que certo espírito está alterando a produção de endorfinas... Assim, é fato que nossa visão ocidental de mundo é fundamentalmente maquínica, do que resulta a conclusão segundo a qual nossa vida será melhor se, enquanto seres pensantes, cuidarmos convenientemente das máquinas e aparelhos, entre os quais se incluiria o nosso próprio corpo.

Segundo esta lógica, seria razoável pensar o trabalho do médico que prescreve exercícios como fundamentalmente pedagógico. Assim, a conversa entre médico e paciente seria um diálogo instrutivo entre dois seres pensantes, o primeiro detentor de um saber específico, que colocaria à disposição do segundo. Ambos estariam de acordo quanto ao objetivo proposto: cuidar bem do corpo-máquina do paciente. Este, como todas as máquinas, estaria submetido a leis imutáveis, cuja observância garantiria um bom desempenho. Entretanto, a prática clínica diária mostra que na realidade as coisas não se passam exatamente deste modo. Ainda que a conversa com o paciente entre aparentemente lógica e racional, o encontro médico-paciente, um tipo específico de encontro inter-humano, é sempre muitíssimo mais complexo, do ponto de vista psicológico. Claro que, se o paciente vive uma situação de risco grave ou de incômodo insuportável, poderá comportar-se mais facilmente segundo expectativas que o vêem como ser racional. Contudo, a ocorrência de reações racionais vai ficando cada vez mais rara à medida em que nos deslocamos desde situações limites para aquelas que caracterizam uma clínica mais preventiva, na qual via de regra está atenuada a perspectiva de risco iminente.

Para começar, existe uma tendência do ser humano a afastar-se de tudo aquilo que gera mal-estar imediato. A base desta tendência é a tentativa de afastar-se fisicamente das fontes de perigo. Entretanto, como ser simbólico, o homem pode também se afastar psiquicamente daquilo que gera desconforto. Pode até mesmo conservar uma informação cognitivamente válida mas dela afastar-se emocional e comportamentalmente, fenômeno psicanaliticamente conhecido como defesa dissociativa. É por esse motivo que campanhas preventivas, que falam sobre o que de mal pode ocorrer, acabam geralmente não obtendo os resultados esperados. Assim, ao mostrar o desastre, a doença, a perda, a morte, a serem racionalmente evitados, provocam nas pessoas um afastamento emocional de todo o problema, mesmo quando aprendem quais são as melhores condutas de preservação. Este afastamento emocional dissociativo é o que vai impedir a mudança comportamental desejada. Campanhas contra o abuso de drogas ou contra o cigarro são um exemplo bem claro. Assim, as pessoas incorporam em seus discursos o "saber" que ao cigarro provoca câncer, mas isto não as impede de fumar. Está ficando cada vez mais claro que "ameaçar" as pessoas com a possibilidade de serem vítimas de certos infortúnios não contribui verdadeiramente para uma transformação consistente de hábitos.

Poderíamos, assim, pensar que o oposto é verdadeiro: acenar, por meio de campanhas, com a possibilidade de "obter ganhos" a partir de certas práticas poderia ser a solução. Afinal, estamos vivendo numa sociedade de consumo que enfatiza constantemente as vantagens de aquisição de bens... Entretanto, também aqui a realidade humana se revela muito mais complexa. Vejamos porquê. Se o homem fosse apenas um ser racional, evidentemente que o simples conhecimento de que certo caminho garante uma vida melhor deveria ser suficiente para mudar seus comportamentos. Ocorre, entretanto, que o ser humano pode ter outras motivações, emocionalmente bem mais complicadas. Por exemplo, pode sentir-se culpado por ter uma vida melhor do que seus familiares e aí regular finamente sua existência para viver pior do que pode, infligindo-se um castigo inconscientemente calculado. A eventual ocorrência de convicção inconsciente de que será mais amado se for menos agressivo, ao lado de uma associação entre agressividade e saúde física, levará o paciente a buscar certa fragilidade orgânica como meio de obtenção de afeto. Enfim, cada vida humana acontece como dramática inconsciente, trazendo consigo motivações que estão longe de submeter-se a uma lógica racional mais geral, segundo a qual todos deveriam desejar a saúde e evitar a doença.

Entretanto, há um outro ângulo da questão que merece ser abordado. Para a visão ocidental de mundo, que predomina no universo globalizado em que vivemos, uma realidade povoada de máquinas deve ser dominada e controlada pelo pensamento. Aqui, a ação concreta, toda e qualquer ação concreta, é considerada inferior à ação simbólica. Não é à toa que todos aceitamos como natural que o salário do engenheiro projetista possa valer pelo menos vinte vezes mais do que aquele do pedreiro, que faz o trabalho braçal. Estamos de tal forma alojados num imaginário social que valoriza o saber teórico e abstrato que chegamos a considerar que certas diferenças são absolutamente aceitáveis e não decorrentes de um certo tipo de organização social. O mundo do trabalho evidencia, com clareza, quão desprezado e relegado é o corpo e sua ação concreta. Na organização social em que vivemos, o corpo é de modo geral desprezado. Este corpo emerge, por outro lado, como objeto estético e sexual, no seio das classes abastadas, o que, convenhamos, está longe de se constituir como visão ética de si e do outro. De fato, quando coisificado, não importa se como objeto de desejo erótico ou como objeto de uso na produção de mercadorias, todo corpo acaba desconsiderado para ser alvo de disputas, controle e dominação.

Na medida em que estamos todos mergulhados num imaginário coletivo, somos todos mais ou menos afetados. Observamos então que algumas tendências se tornam mais expressivas. São elas: pensar o corpo como algo a ser superado e abstraído – quando concebemos o trabalho intelectual como intrinsecamente superior e mais respeitável do que a ação concreta, que depende mais direta e visivelmente do corpo; pensar o corpo como objeto a ser explorado – quando concebemos como natural o uso desvalorizado e mal remunerado do corpo dos operários e trabalhadores braçais; ou quando, na esfera sexual, pensamos o corpo como objeto a ser dominado e conquistado (o corpo da mulher do ponto de vista masculino) ou como instrumento de dominação (o corpo da mulher do ponto de vista feminino). Na prática, o cuidado à saúde corporal se subordina, ainda que não claramente na consciência das pessoas, a tais perspectivas que, evidentemente, não concorrem para o estabelecimento de práticas verdadeiramente construtivas numa busca equilibrada de realização humana.

Assim, há que se reconhecer que orientar um paciente no sentido da adoção da prática de exercícios é uma tarefa bastante mais complexa do que poderia parecer à primeira vista. Não basta que o médico esteja convenientemente preparado, do ponto de vista técnico científico, para dizer ao paciente que tipo de exercícios deve fazer. É também preciso que busque não apenas a compreensão intelectual do paciente e/ou familiares, mas também uma adesão que se faça da forma mais plena possível, pela integração do entendimento cognitivo com uma disposição emocional verdadeiramente favorável à mudança do comportamento. Deixar de atentar para este último aspecto é absolutamente ingênuo e contraproducente.

Alternativas atualmente disponíveis

Surge, assim, naturalmente, a questão: como proceder na prática médica de orientação de exercícios para a saúde? É possível escapar a uma certa paralisia e imobilismo depois de considerar a inegável complexidade da questão? É possível adotar práticas que facilitem a adesão à prática de exercícios, num sentido preventivo, quando as condições culturais do mundo ocidental permanecem as mesmas?

Aqui é fundamental lembrar o seguinte: o mundo humano é cambiante, móvel, tende à transformação. Então, o que até aqui apresentamos são tendências que mantém uma certa hegemonia, mas que não são aceitas de modo absoluto o tempo todo. Na verdade, no mesmo mundo, marcado pelo pensamento mecanicista e por atitudes que visam a dominação e exploração dos objetos e pessoas, despontam diferentes formas de ser e de viver, radicalmente opostas.

Na prática, poderá o médico, devidamente preparado para realizar prescrição de exercícios, que não apenas leve em conta as limitações como também as necessidades de cada paciente, adotar práticas que facilitem uma verdadeira e até animada adesão a este tratamento. Considerando, de um lado, que o paciente não é apenas um ser racional e que tem seu comportamento profundamente determinado por afetos e emoções, sem esquecer, de outro, que no mundo atual o corpo real e vivido não é saudavelmente valorizado, um "acompanhamento" terapêutico se faz fundamental. Assim, tratar-se-á, sempre de *prescrever e acompanhar**, esta deve ser a palavra de ordem da clínica médica do exercício.

De um ponto de vista que também leva em conta necessidades emocionais humanas, é importante que a figura do próprio médico esteja ligada ao processo de acompanhamento. Entretanto, considerações pragmáticas, sempre importantes, mostram que outros profissionais podem trabalhar articuladamente com o médico, encarregando-se de manter o vínculo deste com seu paciente. De um ponto de vista facilmente compreensível, a figura do médico está fortemente associada, no imaginário das pessoas, à cura que vem do saber científico, o que, evidentemente, deve ser usado para benefício dos pacientes. Os outros profissionais são igualmente importantes, disto não temos dúvida, mas não há como negar que a associação mais forte entre cura e saber se faz, no mundo de hoje, sobre a figura do médico.

Assim sendo, pode-se facilmente entender que uma boa equipe, talvez a melhor, nos dias de hoje, para garantir a adesão à prática de exercícios, seja composta por médico, professor de educação física e psicólogo. Caberá ao primeiro realizar a prescrição adequada e fazer-se continuamente presente, por meio de avaliações periódicas, que tem sentido tanto do ponto de vista do acompanhamento da saúde do paciente como do ponto de vista psicológico, pelo provimento de uma figura confiável de sustentação emocional. O psicólogo contribuirá pela via de um conhecimento específico e individual, que guiará tanto o médico como o professor de educação física diante das singularidades pessoais de cada paciente, ajudando-os a atingir um nível de compreensão das histórias de vida. Finalmente, o professor de educação física se encarregará do ensino de exercícios e de uma supervisão que garantirá a prática correta, sempre adequada às necessidades de cada paciente. Evidentemente, todo paciente receberá atenção da equipe por meio de reuniões nas quais cada profissional trará sua visão particular. Tais visões se integrarão, numa equipe afinada, de modo a permitir um cuidado sob medida para cada paciente.

Leituras recomendadas

1. Bleger J. Psicologia de la conduta. Buenos Aires, Paidós, 2003.
2. Micelli-Baptista A. Consulta psicoprofilática ao residente de medicina. Dissertação de Mestrado. São Paulo, Universidade de São Paulo, 2003.
3. Santos BS. Conhecimento prudente para uma vida decente. São Paulo, Cortez, 2004.

---

* Pode ser interessante lembrar aqui que, em grego, o vocábulo que serve para designar "acompanhar" é justamente "therapon"!

10 Atividade física, exercício físico e sua relação com os aspectos psicobiológicos

Marco Túlio de Mello
Marcelo Janini Ortiz
Hanna Karen M. Antunes

Introdução

Fatores como estilo de vida sedentário, alimentação inadequada, fumo e estresse são considerados os principais problemas da saúde pública brasileira e mundial, estando relacionados a um número cada vez maior de pessoas acometidas pela hipertensão arterial, obesidade, diabetes melito, doenças cardiovasculares, distúrbios psicobiológicos, etc.

Embora estejam bem documentados os efeitos protetores do exercício físico para a saúde, grande parte da populações é sedentária e/ou não é fisicamente ativa em nível suficiente para a manutenção da saúde, conforme dados do Colégio Americano de Medicina Esportiva que juntamente com outros organismos internacionais, mostraram o importante impacto do exercício aeróbio, de força e flexibilidade na melhora da saúde e qualidade de vida.

Ao contrário da crença estabelecida, para a conquista de uma boa saúde ou prevenção, não é necessário praticar diversas horas de exercícios físicos diários. Na verdade, a regularidade é um dos principais meios para melhorar a qualidade de vida podendo diminuir significativamente os recursos empregados em algumas áreas da saúde.

Compreender a relação existente entre o exercício físico e os aspectos psicobiológicos tem sido tema central de alguns estudos e revisões. Foi a partir da década de 70 que se iniciaram os primeiros trabalhos descritos na literatura, tendo como modelo o exercício aeróbio e suas repercussões sobre o humor e ansiedade[1].

Embora os resultados demonstrem importantes benefícios do exercício físico para as funções cognitivas, depressão, ansiedade e sono, ainda hoje, há uma carência de pesquisas nesta área de estudos, já que a influência de fatores como intensidade, duração e tipo de exercício ou a combinação do exercício aeróbio, de força, flexibilidade e velocidade sobre os aspectos psicobiológicos ainda necessitem ser avaliados.

Por outro lado, grande parte dos estudos realizados anteriormente, foram feitos com grupos heterogêneos, poucos recursos (equipamentos), fazendo-nos questionar os procedimentos metodológicos empregados.

Sono e exercício físico

Cerca de 30% da população adulta nos EUA e 20 a 40% da população mundial são acometidas por problemas relacionados ao sono, piorando a qualidade de vida, aumentando o risco de acidentes, diminuindo a produtividade no trabalho, entre outras conseqüências[1].

Embora a eficácia do exercício físico tenha sido demonstrada e aceita pela *American Sleep Disorders Association* como uma intervenção não farmacológica para a melhora do sono, poucos profissionais da área de saúde tem recomendado e prescrito o exercício físico com este intuito[1].

Um recente levantamento epidemiológico realizado na cidade de São Paulo, mostrou que entre 27,1 e 28,9% de pessoas fisicamente ativas e 72,9 e 71,1% entre os sedentários se queixavam de insônia e sonolência excessiva, respectivamente[2].

Mas por que o exercício físico pode promover a melhora do padrão de sono? Alguns estudos realizados têm procurado responder esta questão apoiados inicialmente em três hipóteses:

A primeira, conhecida como termorregulatória, afirma que o aumento da temperatura corporal como conseqüência do exercício, facilitaria o disparo do início do sono, graças a ativação dos mecanismos de dissipação do calor e indução do sono, processos estes controlados pelo hipotálamo[3].

A segunda hipótese, conhecida como conservação de energia, descreve que o aumento do gasto energético promovido pelo exercício durante a vigília aumentaria a necessidade de sono a fim de alcançar um balanço energético positivo, restabelecendo uma condição adequada para um novo ciclo de vigília[4].

A terceira hipótese, conhecida como restauradora ou compensatória, da mesma forma que a anterior, relata que a alta atividade catabólica durante a vigília reduz as reservas energéticas aumentando a necessidade de sono, favorecendo a atividade anabólica[5].

Na verdade, o exercício físico e o sono de boa qualidade são fundamentais para boa qualidade de vida física e mental.

Quando a sobrecarga é aumentada até um nível ideal, existe uma melhor resposta da qualidade do sono. Por outro lado, quando a sobrecarga imposta pelo exercício é demasiadamente alta, ocorre uma influência negativa direta sobre a qualidade do sono. Portanto, a análise do comportamento do sono pode trazer informações bastante úteis na preparação do atleta[6].

De fato, novos estudos que avaliassem os efeitos crônicos do exercício ao invés dos efeitos agudos, que utilizassem humanos e não animais e combinasse os efeitos de diferentes tipos de exercício, seriam mais esclarecedores e oportunos para a compreensão da relação sono-exercício físico.

Função cognitiva e exercício

É tradicionalmente aceito que o processo de envelhecimento é acompanhado por alterações irreversíveis e inevitáveis de diversas funções morfológicas e fisiológicas, tendo como uma das conseqüências a piora das funções cognitivas na vida do idoso.

Embora alguns estudos não demonstram qualquer benefício do exercício físico sobre as funções cognitivas de idosos, outros trabalhos sugerem que o exercício físico é capaz de melhorar as funções cognitivas dessa população, particularmente, a melhora do nível de condicionamento físico aeróbio tem sido associada à melhora da memória e humor. Estudo[7] realizado com uma população homogênea de idosos durante 6 meses utilizando programa de treinamento de baixa intensidade (limiar ventilatório 1) em cicloergômetro por 3 vezes na semana e duração de 20 minutos no início e 60 minutos ao final do estudo, comparou esta melhora.

A mesma autora já havia demonstrado anteriormente que a atenção, memória, agilidade motora e humor poderia ser melhorada em idosas (60 a 70 anos) após o desenvolvimento de um programa com duração de seis meses de caminhada, realizada três vezes na semana com duração contínua de 60 minutos[8].

Além dos procedimentos metodológicos bem controlados nestes dois estudos, o período de intervenção de 6 meses pode explicar porquê outros trabalhos realizados com intervenções inferiores (2 a 4 meses) não encontraram qualquer influência do exercício físico sobre as funções cognitivas. De fato, os protocolos empregados na grande maioria dos estudos apresentam características semelhantes e até o presente momento desconhecemos qualquer pesquisa que avaliasse a ação do exercício de baixa intensidade associado ao de moderada e alta intensidade, praticados de forma contínua e intervalada sobre os aspectos psicobiológicos, inovando e possivelmente encontrando resultados ainda não descritos na literatura.

Sabemos que durante o envelhecimento ocorre uma redução da função cardiovascular, diminuindo progressivamente a oferta de O_2 (hipóxia) para a região encefálica. Em longo prazo este fator poderia levar ao declínio das funções cognitivas.

Algumas hipóteses tentam justificar a melhora da função cognitiva em resposta ao exercício físico. São elas[9]:

- Alterações hormonais (catecolaminas, ACTH e vasopressina);
- Alteração nas endorfinas;
- Alteração na liberação de serotonina e ativação de receptores específicos;
- Diminuição da viscosidade sanguínea.

Como descrito anteriormente, independente da idade do sujeito, o treinamento físico aeróbio é capaz de melhorar o VO_2 máx que é um índice fisiológico que reflete a capacidade do indivíduo em captar, transportar e utilizar o O_2, aumentando a eficiência dos sistemas cardiovascular, respiratório e muscular. Se a hipótese descrita por Mazzeo et al.[10] que é atualmente a mais aceita pela comunidade científica, tiver fundamentação comprovada, o exercício físico pode ser de fato uma valiosa ferramenta na manutenção ou perda mais lenta das funções cognitivas. Por melhorar a capacidade cardiovascular e respiratória, acreditamos que o fluxo sanguíneo para a região encefálica pode aumentar, e consequentemente mais O_2 poderá ser fornecido.

Nesse caso, acreditamos que a intensidade do treinamento assumirá um papel fundamental. Como quase todos os estudos prescreveram exercícios de baixa ou moderada intensidade, reforçamos que seria importante verificar a resposta das funções cognitivas e demais aspectos psicobiológicos, após um programa de treinamento de alta intensidade, que procurasse sobrecarregar ao máximo os sistemas cardiovascular e respiratório (90 a 100% VO_2 máx). Logicamente, estas sessões deveriam apresentar caráter intervalado, garantindo um maior tempo de manutenção do VO_2 em valores próximos ou iguais ao máximo.

Transtornos do humor e exercício físico

Estudos realizados nos EUA afirmam que a prática sistemática do exercício físico na população, em geral está associada à ausência ou diminuição dos sintomas depressivos ou de ansiedade. Mesmo em indivíduos diagnosticados clinicamente como depressivos, o exercício físico tem se mostrado eficaz na redução dos sintomas.

Doyne et al.[11] foram os primeiros autores que investigaram os efeitos de apenas 8 semanas de treinamento de força em pessoas clinicamente diagnosticadas como depressivas. Os autores relataram que o treinamento empregado foi tão eficiente quanto os exercícios aeróbios na redução dos sintomas da depressão. Tão importante quanto este achado, os autores observaram que os benefícios psicológicos foram mantidos por cerca de um ano após o período experimental deste estudo.

Outros estudos também observaram importantes benefícios psicológicos (redução do estresse, depressão, ansiedade e hostilidade) após 16 semanas de treinamento resistido em um grupo de policiais. Os autores acreditam que a melhora da força e da composição corporal, combinada com fatores como distração e interação social durante o exercício, contribui para a melhora da saúde mental em indivíduos expostos ao estresse no trabalho.

Tsutsumi et al.[12] compararam os efeitos de 12 semanas de um programa de treinamento resistido de alta intensidade (3 vezes por semana, 75-85% 1RM, 8-10 repetições, duas séries e 12 exercícios) e moderada intensidade (3 vezes por semana, 55-65%1RM; 14-16 repetições, duas séries e 12 exercícios) sobre o humor e ansiedade em mulheres idosas sedentárias com boa saúde mental. Os autores observaram manutenção dos escores médios para depressão e melhora da força, composição corporal e humor para ambos os grupos. No entanto, confirmando achados anteriores, a ansiedade só foi estatisticamente reduzida para o grupo que treinou em moderada intensidade. Assim, os autores sugeriram que o treinamento em moderada intensidade pode ser mais eficiente para a melhora da saúde mental em mulheres idosas sedentárias.

Conclusão

O exercício físico regular tem se mostrado útil para todas as pessoas, especialmente, para idosos, graças à capacidade de modificação do declínio das funções psicológicas e fisiológicas.

Infelizmente, os mecanismos fisiológicos e psicológicos capazes de explicar os efeitos do exercício físico sobre a depressão e ansiedade não foram esclarecidos. Notamos que a grande maioria dos estudos foram conduzidos no hemisfério norte (EUA, Canadá e Finlândia) onde fatores como clima, estrutura social, nível educacional são diferentes da população brasileira. Além disso, a maioria dos trabalhos disponíveis procurou analisar somente os efeitos agudos do exercício físico sobre a depressão e ansiedade.

Referências

1. Buckworth J, Dishman RK. Exercise psychology. Champaign: Human Kinetics, 2002.
2. Mello TM, Fernandez AC, Tufik S. Levantamento epidemiológico da prática de atividade física na cidade de São Paulo. Revista Brasileira de Medicina do Esporte 2000;6:119-24.
3. Lu J, Greco MA, Shiromani P, Saper CB. Effects of lesions of the ventrolateral preoptic nucleus on NREM and REM sleep. J Neurosci 2000;20(10):3830-42.
4. Driver HS, Taylor S. Exercise and sleep. Sleep Med Rev 2000;4(4):387-402
5. Hobson JA. Sleep after exercise. Science 1968;162:1503-5.
6. Martins PJF, Mello MT, Tufik S. Exercício e sono. Rev Bras Med Esp 2001;7(1):28-36.
7. Antunes HKM. A influência do exercício aeróbio em funções cognitivas e viscosidade do sangue em idosos. Tese de Mestrado. Departamento de Psicobiologia, Universidade Federal de São Paulo, 2003.
8. Antunes HKM *et al*. Alterações cognitivas em idosas decorrentes do exercício físico sistematizado. Revista da Sobama 2001;6(1):27-33.
9. Santos DL, Milano ME, Rosat R. Exercício físico e memória. Revista Paulista de Educação Física 1998; 12:95-106.
10. Mazzeo RS *et al*. Exercise and physical activity for older adults. Med Sci Sports Exerc 1998;29:992-1008.
11. Doyne EJ *et al*. Running versus weight lifting in the treatment of depression. Journal Consult Clin Psychol 1987;55:748-54.
12. Tsutumi T *et al*. Comparison of high and moderate intensity of strength training on mood and anxiety in older adults. Perceptual and Motor Skills 1998;87:1003-11.

11 Insuficiência cardíaca na prática clínica: papel do exercício físico

Luciana D. Nagem Janot
Fábio Gazelato de Mello Franco
Carlos Eduardo Negrão

Introdução

Insuficiência cardíaca (IC) é um problema de saúde pública grave que acomete aproximadamente 15 milhões de pessoas no mundo inteiro e, segundo o estudo Framingham Heart Study, aproximadamente 465.000 casos novos são detectados a cada ano nos Estados Unidos[1]. No Brasil, não existem estudos epidemiológicos sobre a incidência de IC, porém, de acordo com outros países, pode-se estimar que até 6,4 milhões de brasileiros sofram de IC. Segundo dados do sistema único de saúde do Ministério da Saúde, no ano de 2000, foram realizadas aproximadamente 398 mil internações por IC, com ocorrência de 26 mil óbitos.

Tanto sua incidência quanto sua prevalência aumentam exponencialmente com o aumento da idade, de modo que a cada década de idade após os 45 anos a prevalência dobra e chega a 10% da população acima dos 80 anos de idade[2]. Esse fato é extremamente preocupante, pois o Brasil tem o envelhecimento populacional mais rápido do mundo, tendo projeções que, em 2025, teremos a sexta maior população de idosos, com aproximadamente 30 milhões de pessoas (15% da população total).

A taxa de mortalidade da IC ainda é muito elevada e está diretamente relacionada à gravidade da doença, variando de 50% em cinco anos nos portadores de doença inicial para até 50% em um ano naqueles com estágio avançado da doença[3].

Estes fatos fazem da insuficiência cardíaca alvo de importantes pesquisas e constantes modificações conceituais. Entre as principais mudanças ocorridas nos últimos dez anos está a marcante transição na forma de diagnóstico e tratamento dos portadores dessa doença. Estratégias que visavam apenas uma melhora dos sintomas a curto prazo passaram a dar lugar a terapêuticas preventivas, que visam, a longo prazo, tanto a melhora de propriedades celulares quanto a melhora na evolução e prognóstico da doença[4]. A introdução de peptídicos natriuréticos no diagnóstico de IC, os atuais benefícios demonstrados com a utilização do exercício físico para os portadores de IC são apenas alguns dos maiores representantes desse novo conceito de diagnóstico e tratamento.

Neste capítulo serão abordados os conhecimentos atuais sobre a fisiopatologia, apresentação clínica, diagnóstico, terapêutica e, principalmente, o papel do exercício físico como parte da terapia da IC.

Fisiopatologia

A fisiopatologia da IC é multifatorial e complexa, com vários mecanismos estando envolvidos no processo da doença. Em fases iniciais, quando o coração começa a perder a sua função de bomba, surge uma série de ajustes, entre eles adaptações hemodinâmicas, metabólicas e morfológicas, necessárias para manter a oferta e o consumo de oxigênio dos órgãos vitais e tecidos periféricos. Estas alterações acabam por resultar em modificações progressivas celulares, endoteliais, além de provocarem ativação pró-inflamatória, do sistema neuro-hormonal e de fatores de crescimento, que serão os grandes responsáveis pela manutenção e progressão da doença.

Apesar de hormônios vasodilatadores e diuréticos, representados pelos peptídios natriuréticos (fator natriurético atrial-ANP e ventricular-BNP), bradicinina, prostaglandinas, fator relaxante derivado do endotélio/óxido nítrico (EDRF/NO) e dopamina serem liberados na fase inicial da doença, há um predomínio da ativação de hormônios com ação vasoconstrictora, que são os responsáveis pelo aumento da pós-carga, tensão sistólica da parede ventricular e progressão da doença.

Os três principais mecanismos neuro-hormonais relacionados à vasoconstricção excessiva encontrada na IC são: ativação adrenérgica, ativação do sistema renina-angiotensina – aldosterona (SRAA) e aumento da produção de arginina vasopressina.

Já no final da década de 70, Thomas e cols[5] demonstraram que os níveis circulantes de catecolaminas estavam aumentados em proporção à gravidade da doença e que os pacientes com níveis mais elevados desses hormônios apresentavam prognóstico menos favorável. Nesta época, acreditava-se na teoria de que a ativação adrenérgica poderia melhorar a hemodinâmica destes pacientes, o que tornava o uso de bloqueadores beta-adrenérgicos contra-indicado, especialmente, pelo seu efeito inotrópico negativo.

O sistema nervoso simpático é, sem dúvida, um dos principais responsáveis pelas alterações celulares e circulatórias que se desenvolvem com a progressão da doença. Níveis elevados de noradrenalina circulante já se encontram presentes em formas precoces da doença e apresentam relação direta com a gravidade da disfunção ventricular[5] e com o prognóstico dos pacientes[6].

A ativação crônica do sistema nervoso adrenérgico desencadeia efeitos extremamente deletérios ao coração[7-12]. A liberação sustentada de noradrenalina é responsável pelo aumento da freqüência cardíaca e, secundariamente, do débito cardíaco, acarretando aumento do consumo de oxigênio, isquemia e estresse oxidativo do miocárdio. Paralelamente, a vasoconstricção periférica é responsável pelo aumento da pré e pós-carga ventriculares e conseqüente sobrecarga adicional ao ventrículo já comprometido. Este estresse mecânico prolongado, associado à fibrose[13-16] e necrose celular[17-24] provocados pela noradrenalina, desencadeiam o remodelamento patológico com conseqüente dilatação da câmara ventricular e diminuição acentuada do desempenho ventricular.

No miócito, a liberação crônica de noradrenalina é responsável pela redução seletiva de receptores beta-1 adrenérgicos, fundamentais para a adequada resposta inotrópica positiva do miocárdio e crescimento celular. Enquanto, em condições normais, a concentração ventricular de beta-1 receptores é em torno de 75 a 80% da concentração total de receptores, na insuficiência cardíaca esta proporção é alterada, alcançando 65 a 70% do total[25]. Além disso, há o desacoplamento dos receptores beta-2 adrenérgicos secundário à elevação nos níveis de proteínas G inibitória intracelular[26-30]. Tais alterações diminuem a responsividade do miócito ao estímulo adrenérgico, levando a uma piora adicional do desempenho cardíaco. Com a manutenção desses mecanismo[31-35] há progressão da disfunção miocárdica, caracterizando o mau prognóstico dessa patologia[36-38].

Esta hiperatividade simpática presente nos portadores de insuficiência cardíaca pode ser demonstrada por estudos realizados na Unidade de Reabilitação Cardiovascular e Fisiologia do Exercício do Instituto do Coração – HC-FMUSP, em colaboração com a Universidade da Califórnia, Los Angeles. Pela utilização da técnica de microneurografia constatou-se um aumento da atividade nervosa simpática muscular tanto em repouso, como durante estresse mental[39] e exercício isométrico[40], em portadores de insuficiência cardíaca. Além disso, este último estudo realizado em nosso laboratório mostra ainda que a atividade nervosa simpática muscular aumenta progressivamente do indivíduo saudável para o paciente com disfunção ventricular esquerda e deste para o paciente com insuficiência cardíaca avançada (**Figura 11.1**).

Paralelo a essa hiperatividade simpática, o aumento da ativação do SRAA é responsável por uma maior produção de renina plasmática, angiotensina II e aldosterona que, além de participarem do quadro de vasoconstricção progressiva da IC, estão envolvidas no acúmulo de colágeno no miocárdio e, conseqüentemente, no processo de fibrose miocárdica. A angiotensina II, ao lado da nora-

Controle normal

➤ 27 impulsos/min.

5mm/s

Insuficiência cardíaca
LEVE

➤ 41 impulsos/min.

5mm/s

Insuficiência cardíaca
AVANÇADA

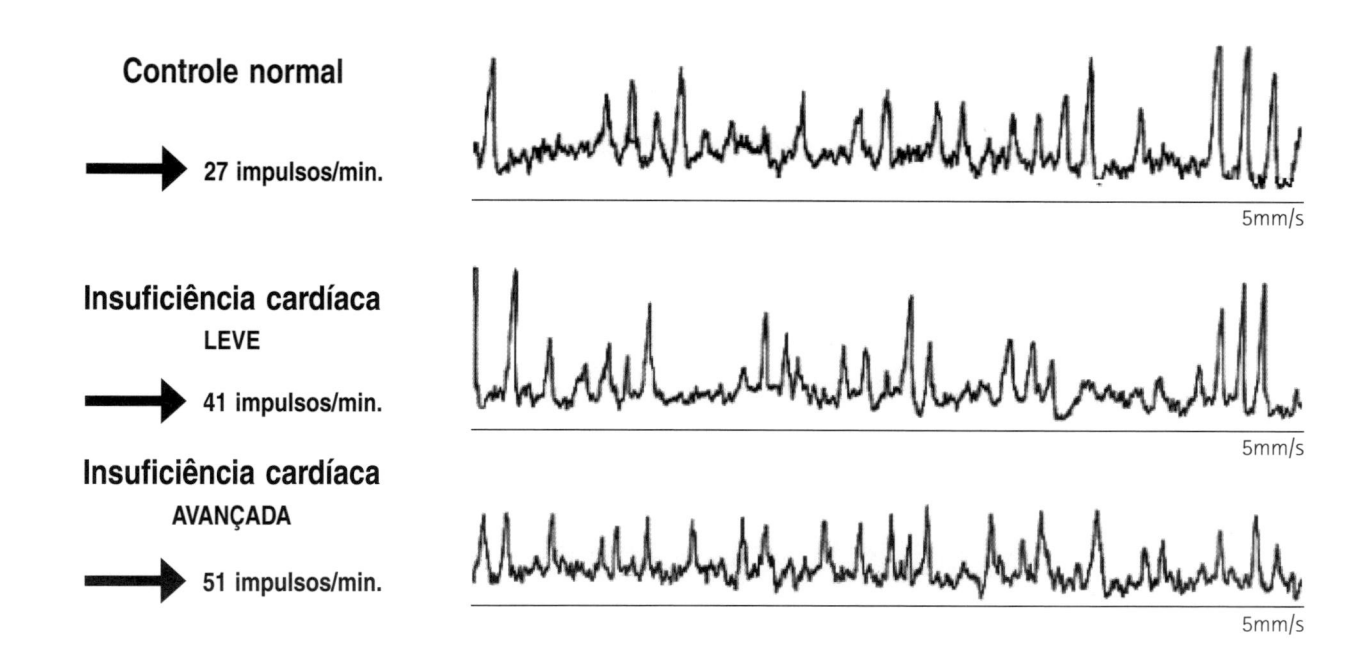

➤ 51 impulsos/min.

5mm/s

Fig. 11.1
Progressão da atividade nervosa simpática muscular do indivíduo controle normal ao paciente com insuficiência cardíaca avançada. Adaptada de Negrão et al., Am. J. Physiol: Heart Circ Physiol, 280:H1286-1292, 2001.

drenalina, também é responsável por desencadeamento da hipertrofia miocárdica e, portanto, pelo processo de remodelamento ventricular.

Além de todos esses fatores citados, conhecimentos adquiridos nos últimos anos têm mostrado que a ativação inflamatória, com aumento nos níveis séricos de citoquinas é um importante fator para a progressão da insuficiência cardíaca. Em análises multivariadas, os níveis elevados do fator de necrose tumoral (TNF-alfa) e interleucinas (IL-6) foram identificados como marcadores de prognóstico para o paciente com insuficiência cardíaca[41]. Mais importante ainda foi a observação de que as citoquinas atuam nos fatores catabólicos envolvidos na patogênese da caquexia muscular esquelética e cardíaca[42,43], além de alterarem o metabolismo muscular. As citoquinas podem afetar a expressão do retículo sarcoplasmático de Ca++, adenosina trifosfatase e fosfolamban[44] ou mesmo induzir outros fatores patológicos, mais especificamente a isoforma induzível de óxido nítrico sintase (iNOS) que tem se mostrado estimulada por IL-1 e TNF-alfa, via ativação de fator-kappa-B[45]. Um aumento na expressão de iNOS tem sido confirmado no músculo esquelético de pacientes com insuficiência cardíaca. E este aumento excessivo no nível de óxido nítrico produzido por iNOS pode inibir enzimas aeróbias, afetando a capacidade aeróbia de pico dos pacientes acometidos pela doença[46].

Portanto, como dito anteriormente, a fisiopatologia da IC é multifatorial e bastante complexa, sendo o que foi aqui exposto apenas uma parte das principais alterações que ocorrem com o processo da doença.

Apresentação clínica

Definindo a insuficiência cardíaca como a incapacidade do coração em ejetar uma quantidade suficiente de sangue para atender as necessidades metabólicas dos diferentes tecidos, podemos entender a grande característica clínica dessa doença, ou seja, a dispnéia progressiva associada a uma má qualidade de vida. Neste caso, o mecanismo responsável pelos sintomas e sinais clínicos da IC é a disfunção sistólica ventricular.

Apesar da disfunção ventricular sistólica ser a grande responsável pela maior parte da sintomatologia da IC, cerca de 30%-40%[47] dos pacientes apresentam-se com disfunção diastólica isolada do ventrículo esquerdo. Dessa forma, a dispnéia nesse caso seria decorrente do relaxamento inadequado do ventrículo esquerdo, causando dificuldade em seu enchimento. O maior exemplo a ser citado de disfunção diastólica fisiológica é o envelhecimento[48].

Portanto, de qualquer forma, seja na IC sistólica ou diastólica, a dispnéia é a apresentação clínica mais habitual e a grande responsável por levar o paciente a procurar auxílio médico.

Diagnóstico

O diagnóstico da IC pode ser dividido em clínico e laboratorial. Do ponto de vista clínico, a mais recente classificação da IC em quatro estágios (A, B, C, D) é de fundamental importância por já considerar o paciente que terá um maior risco para o desenvolvimento da doença. Dessa forma, a atuação em prevenção pode ser feita de forma mais intensa, podendo prorrogar ou mesmo evitar a progressão da doença (**Quadro 11.1** - adaptado das II Diretrizes da Sociedade Brasileira de Cardiologia para Diagnóstico e Tratamento da Insuficiência Cardíaca, 2002)[49].

QUADRO 11.1 - ESTÁGIOS DA INSUFICIÊNCIA CARDÍACA CRÔNICA EM ADULTOS

Estágios da IC	Descrição
A Pacientes de alto risco	Pacientes com alto risco de desenvolver IC pela presença de condições clínicas associadas ao desenvolvimento dessa enfermidade. Tais pacientes não apresentam nenhuma alteração funcional ou estrutural do pericárdio, miocárdio ou de valvas cardíacas e nunca apresentaram sinais ou sintomas de IC.
B Disfunção ventricular assintomática	Pacientes que já desenvolveram cardiopatia estrutural sabidamente associada à IC, mas que nunca exibiram sinais ou sintomas de insuficiência.
C IC sintomática	Pacientes com sintomas prévios ou presentes de IC associados com cardiopatia estrutural subjacente.
D IC refratária	Pacientes com cardiopatia estrutural e sintomas acentuados de IC em repouso, apesar de terapia clínica máxima, e que requerem intervenções especializadas.

Adaptado das II Diretrizes da Sociedade Brasileira de Cardiologia para o Diagnóstico e Tratamento da Insuficiência Cardíaca – Grupo de Estudos de Insuficiência Cardíaca (GEIC), Sociedade Brasileira de Cardiologia. Arq Bras Cardiol 79:(suppl. IV), 2002.

A confirmação do diagnóstico clínico deve ser realizada por meio de exames laboratoriais, principalmente aqueles que visam à análise de função cardíaca. Nesta fase de confirmação do diagnóstico também é importante que se incluam exames visando identificar a causa e gravidade da doença.

Um exame laboratorial que recentemente ganhou destaque no diagnóstico da IC foi o BNP (fator natriurético cerebral). O BNP é um polipeptídeo que tem os ventrículos como principal fonte de produção. Tanto a sobrecarga de volume ventricular quanto a sobrecarga de pressão parecem ser os grandes responsáveis pela liberação de BNP, que se encontra elevado em portadores de IC e está diretamente relacionado ao prognóstico e gravidade da doença. Atualmente o BNP tem sido usado tanto na prática clínica ambulatorial como em situações de emergência, como marcador bioquímico de disfunção miocárdica capaz de auxiliar no diagnóstico de IC.

Como não é a finalidade desse capítulo discorrer sobre cada exame a ser realizado para o diagnóstico da IC, uma representação por meio de figura será apresentada como proposta para abordagem diagnóstica na IC, sugerida pela II Diretrizes da Sociedade Brasileira de Cardiologia para Diagnóstico e Tratamento da Insuficiência Cardíaca (2002) (**Figura 11.2**)[49].

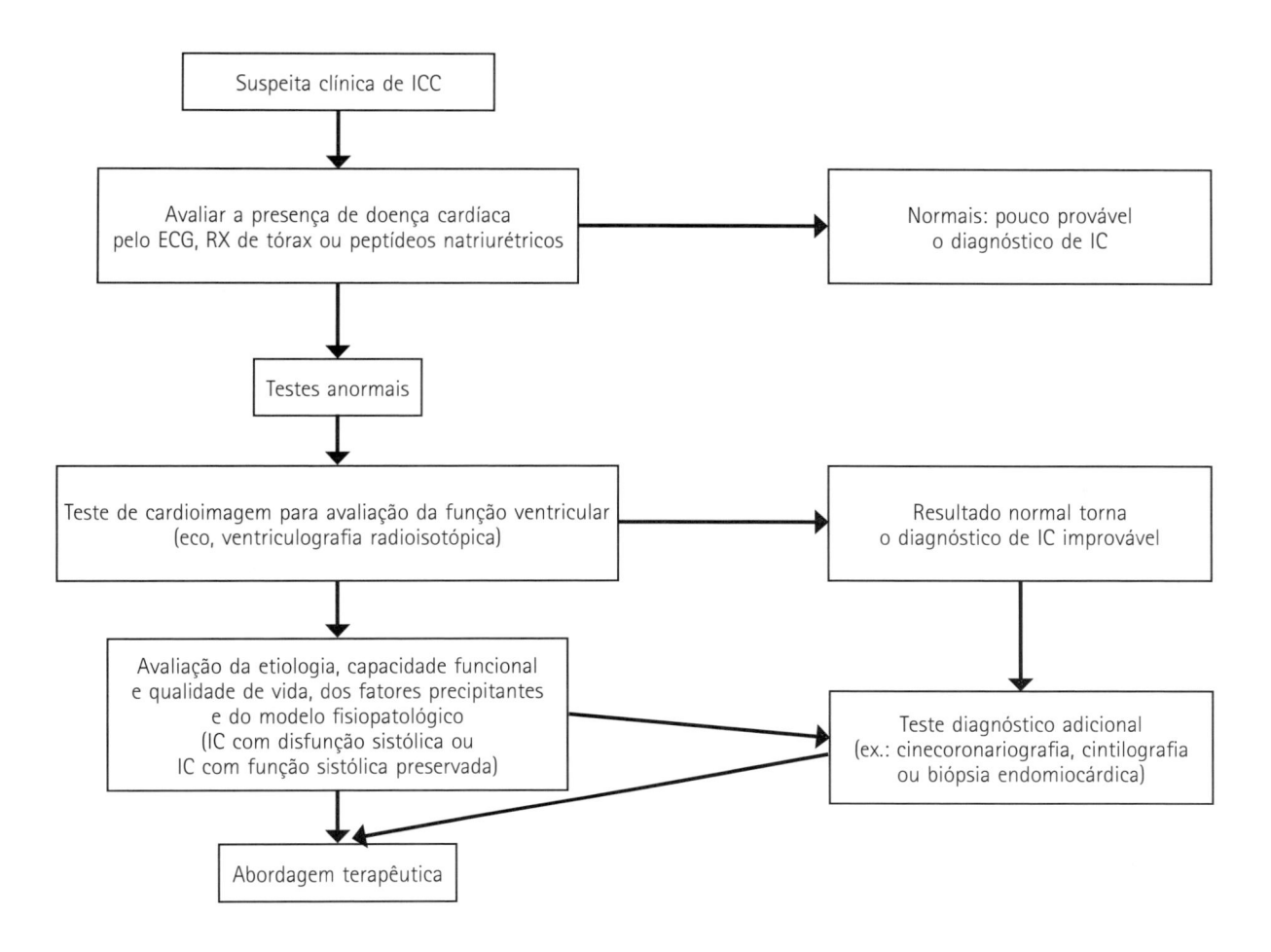

```
┌─────────────────────────┐
│  Suspeita clínica de ICC │
└─────────────────────────┘
             │
             ▼
┌──────────────────────────────────────┐          ┌──────────────────────────┐
│ Avaliar a presença de doença cardíaca│─────────▶│ Normais: pouco provável  │
│ pelo ECG, RX de tórax ou peptídeos   │          │ o diagnóstico de IC      │
│ natriuréticos                        │          └──────────────────────────┘
└──────────────────────────────────────┘
             │
             ▼
   ┌──────────────────┐
   │ Testes anormais  │
   └──────────────────┘
             │
             ▼
┌──────────────────────────────────────────────┐   ┌──────────────────────────────┐
│ Teste de cardioimagem para avaliação da      │──▶│ Resultado normal torna       │
│ função ventricular (eco, ventriculografia    │   │ o diagnóstico de IC improvável│
│ radioisotópica)                              │   └──────────────────────────────┘
└──────────────────────────────────────────────┘
             │
             ▼
┌──────────────────────────────────────────────┐   ┌──────────────────────────────┐
│ Avaliação da etiologia, capacidade funcional │──▶│ Teste diagnóstico adicional  │
│ e qualidade de vida, dos fatores precipitantes│  │ (ex.: cinecoronariografia,   │
│ e do modelo fisiopatológico                  │   │ cintilografia ou biópsia     │
│ (IC com disfunção sistólica ou               │   │ endomiocárdica)              │
│ IC com função sistólica preservada)          │   └──────────────────────────────┘
└──────────────────────────────────────────────┘
             │
             ▼
   ┌──────────────────────┐
   │ Abordagem terapêutica │◀────────────────────
   └──────────────────────┘
```

Fig. 11.2
Fluxograma da abordagem diagnóstica na insuficiência cardíaca. Adaptado das II Diretrizes da Sociedade Brasileira de Cardiologia para o Diagnóstico e Tratamento da Insuficiência Cardíaca – Grupo de Estudos de Insuficiência Cardíaca (GEIC), Sociedade Brasileira de Cardiologia. Arq Bras Cardiol 79 (supl. IV), 2002.

Tratamento

Com relação à terapêutica, neste capítulo será dada ênfase principal ao tratamento não medicamentoso do paciente portador de IC, e com isso, o exercício físico será o tema de discussão.

A trajetória da inclusão do treinamento físico no tratamento da IC é bem marcante e delimitada. Até o final dos anos 80, a restrição ao exercício e o repouso no leito faziam parte das estratégias de tratamento para todas as formas e estágios da doença[50]. A partir da década de 80, com os avanços nas pesquisas realizadas na área de reabilitação cardiovascular em pacientes portadores de disfunção ventricular, observou-se que um programa de condicionamento físico especializado era seguro, sem maiores complicações em relação aos eventos colaterais e, principalmente, poderia melhorar a tolerância ao esforço nesse grupo de pacientes. Estas evidências iniciais, somadas a outras tantas que se sucederam na década de 90, foram progressivamente mudando o paradigma de que o exercício físico era desaconselhado para o paciente com insuficiência cardíaca. Nos últimos anos, resultados alcançados com o exercício físico regular foram tão expressivos que o treinamento físico passou a ser considerado uma conduta não-farmacológica a ser incluída no tratamento até mesmo de pacientes portadores de insuficiência cardíaca em estágio avançado da doença.

Os mecanismos pelos quais o exercício físico tem demonstrado benefícios aos pacientes portadores de IC incluem desde a melhora da sua capacidade funcional até a atuação em alterações neuro-humorais, vasculares e inflamatórias que fazem parte da fisiopatologia de manutenção e progressão da doença.

A melhora da capacidade funcional em pacientes com insuficiência cardíaca tem sido estudada pela tolerância ao exercício e, principalmente, pelo consumo de oxigênio de pico. Resultados de estudos anteriores[51-54] têm fornecido informações definitivas sobre a melhora do consumo de oxigênio de pico após o treinamento físico, em pacientes portadores de insuficiência cardíaca. Em um pioneiro e clássico estudo, Sullivan e col.[55] mostraram que o aumento do consumo de oxigênio de pico dependia principalmente de uma adaptação periférica, já que o fator mais influenciado pelo treinamento físico era a diferença artério-venosa de oxigênio e não o débito cardíaco. Estes resultados iniciaram uma série de estudos visando às alterações periféricas provocadas pelo treinamento físico. Neste sentido observou-se que o aumento no consumo de oxigênio de pico se correlaciona diretamente com aumento no volume de mitocôndria muscular e com a melhora da atividade específica de enzimas envolvidas na oxidação como, por exemplo, a citocromo oxidase c[46]. Este processo adaptativo muscular garante melhora da capacidade funcional e, obviamente, da qualidade de vida dos pacientes com insuficiência cardíaca.

Com relação à adaptação central desencadeada pelo treinamento, num elegante estudo, Brandão e colaboradores[56], demonstraram que o treinamento físico provoca uma expressiva melhora na função diastólica em jovens saudáveis, medida pela velocidade de enchimento do ventrículo esquerdo. Esta adaptação é responsável por um maior volume sistólico mesmo em freqüências cardíacas muito elevadas. Entretanto, em pacientes com insuficiência cardíaca, resultados do nosso grupo[57] e de outros[53,58] têm mostrado que o treinamento físico provoca pouca alteração na função ventricular, quando expressada pela fração de ejeção ou mesmo pelo volume sistólico, concordando com os achados iniciais de Sullivan. Mas, se por um lado, o treinamento físico não melhora a função ventricular, por outro lado, ele não provoca efeitos deletérios na espessura da parede ventricular ou mesmo no diâmetro ventricular, em pacientes com insuficiência cardíaca de diferentes etiologias[59].

Estudos que se sucederam ao longo destas duas últimas décadas serviram como base para afirmarmos que um programa de treinamento físico aeróbio realizado em bicicleta ergométrica ou esteira rolante, numa intensidade moderada, com duração de dois a quatro meses provoca aumento de 12 a 31% no consumo de oxigênio de pico, em pacientes com insuficiência cardíaca em classe funcional II-III da *New York Heart Association*.

Com relação ao sistema neuro-humoral, uma vez que o treinamento físico melhora a capacidade funcional em pacientes com insuficiência cardíaca, seria lógico imaginar que o exercício físico regular poderia alterar também o estado neuro-humoral exacerbado nesses pacientes. Entretanto, os resultados destes estudos, têm sido variáveis. Embora para alguns[60] o treinamento físico não mude os níveis plasmáticos de catecolaminas, para outros o treinamento físico diminui os níveis de adrenalina plasmática[61] e aumenta o controle vagal da freqüência cardíaca, com concomitante diminuição do controle simpático[52]. Resultados a este respeito foram recentemente verificados num estudo publicado pelo nosso grupo[57] em que o treinamento físico de quatro meses diminuiu dramaticamente a atividade nervosa simpática muscular, em pacientes com insuficiência cardíaca. Estes resultados também mostraram que a alteração provocada pelo treinamento físico foi tão expressiva que resultou em normalização da atividade nervosa simpática muscular, isto é, a diferença entre os pacientes com insuficiência cardíaca e os indivíduos controles normais não era mais verificada.

Os mecanismos envolvidos na diminuição da atividade nervosa simpática após o treinamento físico não são conhecidos. É possível, entretanto, que algumas adaptações reflexas que modulam a atividade nervosa simpática desempenhem um papel relevante nesta atenuação simpática. Como demonstrado por alguns estudos[62,63], a melhora da atividade dos barorreceptores arteriais que controlam a freqüência cardíaca parecem estar envolvidos nessa melhora. Apesar de animadores, estes resultados ainda representam uma compreensão muito preliminar da diminuição da atividade nervosa simpática muscular após o treinamento físico, em pacientes com insuficiência cardíaca.

No que diz respeito às adaptações vasculares provocadas pelo treinamento físico na IC, estudos recentes têm demonstrado resultados extremamente relevantes. Alguns investigadores verificaram que o treinamento físico com os membros superiores aumentava a resposta vasodilatadora no antebraço durante a hiperemia reativa[64]. Estes achados foram atribuídos à melhora do relaxamento vascular endotélio-dependente, já que é o endotélio que regula a vasodilatação durante esta manobra. Resultados semelhantes foram verificados por Hambrecht e colaboradores[65] nos membros inferiores. Estes investigadores constataram que a resposta de vasodilatação a acetilcolina estava potencializada em pacientes com insuficiência cardíaca treinados quando comparada àquela de pacientes com insuficiência cardíaca não treinados. Resultados mais notáveis foram descritos recentemente pelos mesmos investigadores quando eles demonstraram que o treinamento físico revertia a vasoconstrição paradoxal à infusão de adenosina e acetilcolina em artéria coronária, em pacientes diagnosticados com doença da artéria coronária[66]. Além disso, o treinamento físico melhora expressivamente a resposta vasodilatadora endotélio-depedente da artéria mamária interna esquerda frente a estimulação com acetilcolina, em pacientes com doença da artéria coronária[67]. Esta adaptação é acompanhada por um aumento na expressão de proteína de óxido nítrico sintase endotelial (eNOS) em decorrência da fosforilação de eNOS na posição serina pela proteína quinase Akt serina/treonina ou proteína quinase A. Neste elegante estudo, esta adaptação endotelial se correlacionou significativamente à vasodilatação fluxo-dependente. Estes resultados são evidências muito fortes de que o treinamento físico provoca modificações profundas na função endotelial e, conseqüentemente, no fluxo sanguíneo periférico, em pacientes com insuficiência cardíaca.

Mais recentemente, no início desta década, começaram a ser publicados os primeiros resultados a respeito do impacto do treinamento físico nos níveis de citocinas, em pacientes com disfunção ventricular. Larsen e colaboradores[68] submeteram 28 pacientes, com cardiopatia isquêmica em classe funcional II-III, a um programa de treinamento físico aeróbio por três meses. Após o período de intervenção, observou-se que no grupo de pacientes com disfunção ventricular houve uma queda significativa dos valores de TNF-alfa, embora as medidas de IL-6 e IL-8 não tenham se modificado. Paralelamente à queda de TNF-alfa, verificou-se uma melhora da capacidade funcional avaliada pela ergoespirometria e pelo teste de seis minutos de caminhada. Correlação semelhante entre a queda de TNF-alfa e a melhora do consumo de oxigênio de pico com o treinamento físico foi encontrada por Adamopoulos e colaboradores[69]. Contudo, diferentemente de Larsen[68], estes autores verificaram que os valores de IL-6 e de seu receptor solúvel (sIL-6R) também diminuíram com o treinamento físico. Da mesma forma, os receptores solúveis de TNF-alfa (sTNF-RI e sTNFR-II) decresceram no grupo de pacientes com disfunção ventricular submetido ao programa de exercício. Exercícios de resistência associados a exercícios aeróbios também provocam benefícios na modulação inflamatória, em pacientes isquêmicos com disfunção ventricular. Quando esta combinação foi realizada por um período de quatro meses, ocorreu uma queda significativa dos receptores solúveis de TNF-alfa (sTNFRI e sTNFRII), apesar de não ter ocorrido uma redução nos valores séricos de IL-6 e TNF-alfa[70].

As citocinas induzem a expressão de moléculas de adesão como a Molécula de Adesão Intercelular I (ICAM-1) e a Molécula de Adesão da Célula Vascular 1 (VCAM-1). A produção de fatores estimuladores de colônias tanto dos macrófagos (M-CSF) como dos granulócitos-macrófagos (GM-CSF) também ocorre de forma progressiva nos pacientes com disfunção ventricular e estão relacionadas à piora hemodinâmica, ativação neurohumoral e dano endotelial. O treinamento físico reduz a expressão destes marcadores, demonstrando o seu efeito antiinflamatório[71].

Resultados recentes mostram que o treinamento físico pode reverter os processos catabólicos musculares presentes na patogênese da insuficiência cardíaca. Gielen e colaboradores[72] verificaram que um programa de treinamento físico de seis meses reduziu significativamente a expressão de TNF-alfa, IL-1-beta e IL-6 no músculo esquelético de pacientes com insuficiência cardíaca avançada, apesar de não modificar os níveis séricos de citocinas. Além disso, a expressão de iNOS foi reduzida em 50% após este período de treinamento físico. O mesmo autor sugere que as citocinas são produzidas pela musculatura periférica quando em situação de isquemia. Neste momento, ocorre produção aumentada de radicais livres de oxigênio, provocando uma ação inflamatória local. O treinamento físico pode reduzir este processo inflamatório através da indução de agentes anti-oxidativos como a superóxido dismutase.

Outro fato extremamente importante relacionado ao efeito do treinamento físico nos mecanismos de manutenção e progressão da IC é a sua relação com a melhora da qualidade de vida destes pacientes. O efeito do treinamento físico na qualidade de vida de pacientes portadores de insuficiência cardíaca tem sido objeto de estudo de alguns investigadores. Koch e col[73] avaliando o efeito de 3 meses de treinamento físico em 25 pacientes com insuficiência cardíaca, verificaram 63% de melhora na qualidade de vida nos pacientes submetidos a exercício físico regular contra 4% entre os pacientes do grupo controle. Mais recentemente, Belardinelli e colaboradores[54], estudando o efeito do treinamento físico na qualidade de vida nos pacientes portadores de insuficiência cardíaca, observaram que ela melhorava após os dois primeiros meses de treinamento físico, permanecendo assim nos 12 meses subseqüentes ao treinamento físico. Esta melhora ocorreu simultaneamente às mudanças ocorridas no VO_2 pico e à melhora no prognóstico de vida dos pacientes estudados.

Apesar da relevância destes resultados, eles ainda não podem ser considerados prova definitiva da influência do treinamento físico no índice de mortalidade de pacientes com insuficiência cardíaca. No entanto, eles devem ser motivo de encorajamento para futuras investigações nesta área, o que, de fato, já está ocorrendo a partir de um estudo multicêntrico envolvendo os Estados Unidos da América do Norte e o Canadá. Neste estudo, chamado HF-ACTION, espera-se verificar se o treinamento físico pode influenciar o índice de hospitalização e de prognóstico de vida em pacientes com insuficiência cardíaca avançada.

Portanto, apesar de ainda existirem dúvidas sobre como se dá o efeito do exercício físico sobre a ativação simpática ou mesmo da sua atuação na mortalidade dos portadores de IC, a sua utilização como parte do tratamento clínico dos pacientes não pode ser esquecida. Tal conduta demonstra uma das grandes modificações ocorridas na última década, onde a indicação de inatividade e repouso no leito passa a dar lugar ao exercício físico como parte integrante do tratamento não farmacológico nos portador de IC. Entretanto é importante lembrar a necessidade de estratificação de risco do paciente portador de IC antes da recomendação do exercício físico. Para isso é de fundamental importância a realização de avaliação cardiológica prévia e a utilização da ergoespirometria, não apenas para o conhecimento da capacidade funcional do indivíduo, mas também para a correta prescrição do exercício.

Referências

1. Bonow RO, Udelson JE. Left ventricular diastolic dysfunction as cause of congestive heart failure. Mechanisms and management. Ann. Intern. Med., v502, p.502-10, 1992.

2. Kannel WB, Belanger AJ. Epidemiology of heart failure. Am. Heart J., v.121, p.951-7, 1991.

3. Dargie HJ, McMurray JV, McDonagh TA. Heart failure – Implications of the true size of the problem. J. Intern. Med., v239, p.309-15, 1996.

4. Eichhorn EJ, Bristow MR. Medical therapy ca improve the biologic properties of the chronically failing heart: a new er in the treatment of heart failure. Circulation, v.94, p.2285-96, 1996.

5. Thomas JA, Marks BH. Plasma norepinephrine in congestive heart failure. Am. J. Cardiol., v.41, p.233-43, 1978.

6. Cohn JN, Archibald DG, Ziesche S, Franciosa JA, Harston WE, Tristani FE, Dunkman WB, Jacobs W, Francis GS, Flohr KH et al. Effect of vasodilatador therapy on mortality in chronic congestive heart failure, Results of a Veterans Administration Cooperative Study. N. Engl. J. Med., v.314, p.1547-1552, 1986.

7. Levine TB, Francis GS, Goldsmith SR, Simon AB, Cohn JN. Activity of the sympatetic nervous system and renin-angiotensin system assessed by plasma hormone levels and their relation to hemodynamic abnormalities in congestive heart failure. Am. J. Cardiol., v.49, p. 1659-66, 1982.

8. Swedberg K, Viquerat CE, Rouleau JL, Roizen M, Atherton B, Parmley WW, Chattergee K. Comparasion of myocardial catecholamine balance in chronic congestive heart failure and in angina pectoris without failure. Am. J. Cardiol., v. 54, p.783-6, 1984.

9. Viquerat CE, Kereiakes D, Morris DL, Daly PA, Wexman M, Frank P, Parmley WW, Chattergee K. Alterations in left ventricular function, coronary hemodynamics and myocardial catecholamine balance with MDL 17043, a new inotropic vasodilatador agent in patients with severe heart failure. J. Am. Coll. Cardiol., v.5, p.326-32, 1985a.

10. Viquerat CE, Daly P, Swedberg K, Evers C, Curran D, Parmley WWW, Chattergee K. Endogenous catcholamine levels in chronic heart failure. Am. J. Med., v.78, p.455-60, 1985b.

11. Francis GS, Benedict C, Johnstone DE, Kirlin PC, Nicklas J, Liang CS, Kubo SH, Rudin-Toretsky, E, Yusuf S. Comparasion of neuroendocrine activation in patients with left ventricular dysfunction with and without congestive heart failure. Circulation, v.82, p.1724-9, 1990.

12. Packer M. Blockade in heart failure: basic concepts and clinical results. American Journal of Hypertension, v.11, p.24S-37S, 1998.

13. Mann DL, Cooper G. IV. Neurohumoral activation in congestive heart failure: a double-edged sword? Clin. Cardiol., v.12, p.485-90, 1989.

14. Mann DL. Basic mechanisms of disease progression in the filing heart: the role of excessive adrenergic drive. Prog. Cardiovasc. Dis., v. 41, p.1-8, 1998.

15. Mann DL. Mechanisms and models in heart failure. Circulation, v.100, p.999-1008, 1999.

16. Hasegawa K, Iwai-Kanai E, Sasayama S. Neurohormonal regulation of myocardial cell apoptosis during the development of heart failure. J. Cell. Physiol., v.186, p.11-18, 2001.

17. Braunwald E, Chidsey CA. The adrenergic nervous system in the control of the normal and failing heart. Proc. R. Soc. Med., V.58, p.1063-6, 1965.

18. Spann JF Jr; Chidsey CA, Pool PE, Braunwald E. Mechanism of norepinephrine depletion in experimental heart failure produced by aortic constriction in the guinea pig. Circ. Res., v. 17, p.312-21, 1965.

19. Chidsey CA, Sonnenblick EH, Morrow AG, Braunwwald E. Norepinephrine stores and contractile force of papillary muscle from the failing human heart. Circulation, v.33, p.43-51, 1966.

20. Pool PE, Covell JW, Levitt M, Gibb J, Braunwald E. Reduction of cardiac tyrosine hydroxylase activity in experimental congestive heart failure. Circ. Res., v. 20, p.349-53, 1967.

21. Kramer RS, Mason DT, Braunwald E. Augmented sympathetic neurotransmitter activity in the peripheral vascular bed of patients with congestive heart failure and cardiac norepinephrine depletion. Circulation, v.38, p.629-34, 1968.

22. Poo PE, Braunwald E. Fundamental mechanisms in congestive heart failure. Am. J. Cardiol., v.22, p.7-15, 1968.

23. Braunwald E. Alterations in the activity of the adrenergic nervous system in heart failure. UCLA Forum Med. Sci., v.10, p.289-94, 1970.

24. Kappagoda CT, Linden RJ, Scott EM, Snow HM. Proceedings: the efferent pathway of the reflex increase in heart rate produced by stimulation of left arterial receptors. J. Physiol. (Lond), v.242, p.790-80P, 1974.

25. Bristow MR, Ginsburg R, Fowler M, Minobe W, Rasmussen R, Zera P, Menlove R, Shah P, Stinson E. 1 and 2-adrenergic receptor subpopulations in normal and failing human ventricular myocardium: coupling of both receptor subtypes to muscle contraction and selective 1 receptor downregulation in heart failure. Circ. Res., V.59, P.297-309, 1986.

26. Feldman AM, Gates AE, Veazey WB, Hershberger RE, Bristow MR, Baughman KL, Baumgartner WA, Van Dop, C. Increase of the Mr 40,000 PERTUSSIS toxin substrate (G protein) in the failling human heart. J. Clin. Invest., v.82, p.189-97, 1988.

27. Neumann J, Schmitz W, Scholz H, Meyernick LV, Doring V, Kalma P. Increase in myocardial Gi proteins in heart failure. Lancet, v.2, p.936-7, 1988

28. Bristow MR, Anderson FL, Port JD, Skerl L, Hershberger RE, Larrabee P, O´Connell JB, Renlund DG, Volkman K, Murray J, Feldman AM. Differences in -adrrenergic neuroeffector mechanisms in ischemic vs idiopathic dilated cardiomyopathy. Circulation, v.84, p.1024-39, 1991.

29. Feldman AM, Jackson DG, Bristow MR, Cates AE, Van Dop C. Immunodetectable levels of the inhibitory guanine nucleotide binding proteins in failing human heart: discordance with measurementsof adenylate cyclase activity and levels of pertussis toxin substrate. J. Mol. Cell Cardiol., v.23, p.439-452, 1991.

30. Böhm M, Eschenhagen T, Gierschick P, Larisch K, Lensche H, Mende U, Schmitz W, Schnabel P, Scholz H, Steinfath M, Erdmann E. Radioimmuno-chemical quantification of GI in right and left ventricles from patients with ischemic dilated cardiomyopathy and predominant left ventricular failure. J. Mol. Cell Cardiol., v.26, p.133-149, 1994.

31. Cohn JN. Is neurohormonal activation deleterius to the long-term outcome of patients with congestive heart failure? III: antagonist's viewpoint. J. Am. Coll. Cardiol., v.12, p.554-558, 1988.

32. Eichhorn EJ. The paradox of beta-adrenergic blockade for the management of congestive heart failure. Am. J. Med., v.92, p.527-538, 1992.

33. Packer M. Evolution of the neurohormonal hypothesis to explain the progression of chronic heart failure. Eur. Heart J., V.16 (suppl F), p. 4-6, 1995.

34. Bristow MR. Mechanistic and clinical rationales for using beta-blockers in heart failure. J. Card. Fail., v.6, p.8-14, 2000a.

35. Ferrari R, Ceconi C, Curello S, Visioli O. The neuroendocrine and sympathetic nervous system in congestive heart failure. Eur. Heart J., V.19(suppl F), p. F45-F51, 1998.

36. Cohn JN, Levine B, Olivari MT, Garberg V, Lura D, Francis GS, Simon AB, Rector T. Plasma norepinephrine as a guide to prognosis in patients with chronic congestive heart failure. N. Engl. J. Med., v311, p. 819-23, 1984.

37. Rector TS, Olivari MT, Levine TB, Francis GS, Cohn JN. Predicting survival for na individual with congestive heart failure using the plasma norepinephrine concentration. Am. Heart J., v.114, p.148-52, 1987.

38. Francis GS, Cohn JN, Johnson G, Rector TS, Goldman S, Simon A. Plasma norepinephrine, plasma renin activity, and congestive heart failure. Circulation, v.87, p.VI40-VI48, 1993.

39. Middlekauff, HR, Nguyen AH, Negrão CE, Nitzsche AU, Hoh CK, Natterson BA, Hamilton MA, Fonarow GC, Hage AH, Moriguchi JD. Impact of acute mental stress on muscle sympathetic nerve activity in patients with advanced heart failure. Circulation, v. 96, p. 1835-1842, 1997.

40. Negrão CE, Rondon MUPB, Tinucci T, Alves MJN, Roveda F, Braga AMW, Reis SF, Nastari L, Barreto ACP, Krieger EM, Middlekauff HR. Abnormal neurovascular control during exercise is linked to heart failure severity. Am. J. Physiol., v.280, p. H1286-1292, 2001.

41. Orus J, Roig E, Perez-Villa F, Pare C, Azqueta M, Filella X. Prognostic value of serum cytokines in patients with congestive heart failure. J Heart Lung Transplant;v.9,p.419-425, 2000.

42. Anker SD, Clark AL, Kemp M, Salsbury C, Teixeira MM, Hellewell PG . Tumor necrosis factor and steroid metabolism in chronic heart failure: possible relation to muscle wasting. J Am Coll Cardiol; v.30. p.997-1001,1997.

43. Anker SD, Ponikowski PP, Clark AL, Leyva F, Rauchhaus M, Kemp M. Cytokines and neurohormones relating to body composition alterations in the wasting syndrome of chronic heart failure. Eur Heart J; v.20, p.683-693, 1999.

44. MC Tiernam CF, Lemster BH, Frye C, Brooks S, Combes A, Feldman AM. Interleukin-1-beta inhibits phospholamban gene expression in cultured cardiomyocytes. Circ Res; v.81, p.493-503, 1997.

45. Li N, Karin M. Is NF-kB the sensor of oxidative stress? FASEB J; v.13, p.1137-1143, 1999.

46. Hambrecht R, Adams V, Gielen S, Linke A, Mobius-Winkler S, Yu J. Exercise intolerance in patients with chronic heart failure and increased expression of inducible nitric oxide synthase in the skeletal muscle. J Am Coll Cardiol; v.33, p.:174-179, 1999.

47. Soufer R, Wohlgelerrnter D, Vita NA *et al*. Intact systolic function in clinical congestive heart failure. Am J Cardiol., v.55, p1032-1036, 1985.

48. Nixon JV & Berns CA. Cardiac effects of age and diastolic dysfunction in the eldery. In: Gaasch WH, Lewinter MM, eds – Left ventricular diastolic dysfunction and heart failure. Philadelphia: Lea and Febiger, 427-435, 1993.

49. Diretrizes da Sociedade Brasileira de Cardiologia para o Diagnóstico e Tratamento da Insuficiência Cardíaca – Grupo de Estudos de Insuficiência Cardíaca (GEIC), Sociedade Brasileira de Cardiologia. Arq. Bras. Cardiol, v.79, supl. IV, 2002.

50. Afzal A, Brauner C, Keteyian S. Exercise training in heart failure. Prog Cardiov Dis, v.41, supl (3), p.175-190, 1998.

51. Jette M, Heller R, Landry F. Randomized 4-week exercise program in patients with impaired left ventricular function. Circulation; v.84, p.1561-1567,1991.

52. Coats AJ, Adamopoulos S, Radaelli A, McCance A, Meyer TE, Bernardi L et al. Controlled trial of physical training in chronic heart failure: exercise performance, hemodynamics, ventilation, and autonomic function. Circulation;v.85, p.2119-2131, 1992.

53. Belardinelli R, Georgiou D, Cianci G, Berman N, Ginzton L, Purcaro A. Exercise training improves left ventricular diastolic filling in patients with dilated cardiomyopathy. Clinical and prognostic implications. Circulation;v.91, p.2775-2784, 1995.

54. Belardinelli R, Georgiou D, Cianci G, Purcaro A. Randomized, controlled trial of long-term moderate exercise training in chronic heart failure: effects on functional capacity, quality of life, and clinical outcome. Circulation;v.99, p.1173-1182, 1999.

55. Sullivan MJ, Higginbotham MB, Cobb FR. Exercise training in patients with severe left ventricular dysfunction: hemodynamic and metabolic effects. Circulation;v.78, p.506-515, 1988.

56. Brandão MUP, Wajngarten M, Rondon E, Giorgi MCP, Hironaka F, Negrão CE. Left ventricular function during dynamic exercise in untrained and moderately trained subjects. J Appl Physiol;v.75, p.1989-1995, 1993.

57. Roveda F, Middlekauff HR, Rondon MUPB, Reis SF, Souza M, Nastari L, Negrão CE. The effects of exercise training on sympathetic neural activation in advanced heart failure. A randomized controlled trial. J Am Coll Cardiol;v.42, p.854-860, 2003.

58. Belardinelli R, Georgiou D, Purcaro A. Low dose of dobutamine echocardiography predicts improvement in functional capacity after exercise training in patients with ischemic cardiomyopathy: prognostic implication. J Am Coll Cardiol;v.31, p.1027-1034, 1998.

59. Dubach P, Myers J, Dziekan G, Goebbels U, Reinhart W, Vogt P. The effects of exercise training on myocardial remodeling in patients with reduced left ventricular function after myocardial infarction: application of magnetic resonance imaging. Circulation;v.95, p.2060-2067, 1997.

60. Keteyian SJ, Brawner CA, Schairer JR, Levine TB, Levine AB, Rogers FJ. Effects of exercise training on chronotropic incompetence in patients with heart failure. Am Heart J;v.138(2 Pt), p233-240, 1999.

61. Hambrecht R, Gielen S, Linke A, Fiehn E, Yu J, Walther C. Effects of exercise training on left ventricular function and peripheral resistance in patients with chronic heart failure: a randomized trial. JAMA;v.283, p.3095-3101, 2000.

62. Liu JL, Irvine S, Reid IA, Patel KP, Zucker IH. Chronic exercise reduces sympathetic nerve activity in rabbits with pacing-induced heart failure: A role for angiotensin II. Circulation;v.102, p.1854-1862, 2000.

63. Rondon E. Efeito do treinamento físico no controle barorreflexo da atividade nervosa simpática e da freqüência cardíaca em ratos com insuficiência cardíaca. Dissertação de mestrado apresentado na Escola de Educação Física da Universidade de São Paulo, 73p.

64. Hornig B, Maier V, Drexler H. Physical training improves endothelial function in patients with chronic heart failure. Circulation;v.93, p.210-214, 1996.

65. Hambrecht R, Fiehn E, Weigl C, Gielen S, Hamann C, Kaiser R. Regular physical exercise corrects endothelial dysfunction and improves exercise capacity in patients with chronic heart failure. Circulation;v.98, p.2709-2715, 1998.

66. Hambrecht R, Wolf A, Gielen S, Linke A, Hofer J, Erbs S. Effect of exercise on coronary endothelial function in patients with coronary artery disease. New Engl J Med;v.342, p.454-460, 2000.

67. Hambrecht R, Adams V, Erbs S, Linke A, Krankel N, Shu Y. Regular physical activity improves endothelial function in patients with coronary artery disease by increasing phosphorylation of endothelial nitric oxide synthase. Circulation;v.107, p.:3152-3158, 2003.

68. Larsen AI, Aukrust P, Aarsland T, Dickstein K. Effect of aerobic exercise training on plasma levels of Tumor Necrosis Factor Alpha in patients with heart failure. Am J Cardiol;v.88, p.805-808, 2001.

69. Adamopoulos S, Parissis J, Karatzas D, Kroupis C, Georgiadis M, Karavolias G. Physical training modulates proinflammatory cytokines and the soluble Fas/soluble Fas ligand system in patients with chronic heart failure. J Am Coll Cardiol;v.39, p.653-663, 2002.

70. Conraads VM, Beckers P, Bosmans J, De Clerck LS, Stevens WJ, Vrints CJ. Combined endurance/resistance training reduces plasma TNF- receptors levels in patients with chronic heart failure and coronary artery disease. Eur Heart J;v.23, p.1854-1860, 2002.

71. Adamopoulos S, Parissis J, Kroupis C. Physical training reduces peripheral markers of inflammation in patients with chronic heart failure. Eur Heart J; v.22,p.791-797, 2001.

72. Gielen S, Adams V, Mobius-Winkler S, Linke A, Erbs S, Yu J. Anti-inflamatory effects of exercise training in the skeletal muscle of patients with chronic heart failure. J Am Coll Cardiol;v.42, p.861-868, 2003.

73. Koch M, Douard H, Broustat JP. The benefit of graded physical exercise in chronic heart failure. Chest, v 101, p.231S-235S, 1992.

12 Pressão arterial e exercício

Susimeire Buglia
Horácio Arakaki

Introdução

A prática de exercício físico regular tem sido muito comentada nos meios de comunicação com uma medida preventiva de muitas doenças, principalmente as de origem cardiovascular. A curiosidade e interesse da população é crescente nas grandes cidades, porém a atividade física realizada de forma desordenada, sem a orientação adequada de profissionais da área pode acarretar inúmeros problemas, anulando os benefícios esperados.

Neste capítulo será abordado o comportamento da pressão durante o exercício físico, tanto no indivíduo normal como no hipertenso; os mecanismos envolvidos no desenvolvimento da hipertensão arterial e a influência do exercício sobre estes mecanismos; avaliação das informações do teste ergométrico e seu auxílio no diagnóstico, prognóstico, e na prescrição de um programa de exercício, bem como os benefícios cardiovasculares da atividade física regular.

Epidemiologia

A hipertensão arterial sistêmica (HAS) é um dos mais importantes fatores de risco para o desenvolvimento das doenças cardiovasculares, sendo associada a cerca de 40% das mortes por acidente vascular cerebral (AVC) e a 25% daquelas por doença arterial coronariana (DAC)[1], com elevada freqüência de internações. Calcula-se que pelo menos 50 milhões de norte-americanos são hipertensos e estudos brasileiros têm mostrado uma prevalência de 14 a 47,9% em diferentes regiões[2]. Diante desta realidade são estabelecidos os objetivos para programa e política de controle da hipertensão arterial no país, como:
1. Reduzir complicações, internações e mortes relacionadas à hipertensão;
2. Reduzir a prevalência da doença hipertensiva;
3. Aumentar o grau de conhecimento da população sobre a importância do controle da hipertensão arterial;

4. Garantir acesso dos hipertensos a serviços básicos de saúde com resolubilidade;
5. Incentivar políticas e programas comunitários.

A classificação da pressão arterial segundo a Sociedade Brasileira de Hipertensão publicada em 2002 visa auxiliar o diagnóstico precoce de indivíduos com níveis limítrofes e hipertensão instalada (Tabela 12.1[3]).

Para que este programa se cumpra, além dos esforços governamentais, é igualmente importante que os profissionais médicos de diversas áreas estejam atentos aos mecanismos fisiológicos e fisiopatológicos envolvidos na gênese do processo hipertensivo para que a abordagem terapêutica se faça mais efetiva, eficiente e abrangente possível, bem como medidas preventivas que possam evitar ou diminuir o impacto desta enfermidade sobre os diversos sistemas. Dieta alimentar equilibrada, com baixo teor de sal e gorduras, redução do consumo de bebida alcoólica, abandono do tabagismo, exercício físico regular, redução do peso corporal, redução do estresse ambiental e social são medidas chamadas não-farmacológicas coadjuvantes extremamente importantes no controle da pressão arterial e suas conseqüências[3], e que muitas vezes são suficientes para pessoas com níveis limítrofes de pressão arterial ou com hipertensão leve.

Dos fatores ambientais, o sedentarismo parece ser um dos mais importantes fatores de risco cardiovascular nas sociedades modernas, sendo mais prevalente no Estado de São Paulo (69%) que o tabagismo (38%), hipertensão arterial (22%), obesidade (18%) e alcoolismo (8%)[4]. Estudos epidemiológicos demonstraram que o risco de desenvolvimento de hipertensão é de 60 a 70% maior em indivíduos sedentários do que naqueles que praticam atividade física regular[5]. Constantes evidências dos benefícios cardiovasculares, metabólicos e autonômicos após o exercício agudo e crônico têm levado muitos investigadores a sugerir treinamento físico como conduta não-farmacológica importante na prevenção e tratamento da hipertensão arterial, bem como em diferentes situações associadas como diabetes, resistência à insulina e obesidade[6].

TABELA 12.1[7] – CLASSIFICAÇÃO DA PRESSÃO ARTERIAL (> 18 ANOS)

Classificação	Pressão Sistólica (mmHg)	Pressão Diastólica (mmHg)
Ótima	< 120	< 80
Normal	< 130	< 85
Limítrofe	130-139	85-89
Hipertensão		
Estágio 1 (leve)	140-159	90-99
Estágio 2 (moderada)	160-179	100-109
Estágio 3 (grave)	≥ 180	≤ 110
Sistólica isolada	≥ 140	≤ 90

O valor mais alto de sistólica ou diastólica estabelece o estágio do quadro hipertensivo. Quando as pressões sistólicas e diastólicas situam-se em categorias diferentes, a maior deve ser utilizada para classificação do estágio.

Fisiopatologia da hipertensão arterial

A hipertensão arterial sistêmica (HAS) é uma doença poligênica, que resulta de anormalidades dos mecanismos de controle da pressão arterial. Estes múltiplos mecanismos podem ser separados em três categorias: 1. sistema neurorreflexo e simpático do débito cardíaco; 2. controle renal e metabólico do volume e complacência vascular; 3. controle local da resistência vascular pelo endotélio e musculatura lisa.

Na hipertensão estabelecida existem alterações em praticamente todos estes mecanismos controladores, sendo difícil estabelecer quais os que tiveram papel preponderante no desencadeamento e manutenção dos valores elevados da pressão arterial. Embora seja improvável que todos estes desarranjos ocorram simultaneamente em um mesmo indivíduo, múltiplos arranjos em diferentes proporções podem ser encontrados, uma vez que o marcador hemodinâmico da HAS primária é o aumento persistente da resistência vascular periférica, a qual é influenciado por diferentes associações destes fatores determinantes. A influência do sistema nervoso simpático e hormônios reguladores (como a angiotensina) sobre a circulação periférica promove um aumento de sua resistência. Nos indivíduos jovens com hipertensão leve ou limítrofe há uma maior concentração de catecolaminas circulantes demonstrando uma atividade simpática aumentada[8,9]. Alguns autores sugerem que um defeito primário no balanço de cálcio e sódio na musculatura lisa vascular[10] e anormalidades nos fatores de controle vascular mediado pelo endotélio[11] são outros fatores que podem ser importantes na elevação sustentada da resistência vascular periférica.

Outro mecanismo envolvido são os chamados barorreceptores arteriais. Eles são os mais importantes mecanismos de controle reflexo da pressão arterial, momento a momento. A deformidade da parede do vaso induzida pelo aumento da pressão arterial gera impulsos que são transmitidos ao sistema nervoso central que responde com aumento do tônus vagal, diminuindo a freqüência cardíaca, contratilidade miocárdica e a resistência vascular periférica, aumentando a capacitância venosa. Na hipertensão arterial sustentada, há uma adaptação destes mecanorreceptores, ajustando sua faixa de funcionamento para um novo nível de pressão arterial, que normalmente é acompanhada de uma redução da sensibilidade barorreflexa. Esta redução da sensibilidade ou "novo ponto de ajuste" provavelmente é o principal determinante da variabilidade de pressão arterial em indivíduos hipertensos, de forma indireta responsável pela lesão em órgãos-alvo[12,13].

As características hemodinâmicas no processo hipertensivo varia de acordo com a gravidade da hipertensão. Em níveis leves (estágio 1) ou limítrofes são freqüentes os aumentos da freqüência cardíaca e débito cardíaco em repouso, com a resistência vascular periférica ainda baixa, apesar de estar inadequada para o débito cardíaco correspondente. Na hipertensão arterial moderada a resistência vascular periférica já se encontra elevada, com a freqüência e débito cardíaco dentro da faixa de normalidade[14].

A atividade simpática, modulada por diferentes estímulos aferentes e substâncias vasopressoras, parecem ser um fato importante não só na gênese como na manutenção da hipertensão arterial. O tônus simpático também contribui para o crescimento da parede vascular, influenciando, conseqüentemente os fatores estruturais. Embora não esteja definitivamente comprovado, inúmeras evidências apontam para a participação do aumento da atividade simpática na patogênese da hipertensão arterial sistêmica. Como a hipertensão é uma enfermidade multifatorial, a atividade simpática aumentada pode interagir com outros fatores que contribuem para o seu desenvolvimento. As catecolaminas além de aumentar o tônus dos vasos de resistência nas fases iniciais da hipertensão seriam também estimuladoras de mecanismos tróficos dos vasos, os quais manteriam a hipertensão por indução à hipertrofia vascular[13].

A ligação entre o estresse emocional e a hipertensão, e o seu papel na gênese da hipertensão vem sendo alvos de grande interesse na literatura. Observações clínicas sugerem que os indivíduos hipertensos ou com predisposição genética para hipertensão respondem de forma mais acentuada ao estresse. Indivíduos que vivem ou trabalham em situações estressantes (controladores de vôo, p.e.), a prevalência de hipertensão arterial pode ser até cinco vezes maior do que em pessoas afastados destas situações[15].

Além das respostas neurais, os diferentes receptores cardiovasculares modulam também a liberação de vários hormônios que participam na manutenção dos valores basais de pressão arterial. Mecanismos como o sistema renina-angiotensina, sistema cinina-calicreína, disfunção endotelial e fatores ambientais afetam direta ou indiretamente a regulação da pressão arterial nas diversas atividades cotidianas. Fatores ambientais também influenciam nesta modulação como ingestão exagerada de sódio na alimentação, tabagismo, sedentarismo e alterações hormonais peculiares à fisiologia humana, como climatério, obesidade e diabetes. O desequilíbrio no funcionamento destes fatores reguladores neurogênicos e hormonais associados aos fatores ambientais e predisposição genética podem se tornar desencadeantes na gênese da hipertensão, bem como a sua perpetuação. Além disso, a hipertensão arterial mantida e não tratada adequadamente pode levar a lesão de órgãos-alvo, como a hipertrofia ventricular esquerda, alterações no sistema arterial da retina e rins, acidente vascular cerebral, aterosclerose, insuficiência cardíaca e renal.

Treinamento físico em indivíduos hipertensos

Durante o exercício ocorre aumento da pressão arterial proporcional à elevação da freqüência cardíaca, do débito cardíaco[16], e à carga de esforço realizada com o objetivo de garantir o suprimento adequado de oxigênio à musculatura utilizada.

No exercício dinâmico ou isotônico há um aumento do débito cardíaco, resultado do aumento da freqüência cardíaca, do volume sistólico e da contratilidade miocárdica. Há uma redistribuição do fluxo sanguíneo aumentando-o no território muscular utilizado (vasodilatação local), e ao mesmo tempo há uma diminuição do fluxo para os músculos em repouso, pele e sistema esplâncnico (vasoconstricção) a fim de garantir o suprimento de oxigênio e nutrientes para a musculatura em exercício, mantendo inalterado o suprimento para coração e cérebro. O resultado final desta redistribuição é a elevação da pressão arterial sistólica, com pouca ou nenhuma alteração na pressão diastólica, bem como a redução da resistência vascular periférica[15,16].

No indivíduo hipertenso leve a moderado o débito cardíaco aumenta normalmente, porém a pressão arterial e a resistência periférica estão maiores do que no indivíduo normotenso. Naqueles com hipertensão arterial grave tanto a pressão arterial como a resistência periférica encontram-se bastante elevadas, porém o débito cardíaco está diminuído quando comparado com normotensos de mesma idade, por um menor volume sistólico devido a um aumento da pós-carga[16].

No esforço isométrico há uma elevação combinada da pressão arterial sistólica e diastólica, sendo mais acentuados os aumentos reflexos do débito cardíaco e mínimo sobre a resistência periférica. Este aumento é proporcional à massa muscular e ao percentual de esforço máximo utilizados na realização do esforço isométrico. A **Figura 12.1** mostra uma menor elevação da freqüência e débito cardíaco, manutenção ou discreta elevação da resistência vascular, e uma maior elevação da pressão arterial sistólica e diastólica quando comparados exercícios isotônico e isométrico tanto em indivíduos normais como hipertensos[17,18].

Devemos lembrar que a obesidade e a hipertensão arterial sistêmica são condições freqüentemente associadas, sobretudo naqueles indivíduos com hiperinsulinemia, porém a resistência periférica à ação de insulina também pode ocorrer em indivíduos hipertensos não obesos. Nestes pacientes com resistência aumentada à ação da insulina haveria um incremento de fibras musculares IIB de contração rápida, que são menos sensíveis ao hormônio. O exercício isotônico promove uma redução na proporção destas fibras, diminuindo assim a resistência à ação da insulina e reduzindo a pressão arterial[19,20]. Além disso, a resistência à insulina também influencia a retenção de sódio, a hiperreatividade simpática, a proliferação de fibras musculares lisas, elevação do colesterol e triglicérides, todos fatores que podem promover elevação dos níveis de pressão arterial.

Estudos epidemiológicos favorecem o conceito de que a atividade física regular exerce um efeito benéfico sobre os fatores de risco cardiovascular. Apesar de algumas controvérsias, vários estudos demonstram que o treinamento físico pode reduzir a pressão arterial em indivíduos hipertensos[18,22,23,24]. O exercício físico auxilia na redução do peso corporal, melhora os níveis de colesterol e triglicérides, melhora a intolerância à glicose, reduz a resistência celular à ação da insulina, diminuindo os níveis de pressão arterial neste grupo de pacientes. As melhores evidências de benefício estão nos estudos realizados com exercícios dinâmicos, de moderada intensidade, como a caminhada, corrida, bicicleta e natação. Os efeitos do exercício sobre os níveis da pressão arterial já podem ser notados após duas semanas do treinamento e perdurarão por anos, enquanto continuar o programa e as modificações do estilo de vida.

A fim de que o exercício obtenha um efeito terapêutico é necessário evocar o princípio da sobrecarga. Isto significa que a dose de esforço deve exceder àquela da atividade física diária normal, porém sem produzir fadiga prolongada ou excessiva, falta de ar ou confusão mental[21]. Para se obter este benefício basta um programa regular de exercícios moderados, visto que o exercício intenso pode aumentar a relação adrenalina-noradrenalina e estimular o sistema simpático e renina-angiotensina de forma a anular o efeito benéfico e hipotensor do exercício leve a moderado[25,26]. Um estudo de metanálise[27] mostrou uma redução média de 10,8 mmHg na pressão sistólica e 8,2 mmHg na pressão diastólica, onde as mulheres, indivíduos com menor peso e maiores valores de pressão diastólica tenderam a maior diminuição dos níveis de pressão sistólica e diastólica com o treinamento. Poucos estudos sugerem que o exercício contra-resistência, também chamado resistido ou isométrico, provoque efeito benéfico na redução da pressão arterial leve a moderada[38], porém mais estudos se fazem necessários para que este tipo de atividade seja prescrito isoladamente para pessoas hipertensas.

Teste ergométrico no paciente hipertenso

A avaliação do comportamento da pressão arterial durante o teste ergométrico tem se mostrado útil na identificação de indivíduos com propensão a desenvolver hipertensão futura.

A prova ergométrica é habitualmente recomendada para adultos acima de 40 anos para planejar o inicio de um programa de treinamento físico[17]. O julgamento clínico baseado na história clínica e fatores de risco deve determinar a sua real necessidade. Indivíduos assintomáticos sem outros fatores de risco e níveis limítrofes de pressão arterial podem começar um programa de caminhadas sem realizar o teste. Os pacientes com hipertensão (leve, moderada e grave) devem ser avaliados com teste ergométrico, e àqueles com hipertrofia ventricular esquerda recomenda-se a associação com cintilografia miocárdica antes de iniciar um programa de treinamento, pois freqüentemente apresentam alterações no eletrocardiograma de repouso, o que dificulta a análise eletrocardiográfica ao esforço, prejudicando um possível diagnóstico de doença arterial coronariana associada. Estudos comparando medidas ecocardiográficas de hipertrofia miocárdica e monitorização ambulatorial da pressão arterial indicam que pacientes com respostas pressóricas elevadas ao exercício ou às atividades diárias também demonstraram evidências

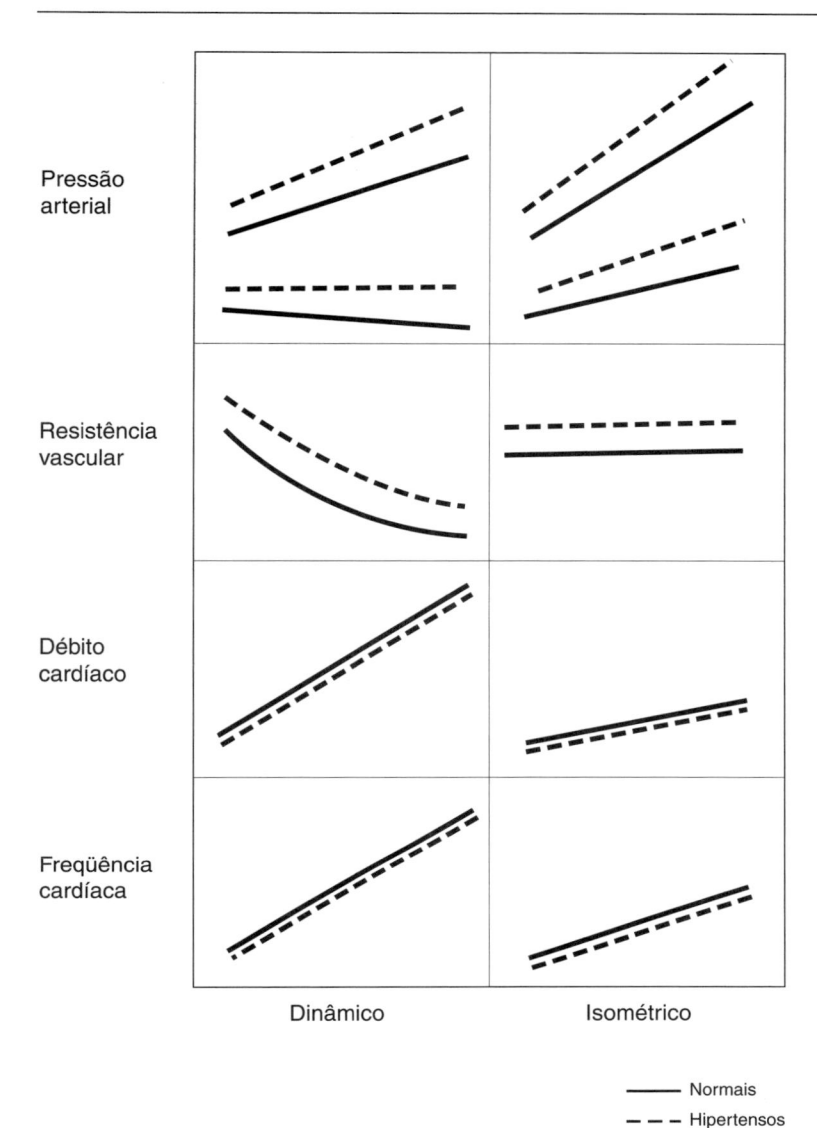

Fig. 12.1[17]
Comparação das resposta hemodinâmicas ao exercício dinâmico e isométrico em indivíduos normais e hipertensos. Os eixos estão em unidades arbitrárias. Repare que os indivíduos hipertensos têm maior resistência vascular e resposta pressúrica.

de hipertrofia ventricular esquerdo estando num patamar de maior risco para desenvolvimento de hipertensão crônica[17]. Desta forma, indicação precisa do teste ergométrico e sua correta interpretação podem auxiliar o clínico no diagnóstico e tratamento do indivíduo hipertenso.

Comportamento da pressão arterial no teste ergométrico

Os valores da pressão arterial em repouso bem como as modificações induzidas pelo exercício dependem de diferentes interações de seus principais determinantes, ou seja, débito cardíaco, resistência vascular periférica e distensibilidade arterial. Durante o exercício a pressão arterial sistólica aumenta, principalmente às custas do débito cardíaco, sendo proporcional à intensidade da carga de trabalho aplicada, acompanhando linearmente e atingindo valores máximos na fase de débito cardíaco máximo ou exaustão. Com o término do exercício há queda gradual da pressão arterial acompanhando a queda do débito cardíaco e volume sistólico por seqüestro periférico do sangue venoso diminuindo a pré-carga. A pressão arterial diastólica mantém-se igual aos níveis de repouso ou tem uma leve queda durante a fase de exercício, por diminuição da resistência vascular periférica. Esforços intensos pode levar a uma discreta elevação dos níveis diastólicos justificada pela vasoconstricção da pele e aumento da resistência vascular periférica. Este mecanismo tem por objetivo aumentar o fluxo sanguíneo para os músculos em exercício[22,28].

São consideradas respostas hipertensivas:
- Exercício de resistência muscular: quando há uma elevação da pressão arterial sistólica > 180 mmHg

ou diastólica > 120 mmHg ao se aplicar 50% da força voluntária máxima (hand grip – 90 segundos)[17,30];
- Teste ergométrico: elevação da pressão arterial sistólica > 220 mmHg ou uma elevação de 15 mmHg da pressão arterial diastólica adicionais em relação aos valores de repouso[28,29].

Para um indivíduo com um comportamento anormal da pressão arterial durante a prova ergométrica, um segundo teste em uso de medicação anti-hipertensiva pode auxiliar na análise da eficácia da droga administrada.

De acordo com o Departamento de Ergometria e Reabilitação Cardiovascular da Sociedade Brasileira de Cardiologia temos algumas diretrizes[28,29]:

Indicação do teste ergométrico na hipertensão arterial

1. Avaliação de hipertensos com dois ou mais fatores de risco para doença arterial coronariana;
2. Estudo do comportamento da pressão arterial frente ao esforço, fornecendo subsídios para o diagnóstico precoce e avaliação prognóstica para o desenvolvimento de futuros hipertensos, e ainda definir respostas pressóricas do tipo lábil, hipertensão reativa e hipertensão mantida (ou fixa);
3. Avaliação para indivíduos em programa regular de exercícios.

Critérios de interrupção da prova ergométrica

1. Elevação da pressão arterial diastólica ≥ 120 mmHg em indivíduos normotensos ao repouso e ≥ 140 mmHg em indivíduos hipertensos;
2. Queda da pressão arterial sistólica durante o esforço;
3. Elevação da pressão arterial sistólica ≥ 220 mmHg em indivíduos normotensos e ≥ 250 mmHg em indivíduos hipertensos.

O teste ergométrico deve ser limitado por sintomas, com protocolos convencionais. Não deve ser iniciado em indivíduos com pressão diastólica > 120 mmHg, independente do nível de pressão sistólica. Em pacientes com comportamento hemodinâmico adequado, o nível de pressão sistólica não constitui critério absoluto de interrupção, porém recomenda-se a cessação do esforço quando a pressão sistólica atingir 260 mmHg ou a pressão diastólica alcançar valores igual ou superior a 140 mmHg. Entretanto a queda progressiva da pressão arterial sistólica é considerada como obrigatória para interrupção do esforço por representar disfunção sistólica do ventrículo esquerdo[29,30]. É importante também lembrar que o teste ergométrico realizado em bicicleta pode apresentar elevação mais acentuada da pressão arterial por uma associação de esforço isotônico e isométrico pela força exercida pelos membros inferiores com o aumento progressivo da carga[31].

Prescrição de exercício em indivíduos hipertensos

A prescrição de exercício para hipertensos segue os mesmos princípios gerais utilizados para cardiopatas. Deve ser feita de forma criteriosa, como parte de um plano completo de tratamento. O indivíduo com hipertensão deve ter a inclusão da atividade física na mudança do estilo de vida[21].

O indivíduo com hipertensão leve que apresentar comportamento normal da pressão arterial durante o teste ergométrico pode iniciar o seu tratamento com medida não farmacológica de dieta e exercício físico. O hipertenso moderado e grave deve ter uma avaliação mais detalhada, com a pesquisa de lesão em órgão alvo como doença arterial coronariana, hipertrofia ventricular esquerda, e doença arterial periférica. Deverá ser submetido ao tratamento específico antes do início do treinamento.

Os indivíduos com diabetes associada deverão ser avaliados de forma mais criteriosa antes do início do treinamento devido à alta probabilidade de doença coronariana associada nestes grupos de pacientes. A avaliação com cintilografia de perfusão miocárdica pode ser de grande auxílio, porém em nosso meio ainda é um método pouco acessível. Naqueles pacientes que apresentam importantes evidências de lesão de órgãos-alvo não deverão ser submetidos a um programa de treinamento. Na hipertensão arterial secundária é necessário que tenham seus níveis de pressão arterial controlados ou tratado especificamente antes de entrar para um programa[17].

Contra-indicações ao treinamento físico em pacientes hipertensos[30]

1. Sinais ou sintomas detectáveis ao repouso:
   a. PA de repouso descontrolada:
      i. PAS > 180 mmHg
      ii. PAD > 110 mmHg
   b. Lesão em órgão-alvo:
      i. Alterações na retina
      ii. Alterações renais
      iii. Hipertrofia ventricular esquerda
   c. Angina instável, isquemia cerebral ou insuficiência cardíaca descompensada.

2. Sinais ou sintomas que ocorrem durante o exercício:
    a. Valores hipertensivos nas intensidades de esforço prescrito:
        i. PAS > 225 mmHg
        ii. PAD > 100 mmHg
    b. Angina ou isquemia cerebral induzida pelo exercício
    c. Efeitos colaterais dos medicamentos anti-hipertensivos (hipotensão, bradicardia, fraqueza muscular, cãibras, broncoespasmo).

Tipo e intensidade de exercício[17,21,32]

A prescrição do exercício deve incluir basicamente exercício dinâmico: caminhada rápida, caminhada intercalada com corrida, exercício em bicicleta ergométrica, ginástica calistênica, natação, devendo ser contra-indicados os exercícios de resistência muscular com o objetivo de aumento da massa muscular[32].

O exercício escolhido deve estar adequado á capacidade aeróbica de cada paciente bem como respeitar o gosto pessoal para dada modalidade. Isto melhorará a aderência ao programa em longo prazo.

A intensidade deve ser iniciada em nível leve a moderado para que haja uma adequada adaptação à rotina do paciente e à modalidade escolhida e a fim de minimizar impactos negativos sobre músculos e articulações, sobretudo nos obesos e sedentários. Inicia-se com intensidade calculada entre 55 a 65% do VO_2 máximo estimado pela idade ou medido diretamente pelo teste cardiopulmonar (ou ergoespirométrico). Ao basear-se no teste ergométrico, utiliza-se a proporção de 60 a 70% da freqüência cardíaca máxima atingida aplicada na Fórmula de Karvonen[33] (Quadro 12.1), ou na ausência destes métodos, pode-se utilizar este mesmo percentual sobre a freqüência cardíaca máxima preconizada para a idade. O incremento da intensidade da carga de exercício se faz a cada 4 a 6 semanas, de forma progressiva até atingir 65 a 75% do VO_2, máximo predito ou atingido no teste cardiopulmonar, ou pela freqüência cardíaca máxima atingida no teste ergométrico ou estimada para a idade.

O quadro de percepção subjetiva do esforço - Escala de Borg[34] - também pode ser útil para mediar a intensidade do esforço (Tabela 12.2). Um índice de percepção entre 12 a 14 é usualmente a faixa de esforço desejada para a prescrição.

Em exercícios de resistência muscular, sempre utilizá-los de forma associada ao exercício dinâmico, devendo ter a seleção de pesos ou resistência baseada na capacidade de se realizar facilmente 10 a 15 repetições num índice de percepção do esforço (IPE) entre 12 a 14, ou então calculado entre 30 a 50% da força voluntária máxima.

Duração e freqüência

Preconiza-se que o trabalho aeróbio seja realizado de três a quatro vezes por semana. O programa inclui um período de aquecimento de 10 a 15 minutos, tempo este necessário para ocorrer vasodilatação muscular, especialmente importante para indivíduos hipertensos. Segue-se então a fase aeróbia propriamente dita por 30 a 40 minutos. Se houver a inclusão de exercício de resistência muscular a fase aeróbia pode ser reduzida. Finalmente, a fase de desaquecimento de dez minutos a 50% da carga programada. A aferição da pressão arterial deve ser realizada sempre que possível ao início e ao término da sessão programada.

Treinamentos com freqüência menor que duas vezes por semana ou mais de cinco sessões não proporcionam benefícios no controle da hipertensão.

Mecanismos de redução da pressão arterial pelo treinamento

Os mecanismos pelos quais ocorre a diminuição dos níveis da pressão arterial ainda não estão totalmente definidos. Observou-se que nem todos os indivíduos respondem da mesma maneira, sugerindo que existem os responsivos e não responsivos à atividade física. Pacientes com níveis elevados de renina circulantes tendem a ter menor resposta do que aqueles com menores níveis de renina circulante no pré-treinamento[21]. Outros autores perceberam que indivíduos com maiores níveis de noradrenalina apresentaram maiores reduções dos valores de pressão arterial.

O efeito hipotensor do exercício físico ocorre de duas maneiras[35,36]: (1) efeito agudo - com vasodilatação durante a atividade a partir do qual o treinamento físico regular manteria um estado permanente de vasodilatação; (2) efeito crônico – a mesma forma que o treinamento promove uma redução de freqüência cardíaca em longo prazo, ao repouso, isto diminuiria também a pressão arterial naqueles indivíduos hipertensos com resposta cardiovascular hipercinética ao repouso. Ambos efeitos envolvem a participação da atividade simpática. No entanto vários são os mecanismos propostos de atuação do exercício sobre a queda da pressão arterial. Entre eles encontramos diminuição do débito cardíaco e volume plasmático, redução da resistência periférica à insulina, menor atividade do sistema nervoso simpático, menor resistência vascular periférica, aumento da sensibilidade barorreflexa, regulando o "ponto de ajuste" com o treinamento, principalmente nos hipertensos leves[37]. Após uma série de exercícios há uma redução da atividade simpática muscular, o que leva a pensar numa atenuação da atividade simpática neural desempenhando um importante papel na redução da pressão arterial imediatamente após o exercício e possivelmente uma redução sustentada após o treinamento. A diminuição da atividade simpática central leva a um menor estímulo sobre a liberação de catecolaminas com menores níveis séricos de noradrenalina e conseqüente redução da resistência vascular periférica. Outro mecanismo é a associação da hipertensão com a obesidade, sobretudo naqueles com hiperinsulinemia. O treinamento físico promove aumento da enzima glicogênio-sintetase permitindo uma menor resistência à ação da insulina[20]. Indivíduos mais jovens, com ausência de hipertrofia ventricular, com hipertensão arterial de instalação recente tendem a apresentar melhores resultados.

QUADRO 12.1.   FÓRMULA DE KARVONEN[33].

$$FCT = FCr + x\% (FCmáx. - FCr).$$

Onde:
FCT: freqüência cardíaca de treinamento;
FCr: freqüência cardíaca de repouso;
FCmáx: freqüência cardíaca máxima;
X%:   percentual desejado.

TABELA 12.2 – ESCALA SUBJETIVA DE ESFORÇO – BORG[34]

6	
7	Muito, muito leve
8	
9	Muito leve
10	
11	Regularmente leve
12	
13	Algo pesado
14	
15	Pesado
16	
17	Muito pesado
18	
19	Muito, muito pesado
20	Exaustivo

Efeito dos medicamentos

Os medicamentos anti-hipertensivos podem levar a efeitos adversos durante e após a atividade física e os pacientes deverão ser observados quanto à manifestação destes efeitos[17,32].

- **Diuréticos:** são as drogas mais utilizadas, tanto na monoterapia como associados a outras drogas. A hipopotassemia e a hipomagnesemia provocada por doses elevadas de diuréticos pode levar ao aparecimento de cãibras e arritmias cardíacas, e, ocasionalmente pode ocorrer hipotensão ortostática pela depleção de volume;

- **Agentes bloqueadores adrenérgicos:** os bloqueadores beta-adrenérgicos são freqüentemente utilizados nos indivíduos jovens com evidência de aumento da atividade simpática. Por diminuição da freqüência cardíaca, há uma redução do débito cardíaco máximo e conseqüentemente, redução do VO_2 máximo e do fluxo sanguíneo muscular esquelético. Pode também haver um prejuízo na mobilização de ácidos graxos e glicose durante o exercício. Naqueles indivíduos com broncoespasmo induzido pelo exercício pode haver intensificação do quadro. Os bloqueadores alfa-adrenérgicos apresentam efeitos mínimos sobre as respostas cardiovasculares ao exercício. Ocasionalmente pode ocorrer hipotensão ortostática com o uso de bloqueadores 1;

- **Vasodilatadores:** os vasodilatadores de ação direta como a hidralazina e minoxidil pode provocar aumento da freqüência cardíaca reflexa a intensa vasodilatação, podendo haver hipotensão sintomática após o exercício pela somação dos efeitos metabólico e farmacológico. Os vasodilatadores por bloqueio dos canais de cálcio podem promover "roubo de fluxo" por efeito vasodilatador na musculatura não exercitada, diminuindo o fluxo sanguíneo do grupo muscular em ação;
- **Inibidores da enzima de conversão:** têm sido muito utilizadas atualmente, e, em geral não interferem na resposta cardiovascular ao exercício, eventualmente podem potencializar a hipotensão após a atividade física;
- **Antiarrítimicos:** podem interferir na freqüência cardíaca de treinamento, tornando-se necessária a adequação do programa segundo as ações individuais destes medicamentos.

Conclusões

Embora não se saiba ainda qual é o exato mecanismo de ação do exercício físico regular sobre os mecanismos envolvidos na gênese e manutenção da hipertensão arterial, é bem evidente seu benefício. A atuação do exercício sobre os diversos fatores de risco para desenvolvimento da doença cardiovascular como o auxílio na redução da obesidade, diminuição da resistência periférica à ação da insulina, melhora do perfil lipídico, diminuição da ansiedade, depressão e prevenção das doenças osteo-musculares levam a crer que a sua prática deve ser estimulada sempre que possível, não apenas como tratamento coadjuvante, mas também como medida preventiva para manutenção da saúde física e mental.

Referências

1. The Sixth Report of the Joint National Committee on Prevention, Detection, Evaluation and Treatment of High Blood Pressure. Chapter #1.pag3 - NIH Publication # 98-4080 November 1997.
2. Brandão AP, Brandão AA e cols. Epidemiologia da Hipertensão Arterial. Revista Soc. Cardiol. Estado de São Paulo 2003; 1:7-19.
3. IV Diretriz Brasileira de Hipertensão Arterial. Sociedade Brasileira de Hipertensão, 2002; 5(4): 130.
4. Rego RA, Berardo FAN e cols. Fatores de risco para doenças crônicas não transmissíveis: inquérito domiciliar no município de São Paulo (SP-Brasil). Revista Saúde Pública 1990; 24:277-85.
5. Haapanen N, Milunpalo S, Vuori et al. Association of leisure time physical activity with the risk of coronary heart disease, hypertension and diabetes in middle-aged men and women. Int J Epidemiol 1997;26:739-47
6. Willian CL, Hayman LL et al. Cardiovascular health in childhood: a statement for health professional from the committee on atherosclerosis, hypertension and obesity in young (AHOY) of the council of cardiovascular disease in the young, American Heart Association. Circulation 2002;102:143-60
7. IV Diretriz Brasileira de Hipertensão Arterial. Sociedade Brasileira de Hipertensão, 2002; 5(4): 133.
8. Goldstein DS. Plasma catecholamines in essential hypertension: an analytical review. Hypertension 1983; 5:86-90.
9. Anderson EA, Sinkey CA et al. - Elevated sympathetic nerve activity in borderline hypertensive humans: evidence from direct intraneural recording.- Hypertension 1989; 14:177-183.
10. Aviv A. Prospective review. The link between cytosolic Ca2+ and the Na+ - H+ antiport: a unifying factor for essencial hypertension. J. Hyperten. 1988; 6:685-691.
11. Lusher TF. Imbalance of endothelium-derived reloxing and contracting factors: a new concept in hypertension. Am J Hypertens. 1990; 3:317-330.
12. Irigoyen MC, Lacchini S e cols. Fisiopatologia da hipertensão arterial: o que avançamos? Revista Soc. Cardiol. Estado de São Paulo. 2003; 13(1): 20-45.
13. Irigoyen MC, Krieger EM. Barorreflex control of sympathetic activity in experimental hypertension. Braz J Med Biol Res 1998; 31:1213-20.
14. Lund-Johansen P. Hemodynamics in essential hypertension. Clin. Sci. 1980; 59:343-354.
15. Pickening TG. Psychological stress and hypertension clinical and experimental evidences. In: Swalles JD Textbook of Hypertension. UK: Blackwell science; 1994, p. 640-54.
16. Lopes HF, Barreto JAS e cols. Tratamento não medicamentoso da hipertensão arterial. Revista Soc. Cardiol. Estado de São Paulo vol. 13 n°1 pp. 148-154.

17. Hanson P, Ruechert P. Hipertensão arterial – em Pollock ML, Schmidt DH. Doença Cardíaca e Reabilitação – 3ª edição. 2003 – Cap 22, pp 323-335.

18. Hagberg JM, Goldring D et al. Effects of exercise training on the blood pressure and hemodynamics features of hypertension adolecents. Am J Cardiol 1983; 52:763-768.

19. Lillioja S, Young AA et al. Skeletal muscle capillary density and fiber type and possible determinants of in vivo insulin resistance in man. J Clin Invest 1987; 80:415.

20. Larsson L, Ansved T et al. Effects on long-term physical training and detraining on enzyme histochemical and functional skeletal muscle characteristics in man. Muscle Nerve 1985; 8: 714.

21. Fardy SP, Yanowitz FG et al. Cardiac Rehabilitation, adult fitness, and exercise testing – 3rd ed. Willins & Wilkins – 1995.

22. Pássaro LC, Godoy M. Reabilitação cardiovascular na hipertensão arterial. Revista Soc. Cardiol. Estado São Paulo 1996; 6(1): 45-58.

23. Hagberg JM, Montain et al. Effects of exercise training in 60- to 69 – years old persons with essential hypertension. Am J Cardiol 1989; 64:348-353.

24. Whelton SP, Ashley C et al. Effects of aerobic exercise on blood pressure. A meta-analysis of randomized, controlled trails. Ann Intern Med 2002; 136:493-503.

25. Kiyonaga A, Arakawa K et al. Blood pressure and hormonal responses to aerobic exercise. Hypertension 1985; 7:125-131.

26. Urata H, Tanabe Y et al. Antihypertensive and volume- depleting effects of mild exercise on essential hypertension. Hypertens 1987; 245-252.

27. Jost J, Weiss M et al. Sympathoadrenergic regulation and adrenoceptor system. J Appl Physiol 1990; 68(3): 897-904.

28. ACC/AHA – Guidelines for Exercise Testing – J Am Coll Cardiol 1997; 30(1): 260-315.

29. II Diretriz da Sociedade Brasileira de Cardiologia sobre Teste Ergométrico. Arq Bras Cardiol 2002 vol 78-suplemento II.

30. American College of Sports Medicine for exercise testing and prescription – 4th ed. Philadelphia: Lea & Febiger; 1990:1-10.

31. Wicks JR et al. Comparison of ECG changes induces by maximal exercise testing with treadmill and cycle ergometer – Circulation 1978; 57:1066.

32. I Consenso Nacional de Reabilitação Cardiovascular – Arq Bras Cardiol 1997; 69(4): 267-291.

33. Karvonen MJ, Kentala E, Mustala O. The effects of training on heart rate. A "longitudinal" study. Ann Med Exp Biol Fenn 1957; 35:307.

34. Borg GA. Med Sci Sports Exerc 1982; 14:377-387.

35. Seals DR, Hagberg JM. The effect of exercise training on human hypertension: a review. Med Sci sports exercise 1984; 16: 207-15.

36. Hagberg JM. Exercise, fitness and hypertension. – Exercise, fitness and health. C. Bouchard, R.J.Shephard, T. Stephens, J.R. Sutton, and B.D. McPherson (eds): Humans Kinetics, Champaign, 1990: 455-466.

37. Somers VK, Conway J et al. Effects of endurance training of barorreflex sensitivity and blood pressure in borderline hypertension, Lancet 1991; 337:1363-1368.

38. Keleman MH, Effron MB et al. – Exercise training combined with antihypertensive drug therapy. Effects on lipids, blood pressure, and left ventricular mass. JAMA 1991; 263:2766-2771.

13 Reabilitação cardiovascular

Japy Angelini Oliveira Filho
Xiomara Miranda Salvetti

Introdução

Reabilitação Cardiovascular (RCV) é o conjunto de atividades necessárias para dar aos pacientes a melhor condição possível – física, mental e social, para que se reintegrem por si só na comunidade de forma a mais normal possível (OMS, 1969). Deve ser realizada por equipe multiprofissional com médicos, fisioterapeutas, enfermeiros, professores de educação física, nutricionistas e psicólogos. Segundo resolução do Conselho Federal de Medicina, os serviços de reabilitação devem ser dirigidos por médicos, aos quais competem, unicamente, diagnosticar, solicitar exames, prescrever terapêutica e dar alta aos pacientes (Conselho Federal de Medicina, Resolução nº 1236/87, 1987).

Habitualmente a RCV é realizada em clínicas especializadas, sob supervisão médica direta (Reabilitação Supervisionada) ou a nível ambulatorial, domiciliar, sob supervisão à distância, constituindo a Reabilitação Não Supervisionada (RNS). Na RNS permite-se a prática de exercícios por pacientes de baixo risco em sua residência e em logradouros públicos. A denominação Reabilitação Semi-Supervisionada seria mais adequada[1].

As publicações sobre RNS são reduzidas perfazendo-se total de cerca de 2.000 pacientes exercitados, em geral, segundo protocolos de 4 a 24 semanas (13 ± 8 semanas), não ocorreram acidentes secundários ao treinamento. Entre nós, as primeiras publicações são recentes[2,3].

Há poucas revisões sobre RNS[1,3,4,5]. A RNS se inicia com período de treinamento supervisionado[4]; em muitos casos, este período poderia ser substituído por palestras e instruções teórico-práticas[2]. RNS seria mais adequada a pacientes de classe B (SBC): tipo funcional I ou II (NYHA), capacidade aeróbia > 6 MET, limiar isquêmico > 6 MET, resposta normal de PA no TE, função ventricular adequada (FE ≥ 50%) e ausências de insuficiência cardíaca (galope e/ou 3ª bulha), isquemia ou angina de repouso, disritmia cardíaca grau II, III ou IV, doença coronária tri-arterial ou de tronco de artéria coronária esquerda, antecedentes de parada cardíaca primária prévia e ou dois ou mais infartos do miocárdio[3,5].

Têm-se considerado pré-requisitos para RNS o treinamento supervisionado por 6 a 12 semanas ou mais, com boa aderência, conhecimento dos princípios do condicionamento físico, habilidade para controle da FC, aceitação total e incondicional da prescrição e autodisciplina quanto às limitações do exercício[4]. Em alguns casos o treinamento supervisionado prévio poderia ser substituído por palestras e demonstrações práticas[2].

Protocolo[3,4,5,6]

As sessões compreendem: 1) aquecimento/alongamento (6 a 15 minutos); 2) resistência aeróbia (esteira, bicicleta, exercícios de resistência, 15 a 30 minutos); 3) desaquecimento/alongamento/relaxamento (5 a 10 minutos). Utilizam-se três a quatro sessões semanais em dias não-consecutivos, de 50 a 60 minutos. Prescrevem-se exercícios aeróbios moderados, abrangendo grandes grupos musculares: tronco, membros superiores e inferiores. Aconselha-se evitar esforços isométricos, exercícios em apnéia (manobra de Valsalva), exercícios abruptos ou de intensidade não controlável. Dá-se preferência à respiração rítmica com inspiração pelo nariz e expiração pela boca. Os exercícios mais empregados são a ginástica aeróbia, a marcha, a corrida, a subida de degraus, e exercícios em ergômetros (esteira rolante, cicloergômetros, ergômetros de braços). Exercícios resistivos leves podem ser realizados por pacientes em treinamento há algum tempo: 1 a 3 sets, 8 a 15 repetições, 2 a 3 vezes por semana para membros inferiores (extensão, flexão, rotação de pernas, abdução e adução) e membros superiores[4]. O limite do esforço é dado pela sensação de fadiga moderada; podem-se utilizar pesos de 0,5 a 1,0 kg e incrementos graduais a cada 1 a 3 semanas[4]. Atividades esportivas recreativas, não competitivas são opcionais e aumentam a aderência. Entre elas destacam-se, o tênis infantil (pee wee) e o voleibol. Voleibol é praticado com rede na altura da estatura dos pacientes; deve ocorrer rodízio entre os jogadores. São proibidos cortadas, bloqueios, mergulhos e andar para trás. Futebol, natação, tênis, basquetebol, musculação não são permitidos. Tênis em duplas pode ser aceito em alguns casos, principalmente em se tratando de pacientes antigos praticantes. Natação não é indicada devido ao reflexo do mergulho, às altas exigências metabólicas, e à grande incidência de disritmias cardíacas; no entanto, pode ser tolerada, também, em ex-praticantes da modalidade.

A relação entre FC e VO_2 pode ser calculada pela relação % VO_2 (VO_2 /VO_2 máx) e % FC (FC/FC máx), segundo a fórmula 6, desenvolvida na **Tabela 13.1**:

$$\%VO_2 \text{ máx} = 1,41 \ (\%FC \text{ máx} - 42)$$

TABELA 13.1 – RELAÇÃO ENTRE %FC máx E %VO_2 PICO 6

% VO_2 pico	20	30	40	50	60	70	80	90	100
% FC pico	44	51	58	64	72	79	86	92	100

Devido à idade, sedentarismo e afecções associadas, recomenda-se treinar inicialmente os pacientes na faixa de 40 a 60% do VO_2 máx (58 a 72% da FC pico)[1,3,5,7] ou a 50 a 70% do VO_2 máx (64 a 79% da FC pico) para exercícios de membros inferiores e 40 a 60% do VO_2 máx (58 a 72% da FC pico) para exercícios de membros superiores[4]. O nível de 40 a 60% do VO_2 máx corresponde, aproximadamente, ao limiar anaeróbio de homens não atletas de meia idade (49 a 62% do VO_2 pico). Recomendações anteriores fixavam níveis iniciais de %VO_2 máx e %FC pico de, respectivamente, 70% e 85% (1975), 60% e 80% (1980), 50% e 70% (1986) e de 40% e 60% (1991)[3]. Na RS, a intensidade do exercício pode chegar a 85% do VO_2 máx, nos casos que progrediram adequadamente a este nível[4]. Em RNS, mantém-se o paciente na faixa de 40 a 60% do VO_2 máx[1,2,4,5].

Utiliza-se, também, a fórmula de Karvonen: FC treinamento = FC repouso + K x (FC pico - FC repouso, sendo K = 0,45 a 0,85 4,7). Considera-se FC máx a FC pico obtida em TE prévio, em uso das medicações habituais. Tem-se sugerido que o TE seja realizado no mesmo horário do treino.

Nos casos em que o TE for isquêmico, FC de treinamento é dada: 1) pela FC do estágio anterior ao limiar de isquemia; 2) por 70-85% da FC limiar de isquemia; 3) pela subtração de 10 bpm à FC limiar de isquemia[1,3,7]. Estes critérios independem de serem ou não as alterações isquêmicas de ST no TE confirmadas pela cintilografia miocárdica ou ecocardiograma sob estresse.

Durante exercício, devem-se manter, também, em níveis adequados o duplo produto (<28000), a PA sistólica (<200 mmHg) e diastólica (<105 mmHg), evitando-se sobrecarga circulatória[3,7].

Em alguns casos, a prescrição pode ser feita pela percepção do esforço. Na Escala de Borg de 6 a 22, utilizam-se os exercícios correspondentes a pouco cansativo (12) a esforço cansativo (16)[3,4].

Em pacientes com insuficiência cardíaca associada, a prescrição do exercício deve ser feita com base no limiar anaeróbio, determinado pelo teste cardiopulmonar.

A prescrição do exercício em MET apresenta restrições (Tabela 13.2)[8]. A relação FC / VO_2 varia com a idade, com o grau de ansiedade, motivação, adestramento, com as condições ambientais de temperatura, umidade e altitude, com estados patológicos (febre, infecções, convalescença, hipertensão, uso de medicamentos). O consumo miocárdico de O_2 pode ser estimado pelo duplo-produto (pressão arterial sistólica x freqüência cardíaca). Nos casos acima citados, há elevações exageradas de FC com sobrecarga circulatória desproporcional ao esforço e maior consumo miocárdico de O_2. Elevações da temperatura e umidade do ar aumentam FC; em baixas temperaturas o ar inspirado provoca resfriamento das vias aéreas e vasoconstrição na circulação coronária e sistêmica. Exercícios com braços produzem elevações desproporcionais de PA, mesmo em cargas discretas. Nas atividades diárias, a intermitência dos esforços causa elevação da FC, subestimando-se o consumo miocárdico de O_2, que se eleva gradativamente durante o dia.

O horário ideal para a prática de exercícios não está estabelecido. Faz-se necessário conhecer o ritmo circadiano do infarto agudo do miocárdio e morte súbita diante do condicionamento físico e das intervenções terapêuticas, nas diversas apresentações da doença coronária[1,9,10,11]. Exceto para pacientes com carga isquêmica matutina significativa detectada no Holter, não há contra-indicação para a prática de exercícios no período da manhã. Em verdade, os pacientes devem exercitar-se no horário mais adequado às suas possibilidades[1,5].

Exercícios excessivos trazem distúrbios cardiovasculares e ortopédicos. Sinais e sintomas de *overtrainning* incluem: incapacidade de completar a sessão, angina, disritmias cardíacas, taquicardia ou bradicardia desproporcionais, dispnéia persistente por mais de 10 minutos pós-sessão, incapacidade de falar durante o treino, cefaléia, tonturas, confusão mental, palidez, cianose, náuseas, vômitos. A longo prazo, surgem fadiga, insônia, dor, mal-estar articular e dores nas costas[6].

Em RNS, os pacientes devem ser aconselhados a retornos periódicos, bem como, em caso de aparecimento de sintomas, a suspender de imediato as atividades e procurar assistência médica.

RCV tem sido considerada procedimento seguro. Na RS risco de parada cardio-respiratória oscila, na atualidade, entre 1/100.000 a 1/120.000 pacientes horas[4]. Em geral as paradas cardio-respiratórias foram reversíveis. Na RNS o risco não está estabelecido. As publicações sobre RNS são reduzidas. Até a atualidade, registraram-se poucos relatos, perfazendo-se total de cerca de 2000 pacientes exercitados, em geral, segundo protocolos de 4 a 24 semanas (13 ± 8 semanas)[2]. Não ocorreram acidentes secundários ao treinamento[2]. Descreveu-se risco de parada cardio-respiratória de 1/70000 na RNS[4].

TABELA 13.2 - GASTO CALÓRICO DAS ATIVIDADES FÍSICAS USUAIS EM MET (ADAPTADO DE HASKELL)[5,8]

	Pessoais	Recreativas		Profissionais
MUITO LEVE (3 MET)	Tomar banho Fazer barba Defecar	Jogar cartas Jogar bilhar Costurar Tricotar	Andar (3 km/h) Bicicletar (res. leve) Calistenia muito leve	Motorista Vendedor Garçom Porteiro
LEVE (3-5 MET)	Carregar objetos (7-14 kg) Pintar parede Limpar vidros Varrer	Dançar Cavalgar Voleibol Tênis (duplas)	Andar (5-6 km/h) Bicicletar (10-13 km/h) Calistenia leve	Soldador Mecânico Marceneiro
MODERADA (5-7 MET)	Subir escadas (devagar) Carregar pacotes (leves)	Tênis (simples) Patinar Galopar	Andar (7-8 km/h) Bicicletar (14-16 km/h) Nadar (peito)	Carpinteiro Lixeiro Borracheiro
PESADA (7-9 MET)	Subir escadas Serrar madeira	Futebol	Jogging (8 km/h) Nadar Bicicletar (19 km/h) Calistenia	Trabalhador braçal
MUITO PESADA (>9MET)	Subir escadas (depressa ou com pacotes)	Alpinismo Bicicletar (20 km/h)	Correr (10 km/h) Pular corda Bicicletar em ladeira	Lenhador Trabalhador braçal

Recomendações gerais[1,4,5]

Em geral, aconselham-se as seguintes precauções:
1. Evitar grandes refeições e o uso de bebidas com xantinas (café, chá preto, chá mate, chocolate, coca-cola, guaraná em pó) 2 horas antes e 1 hora após o exercício;
2. Abster-se de álcool e fumo antes e após exercícios;
3. Não realizar exercícios em jejum; 1 hora antes das sessões fazer breve refeição de frutas, pães, sucos e açúcar comum (em caso de diabetes seguir instruções especiais);
4. Evitar exercícios em condições extremas de temperatura, umidade, poluição atmosférica e grandes altitudes; diminuir os esforços nos dias quentes e ingerir maiores quantidades de líquidos; evitar grandes variações de altitude; em locais com grande poluição atmosférica preferir os exercícios matinais em ginásios fechados, evitando o exercício nas grandes avenidas de tráfego intenso; esperar três horas após o despertar para exercitar-se;
5. Não tomar banhos quentes, frios, antes e após exercícios, preferindo banhos tépidos após 15 minutos; nunca freqüentar saunas;
6. Vestir-se com roupas quentes no inverno e roupas leves e claras no verão; nunca utilizar trajes plastificados "especiais para emagrecimento";
7. Usar calçados macios e flexíveis, com sola grossa e calcanhar acolchoado, apropriados para marcha e corrida; pacientes diabéticos devem estar atentos aos cuidados com os pés, para evitar o pé diabético;
8. Evitar o exercício sob o impacto de emoções e a prática de esportes esporádica em feriados e fins de semana; não participar de competições;
9. Exercitar-se somente quando se sentir bem; aceitar as limitações pessoais; começar devagar e fazer progressões graduais; evitar exercícios em afecções agudas ou fadiga; reduzir a intensidade do exercício na convalescença esperar dois dias após resfriado comum para voltar ao exercício; evitar a participação em grupos de indivíduos sadios, muitas vezes de grupo etário inferior;
10. Interromper o treinamento e procurar orientação médica imediata em caso de aparecimento ou agravamento de sintomas pré-existentes.

Em caso de diabetes melito a integração entre especialistas de várias áreas médicas é bastante proveitoso. Nos portadores de diabetes dependente de insulina[12], pode ocorrer hiperglicemia ou hipoglicemia em conseqüência do exercício. A hipoglicemia pode ser tardia, 6 a 14 horas após esforço extenuante, ou mesmo ocorrer no dia seguinte. Quando a insulina é administrada no braço ou na coxa, a absorção pode ser acelerada pelo exercício, principalmente se este ocorrer até uma hora após a injeção. Deste modo, é "mandatório que os pacientes monitorizem sua glicemia antes, durante e após o exercício"[4,12]. Níveis de glicemia, que contra-indicam o exercício, situam-se entre < 100 e > 300 mg/dL[4], ou < 100 e > 250 mg/dL[13]. Os pacientes devem realizar exercícios uma a duas horas após as refeições, para atenuar a hiperglicemia pós-prandial, e fazer um lanche antes de se deitar, para prevenir hipoglicemia tardia. Deve-se evitar carbohidratos antes do exercício. O paciente deve manter-se em contacto com o médico para ajustes na dosagem e no regime de adminstração de insulina. As complicações do diabetes podem ser agravadas pelo exercício com hemorragia retiniana, secundária à retinopatia proliferativa, lesões osteoarticulares e de partes moles, desidratação e isquemia miocárdica silenciosa, secundárias à neuropatia periférica. Pode ocorrer proteinúria desencadeada pelo exercício. Há risco de hipotensão, angina, arritmias e morte súbita, obrigando o paciente à cuidadosa assistência cardiovascular[12].

Nos casos de diabetes não-dependente de insulina, tratados com dieta e ou sulfoniluréia, há redução da glicemia pós-exercício moderado de 45 minutos. Exercícios regulares se associam à redução da resistência à insulina, auxiliando no tratamento da obesidade, dislipemia e hipertensão arterial, comumente associados ao diabetes (Síndrome X). Entretanto, os riscos do exercício são semelhantes ao diabetes insulino dependente, obrigando à cuidadosa avaliação clínica[12].

Referências

1. Oliveira F, JA & Salvetti XM. Programas não supervisionados em reabilitação cardiovascular. Abordagem da prescrição dos exercícios. Rev SOCESP 1996; 6:31-9.

2. Oliveira Fo JA, Leal AC, Lima VC, Santos Fo DV, Luna Fo B. Reabilitação não supervisionada: efeitos de treinamento ambulatorial a longo prazo. Arq Bras Cardiol 2002; 79;233-238.

3. Godoy M, Bellni AJ,Pássaro LE *et al.* I Consenso Nacional de Reabilitação Cardiovascular. Sociedade Brasileira de Cardiologia. Departamento de Ergometria e Reabilitação. Arq Bras Cardiol 1997;69:267-292.

4. Fletcher GF, Balady G, Amsterdam EA *et al.* AHA Scientific Statement: Exercise Standards for testing and training. 2001:104:1694-1740.

5. Oliveira Fo JA. Prescrição de exercícios físicos em cardiopatas. IN: Borges DR & Rothshield H. Atualização Terapêutica. 20ª ed. São Paulo, Artes Médicas, 2001. pg. 60-63.

6. Hellerstein HK & Franklin BA. Exercise testing and prescription. In: Wenger NK e Hellerstein HK ed. Rehabilitation of the coronary patient. New York, John Wiley & Sons, 1979.

7. Godoy M. Reabilitação cardíaca. Fitcor em revista. 1995; 1:22-30.

8. Haskell WL. Design and implementation of cardiac conditioning programs. IN: Wenger NK and Hellerstein HK ed. Rehabilitation of the coronary patient. New York, John Wiley & Sons, 1978.

9. Nagashima M, Uchida T, Tanaka M *et al.* Comparison of the circadian variation of the time of the onset of acute myocardial infarction and of attack of vasospastic angina without significant stenosis. J Cardiol 2000;36:1-7.

10. Kinjo K, Sato H, Sato H *et al.* Circadian variation of the onset of acute myocardial infarction in Osaka área, 1998-1999: characterization of morning and nighttime peaks. Jpn Circ J 2001:65:617-20.

11. Trappolini M, Matteoli S, Borgia MC, Rinaldi R, Chilotti FM, Trappolini F, Del Vecchio RL, Puletti M. Variazone circadiana dell'insorgenza dell'infarto miocardico aguto. Minerva Cardioangiol 2001; 49: 289-96.

12. Vivolo MA, Ferreira SRG, Hidal JT. Execício físico e diabete melito. Rev SOCESP 1996;6:102-110.

13. Hough DO. Diabetes mellitus nos desportos. Clin Med Am Norte 1994;2:439-454.

14 Asma e exercício

Ana Paula Camassola

A asma brônquica acomete cerca de 5% da população geral[1]. No Brasil, estudos epidemiológicos referentes à asma são poucos e desconhece-se a verdadeira dimensão da doença. Dados do *International Study of Ashthma and Allergies in Childhood* (ISAAC), realizado em algumas cidades brasileiras (Recife, São Paulo, Porto Alegre, Salvador, Itabira, Uberlândia e Curitiba), revelaram valores atuais da prevalência da asma em torno de 13,3% da população entre 6 e 14 anos de idade[2].

A asma caracteriza-se por uma maior reatividade das vias aéreas a vários estímulos, resultando num estreitamento reversível generalizado das vias aéreas[1,3]. O diagnóstico é simples quando na presença de múltiplos ataques de chiado precipitado por estímulos específicos e aliviados por broncodilatadores. Algumas vezes existe a dificuldade de realizar o diferencial com outras doenças pulmonares, inclusive sendo observado que o diagnóstico da asma em muitas ocasiões não é realizado. A natureza episódica e reversível da obstrução é uma característica muito importante. Algumas vezes é possível identificar agentes específicos que desencadeiem as crises, tais como pólen, ácaros contidos na poeira, pêlos de animais, drogas, alimentos e fumaça. As crises também podem ser induzidas por estímulos inespecíficos, tais como estresse emocional, exposição ao frio, infecção respiratória e exercício. O diagnóstico funcional pode e deve ser estabelecido pela espirometria de repouso, onde a redução do volume expiratório forçado no primeiro segundo (VEF1), associado a uma boa resposta a broncodilatadores sela o diagnóstico. Teste de broncoprovocação, a antígenos inaláveis ou a exercícios, também podem auxiliar o diagnóstico de asma.

O exercício é um dos precipitantes da asma bastante freqüente, ocorrendo após esforços vigorosos, capazes de elevar a freqüência cardíaca a 170-180 bpm, a ventilação acima de 20 L/min, com um aumento do consumo de oxigênio (VO_2) de até 85%. A prevalência de sintomas ao esforço em pacientes com asma varia de 40 a 90%[4,5]. A asma induzida por exercício (AIE) pode ocorrer em qualquer idade, sendo freqüente em adolescentes e jovens adultos que praticam esportes, principalmente corridas de média distância, embora possa ocorrer em ginástica ou mesmo dançando, desde que a atividade seja contínua.

Para que a crise ocorra é necessário que a ventilação pulmonar atinja 60% ou mais da ventilação máxima, e que o esforço se mantenha por 6 a 8 minutos[6]. A broncoconstrição induzida pelo esforço relaciona-se ao tipo de atividade física, sua duração e as condições ambientais. Um exercício curto, de 30 segundos a 2 minutos, repetidos em curtos espaços de tempo, tendem a impedir o aparecimento da asma pós-exercício. Os exercícios com braços normalmente causam menos broncoespasmo do que os que utilizam as pernas, sendo a incidência de AIE menor nos esportes coletivos, como no futebol, onde o esforço é intervalado.

A corrida ao ar livre ou em esteira são os tipos de esforços que mais provocam reação brônquica, tanto por ser exercício contínuo como, no caso ao ar livre, pela associação com exposição a alergenos e frio[7]. A crise raramente ocorre após esforço em ambientes fechados e úmidos como na natação, neste caso, se ocorrer broncoespasmo, pode estar relacionado à exposição ao cloro.

A obstrução é um fenômeno agudo que ocorre imediatamente após o término do exercício, atinge o pico máximo em cinco a dez minutos e regride, mesmo que de forma espontânea, em trinta a noventa minutos. A recuperação em adolescentes, geralmente é mais lenta que em crianças. Durante o exercício, o paciente está relativamente protegido pelo aumento das catecolaminas que ocorre durante o esforço e também pela redução do tônus brônquico. Esta "proteção" termina tão logo acabe o exercício, quando então se inicia o broncoespasmo[8].

Existe um período refratário a novos estímulos que ocorre após algumas horas do exercício. Se um asmático desenvolve uma crise de AIE e se recupera espontaneamente, um novo exercício, dentro de uma hora, resulta em uma redução de 50% na incidência de uma nova crise de AIE[9]. O mecanismo deste achado ainda não é amplamente compreendido, acredita-se que esteja relacionado aos leucotrienos D4 e produção de prostaglandinas. A gravidade da AIE depende da hiper-responsividade brônquica.

O diagnóstico da AIE depende dos sintomas relatados por paciente e atletas. Para realizar provocação por esforço é necessário um estímulo abaixo de 85% da FC máxima para evitar aumento de catecolaminas o que geraria um falso positivo[10].

Vários índices foram sugeridos para quantificar os efeitos dos esforços sobre a asma, sendo o mais utilizado o que se baseia no percentual da queda do VEF1 basal, pré-provocação do esforço.

$$\% \text{ de queda do VEF1} = \frac{(\text{VEF1 basal} - \text{VEF1 pós-exercício}) \times 100}{\text{VEF1 basal}}$$

Valores de queda do VEF1 maior que 10-15% têm sido referidos arbitrariamente para diagnóstico da AIE[7-10], porém, sem dados estatísticos. Trabalhos referem 15-20% de queda como um corte apropriado[11,12].

Normalmente o ar inspirado é aquecido a 37°C e umidificado o que ocorre nos 160 cm^2 da superfície da mucosa nasal. À medida que a ventilação aumenta durante o esforço, ocorre um aumento da resistência inspiratória, passando a respiração a ser oral quando a ventilação eleva-se acima de 30 L/min, cabendo às vias aéreas intratorácica a atribuição de aquecer e umidificar o ar inspirado. Desta forma, o ar frio e seco se torna fator desencadeante de reatividade brônquica com broncoespasmo, e conseqüente crise de asma.

A AIE deve ser diferenciada de outras condições que causem sintomas respiratórios durante o exercício, como obstrução fixa de vias aéreas centrais, patologias musculares e disfunção de cordas vocais esforço-induzida[13]. O refluxo gastro-esofágico (RGE) durante o exercício é visto em 91% dos portadores desta condição e se acentua em alguns esportes como corridas ou treinamento com peso, que requerem maior movimento corporal. Sabe-se que o RGE é importante desencadeante de hiperreatividade brônquica.

Tanto a asma quanto a AIE não impedem a prática de atividades físicas e esportes. Sabe-se que é crescente o número de asmáticos participantes de comitês olímpicos em todo o mundo. As crises de broncoespasmo podem ser prevenidas com o uso de medicação que são regularizadas pelos comitês olímpicos[14,15] (Tabela 14.1).

ASMA E EXERCÍCIO

TABELA 14.1 – MEDICAÇÕES PARA TRATAMENTO DE ASMA, SEGUNDO WADA E CNA

Regulamentação de medicações para asma de acordo com WADA (World Anti-Doping Control) e CNA (Conselho Nacional Antidopagem)	
Permitidos	**Permitidos com notificação**
Cromonas (cromoglicato e nedocromil)	Beta-agonistas por inalação (salbutamol, salmeterol, terbutalina, formoterol)
Descongestionantes nasais (sprays)	Corticóides inalatórios (beclomestasona, triancinolona, fluticasona, budesonida)
Antitussígenos (dextrometorfan)	Corticóides nasais
Expectorantes (guaiafesina)	
Teofilina	
Anti-histamínicos	
Proibidas	
Corticóide oral	Beta agonistas via oral e fenoterol, mesmo que inalatório
Descongestinante oral	

Por outro lado, existem esportes com maior prevalência de indução de broncoespasmo com incidência elevada de asma, ou seja, aqueles associados a maior ventilação minuto como corrida, ciclismo, patinação, mountain bike, maratona de esqui, pentatlo moderno e rúgbi. Já esportes em que a ventilação minuto é mais baixa, a indução do broncoespasmo é menor, como no caso de ginástica rítmica, caminhada, tênis, golfe, caratê, pólo aquático e voleibol.

A necessidade de medicação profilática depende muito do tipo de exercício. Para fins práticos, o modo mais eficaz para proteger contra o broncoespasmo é o uso de droga beta2-agonista seletiva ou cromona, no período imediatamente anterior ao exercício, por via inalatória. Os modificadores de leucotrienos também são efetivos no tratamento de AIE, apresentando a vantagem de efeito de duração mais prolongada, (20 – 24 horas)[17,18] (Tabela 14.2).

TABELA 14.2 – PROFILAXIA DA AIE

Medicação	Dose	Tempo antes do exercício (minutos)	Duração da ação (horas)
Salbutamol	2 puffs	4-6	2-4
Terbutalina	2 puffs	3-6	2-4
Salmeterol	50 μg	30-60	12
Cromoglicato	2 puffs	10-20	4-6
Nedocromil	2 puffs	10-20	4-6
Montelucaste	5-10 mg (cp)	4 horas	>20-24

Em resumo, todo asmático pode e deve praticar exercícios. É necessário identificar o paciente portador de AIE e orientá-lo adequadamente à prática de alguma atividade que lhe cause bem-estar e prazer, além de benefícios[16].

É importante lembrar que para prática segura de atividade física é necessário um controle adequado da doença. É necessário identificar e eliminar os agentes desencadeantes, prevenir e minimizar os ataques ensinando ao paciente a melhorar e otimizar sua medicação, e instituir terapia broncodilatadora inalada ou oral para conseguir melhores velocidades de fluxo possíveis e uma tolerância máxima ao exercício.

Referências

1. Tattersfiled AE. The site of defect in asthma. Neurohumoral, mediator or smooth muscle? Chest 91(6 suppl): 184s-189s, 1987.

2. Consenso Brasileiro do Manejo de Asma. J Bras Pneumol 24(4). 1998.

3. Hargreave FE, Dolovich J, O'Byrne PM et al. The origin of airway hyperresponsiveness. J Allergy Clin Immunol 78 (5 Pt 1): 825-832, 1986.

4. Jones PS, Buston MH, Wharton MJ. The effect of exercise on ventilatory function in the child whit asthma. Br J Dis Chest; 56-78,1982

5. Sadoul P, Maladies Chroniques des Bronches 100 questions du practicien. Nancy. Eité par II, 1982.

6. Zawdski DK, Lenner KA, McFadden ER Jr. Effect of excercise on nonspecific airway reactivity in asthmatics. J Appl Physiol 64(316),1988.

7. Anderson SD, Connolly NM, Godfrrey S. Comparison of bronchoconstriction induced by cycling and running. Thorax 26;396,1971

8. Eggleston PA, Rosenthal RR, Anderton CW, Bierman. Guidelines for the methodology of exercise challenge testing of asthmatics. J Allergy Clin Immunol; 64:642,1979.

9. Sterk RH, Fabbri LM, Quanjer PH, Cockroft DW, O'Byrne PM, Anderson SD. Airway responsiveness. Standardized challenge testing with pharmacological, physical and sensitizing stimuli in adults. Eur Respir J 6(suppl):53,1993.

10. Tan RA, Spector SL. Excercise induced asthma. Sports Medicine 25:1,1998.

11. Deal EC, McFadden ER Jr, Ingram RH, Breslin FJ, Jaeger JJ. Airway responsiveness to cold air and hyperpnea in normal subjects anda in those wit hay fever and asthma. Am Rev Resp Dis, 121:621,1980.

12. Rupp NT, Guill MF, Brudno DS. Unrecognized exercise-induced bronchospasm in adolescents athletes. Am J Dis Chil, 146:941,1992.

13. McFadden ER Jr, Zawdski DK. Vocal cord dysfunction masqueranding as exercise induced asthma: a physiologic cause for choking during athletic activities. Am J Resp Crit Care Med 153:942,1996.

14. WADA. The 2004 prohibited list. International standart. World anti-doping agency. 2004.

15. Conselho Nacional Antidopagem. Lista de substância e Métodos Proibidos. Código Mundial Antidopagem. 2004.

16. Manual de Pesquisa das Diretrizes do ACSM para os testes de esforço e sua Prescrição. 4ª edição. 334. Editora Guanabara Koogan. Rio de Janeiro. 2003.

17. Tisi GM. Pulmonary Physiology in Clinical Medicine. 2ª edição. Williams & Wilkins. Baltimore. 1985.

18. West JB. Respiratory Physiology: The Essentials. 3ª ed. Williams & Wilkins. Baltimore. 1988.

15 DPOC e exercício

Ana Paula Camassola

A doença pulmonar obstrutiva crônica (DPOC) é importante causa de morbidade crônica e mortalidade em todo o mundo. Está relacionada à inalação de partículas ou gases nocivos[1], sendo o tabagismo a principal causa de DPOC.

O DPOC é a quarta causa de morte nos EUA, atrás somente das doenças cardiovasculares. Em 2000 a OMS estimou em 2,74 milhões as mortes por DPOC em todo mundo. Entre 1985 e 1995, o número de consultas por DPOC nos Estados Unidos aumentou de 9,3 para 16 milhões. As despesas médicas foram estimadas em 14,7 bilhões de dólares.

Durante anos, clínicos, fisiologistas, patologistas e epidemiologistas discordaram quanto às definições de disfunções associadas à limitação crônica do fluxo aéreo, incluindo bronquite crônica, enfisema, doença pulmonar obstrutiva crônica (DPOC) e asma. As definições destes termos se referem à estrutura e função e são com freqüência baseadas no seu uso para propósitos clínicos ou de pesquisa. O conceito atualmente aceito é de uma doença caracterizada pela limitação ao fluxo aéreo que não é totalmente reversível. A limitação ao fluxo aéreo é geralmente progressiva e associada a uma resposta inflamatória anormal dos pulmões[1,2].

A DPOC é caracterizada por uma inflamação crônica ao longo das vias aéreas, do parênquima e da vasculatura pulmonar. A intensidade e as características celulares e moleculares da inflamação variam conforme a progressão da doença. As alterações patológicas encontram-se nas vias aéreas centrais e periféricas, no parênquima e vasos pulmonares[3]. As lesões ocorrem como conseqüência da inflamação crônica que por sua vez é gerada pela inalação de partículas e gases nocivos, como por exemplo os exalados pelo cigarro. As alterações fisiológicas características da doença incluem hipersecreção mucosa, disfunção ciliar, limitação do fluxo aéreo, hiperinsuflação pulmonar, anomalias nas trocas gasosas, hipertensão pulmonar e cor pulmonale. As anomalias patológicas levam a alterações fisiológicas correspondentes que, se tornam evidentes inicialmente ao exercício e posteriormente também no repouso[1].

Por razões educacionais, uma classificação simples da gravidade da doença em quatro estágios é recomendada. Este estadiamento é baseado na limitação do fluxo aéreo medido pela espirometria que, por sua vez, é essencial para o diagnóstico e fornece uma informação útil para avaliar a gravidade da doença[1].

TABELA 15.1 – CLASSIFICAÇÃO DO DPOC PELA GRAVIDADE (GOLD, 2003)

Estágio	Características
0: Em risco	- Espirometria normal - Sintomas crônicos (tosse, produção de escarro)
I: DPOC leve	- VEF1/CVF < 70% - VEF1/80% do previsto - Com ou sem sintomas crônicos
II: DPOC moderada	- VEF1/CVF < 70% - VEF1 ≥50% ≤ 80% do previsto - Com ou sem sintomas crônicos
III: DPOC grave	- VEF1/CVF < 70% - VEF1 ≥30% ≤ 50% do previsto - Com ou sem sintomas crônicos
IV: DPOC muito grave	- VEF1/CVF < 70% - VEF1 ≤ 30% do previsto - Presença de sinais de falência respiratória, ou falência cardíaca direita

Um diagnóstico de DPOC deve ser levado em consideração em qualquer paciente com tosse, expectoração ou dispnéia e/ou uma história de exposição a fatores de risco. O diagnóstico é confirmado pela espirometria. A presença de VEF1 (volume expiratório forçado no primeiro segundo) menor de 80% do valor previsto após o uso de broncodilatador em conjunto com VEF1/CVF (capacidade vital forçada) menor de 70%, confirma limitação ao fluxo aéreo que não é totalmente reversível. Sinais e sintomas clínicos tais como falta de ar e tempo expiratório prolongado, são utilizados na confirmação do diagnóstico.

A abordagem do DPOC, baseada na intervenção rápida na dependência do tabagismo, é efetiva e fundamental e deve ser oferecida a todos os fumantes em cada visita a profissionais da saúde. A redução à exposição à fumaça do tabaco, poeiras e produtos químicos ocupacionais e à poluição extra e intradomiciliar são metas fundamentais no DPOC. A cessação do tabagismo é a medida mais efetiva e com melhor custo-efetividade na redução do risco de desenvolvimento e na interrupção da progressão da DPOC.

O tratamento do paciente com DPOC envolve, além de todo arsenal farmacológico, a reabilitação pulmonar.

De acordo com os estágios de gravidade da DPOC, a reabilitação pulmonar está inserida nos estágios II e III preferencialmente, porém a atividade física no estágio 0 e I é fundamental como redutora de fatores de risco para outras doenças.

Forma-se um ciclo de conseqüências físicas, sociais e psicossociais na DPOC[4,5,6].

GRÁFICO 15.1

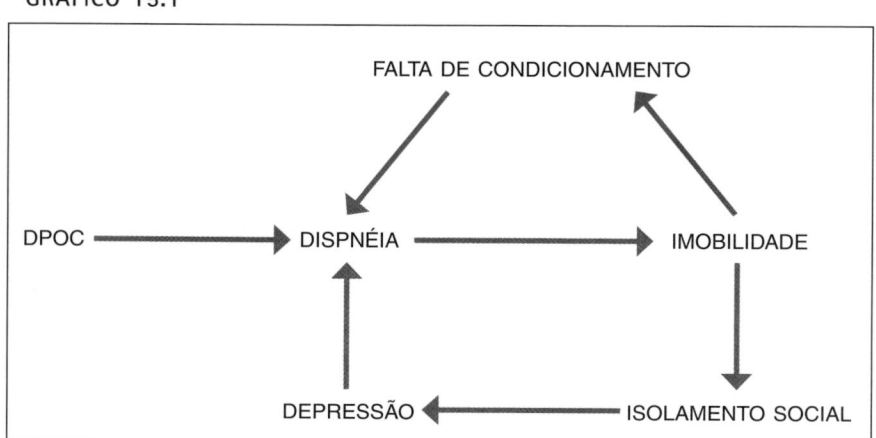

As principais metas da reabilitação pulmonar são reduzir sintomas, melhorar a qualidade de vida e aumentar a participação física e emocional em atividades diárias. Os portadores de DPOC em qualquer estágio parecem beneficiar-se de programas de treinamento físico, apresentando melhoras com relação à tolerância ao exercício e quanto aos sintomas de dispnéia e fadiga[7]. Dados sugerem que esses benefícios podem ser sustentados mesmo após um único programa de reabilitação pulmonar[8,9]. O benefício se extingue progressivamente quando o programa de reabilitação termina, mas, se o treinamento físico for mantido em casa, a condição de saúde do paciente se mantém mesmo acima dos níveis de pré-reabilitação.

Idealmente a reabilitação pulmonar deve envolver vários tipos de profissionais da saúde. Benefícios significativos também podem ocorrer com uma equipe mais limitada, contanto que os profissionais se dediquem e estejam cientes das necessidades de cada paciente. Os benefícios foram relatados com sendo provenientes de programa de reabilitação conduzidos com pacientes hospitalizados ou não e em ambiente domiciliar[10,11,12]. Os componentes educacionais e do treinamento físico da reabilitação são, em geral, conduzidos em grupos compostos de 6 a 8 indivíduos por aula. Na seleção do paciente que iniciará o programa de reabilitação pulmonar (PRP) é importante considerar a condição funcional, a gravidade da dispnéia e a motivação do paciente. O fato do paciente ser fumante não o exclui dos PRP, porém, alguns dados indicam que pacientes que continuam a fumar durante o PRP tem menor probabilidade de completarem os PRP do que os não-fumantes[13].

Os componentes de um programa de reabilitação pulmonar variam muito de programa para programa, mas um PRP deve incluir treinamento físico, educação e aconselhamento nutricional[1]. Em nosso serviço incluímos treinamento respiratório com fisioterapeuta e avaliação e acompanhamento psicológico[14], com resultados bastante positivos.

O paciente deve ser avaliado, no início do programa, com teste ergométrico, preferencialmente com cicloergômetro[15] com medição de algumas variáveis fisiológicas, se possível, incluindo consumo máximo de oxigênio, freqüência cardíaca máxima e carga máxima em que a atividade foi realizada. Uma abordagem bastante utilizada, e bem menos complexa é um teste simples de caminhada de 6 minutos. O Shuttle Test representa uma forma menos eficaz, uma vez que, o ritmo é imposto ao paciente durante o teste.

O treinamento em si varia na freqüência, podendo ser diário ou semanal, com duração de 10 a 45 minutos por sessão e na intensidade de 50% do consumo de oxigênio máximo para o máximo tolerado. A duração dos programas variam de 4 a 10 semanas, com os programas mais extensos resultando em melhores efeitos[16]. O uso da freqüência cardíaca como parâmetro para treino é limitado no DPOC. O uso de escalas de dispnéia ou de esforço subjetivo (Borg) são bem mais úteis e eficazes.

Revisões abrangentes relataram os resultados dos programas de exercícios para pacientes com DPOC[17,19]. Ficou claro que os pacientes que completam um programa de exercícios acham que sua tolerância ao exercício aumentou. Nas medidas da capacidade de realização do exercício que dependem do esforço, geralmente após o treinamento há melhora do desempenho. Ficou claro que os benefícios não podem ser atribuídos a melhora da função pulmonar. O exercício aeróbico que envolve grandes grupos musculares apresenta melhor resposta ao treinamento.

Alguns programas incluem exercícios para membros superiores e de força, que passam a auxiliar o paciente a realizar suas atividades da vida diária como subir escadas e carregar objetos, podendo aprimorar também a função dos músculos acessórios da respiração[17]. Foi demonstrado que o treinamento de resistência muscular aprimora a função muscular e o desempenho das atividades funcionais nos pacientes com DPOC[18].

A condição nutricional é importante determinante de sintomas, incapacidade e prognóstico na DPOC, tanto o sobrepeso como o subpeso podem gerar problemas. Os profissionais da saúde devem identificar e corrigir as razões para ingestão reduzida de calorias no DPOC. Além disso, a orientação nutricional para se obter perda de peso, também resultam em melhor capacidade dos músculos respiratórios[20]. A maioria dos programas de reabilitação pulmonar inclui um programa de educação.

Exercícios respiratórios realizados com monitoramento do fisioterapeuta contribuem na educação, auxiliando o paciente a superar momentos de crises de dispnéia, orientando o paciente a "economizar" oxigênio, otimizando o seu uso em atividades da vida cotidiana, além do aumento de força dos músculos respiratórios[21].

Pacientes com DPOC pela sua condição clínica e física, geralmente estão bastante restritos em suas atividades diárias. São pessoas de pouco ou nenhum convívio social, que antes de sua doença trabalhavam e participavam da renda familiar e agora, passam a necessitar de apoio desta mesma família. Deste modo, estes pacientes com freqüência apresentam quadros de ansiedade e depressão. Trabalhos têm evidenciado que os PRP com intervenção psicológica têm efeitos benéficos em relação a estas manifestações[14,22].

O ingresso de um paciente em PRP deve ser precedido de avaliação clínica, avaliação funcional de repouso (espirometria com e sem broncodilatador), avaliação de capacidade de exercício (ergometria, cicloergometria ou ergoespirometria, ou ainda, teste de caminhadas de 6 minutos), avaliação de força muscular ins e expiratória e de membros inferiores. Em nosso serviço incluímos, ainda, avaliação psicológica com questionários de qualidade de vida e nível de estresse e ansiedade.

Muito importante é a monitorização constante do paciente durante a atividade física. O acompanhamento da enfermagem, com monitorização de oximetria a fim de avaliar a necessidade de oxigênio durante as atividades físicas, é fundamental para garantir um bom aproveitamento da sessão do PRP. A saturação de oxigênio, não corrigida com oxigênio suplementar, abaixo de 88% leva à suspensão da atividade física até a sua recuperação.

Devemos salientar que a área onde o PRP é realizado deve ser supervisionada por médico e estar devidamente equipada com material para reanimação cardiovascular, além de rede de oxigênio próxima às esteiras ou cicloergômetros (**Figura 15.1**).

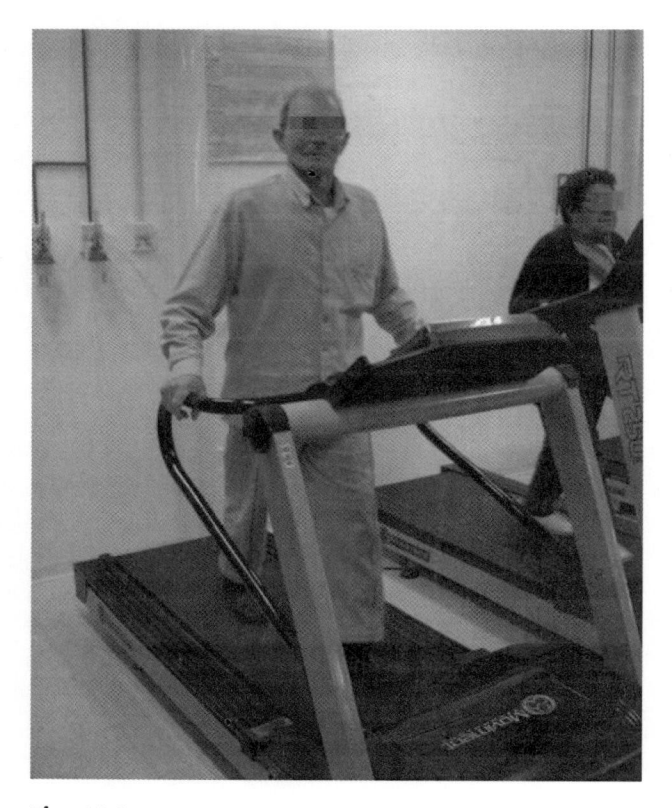

Fig. 15.1
Paciente portador de DPOC realizando atividade aeróbica com uso de oxigênio suplementar.

Referências

1. Global Iniciative for Chronic Obstructive Lung Disease. Estratégia global para o diagnóstico, a condita e a prevenção da doença pulmonar obstrutiva crônica. Workshop report. 2003.

2. American Thoracic Society. Standarts for the diagnosisi and care of pacitents with chronic obstructive pulmonary disease. Am J Resp Care Med 152:S77-S120, 1995.

3. Ciba Guest Symposiun Report. Terminology, definiotions and classifications of chronic pulmonary emphysema and related conditions. Thorax 14:286-289, 1995.

4. Thompson AB, Daughton D, Robbins RA, Ghaufouri MA, Oehlerking M, Rennard SI. Intraluminar airway inflamation in asthma, chronic bronchitis, and obstructive pulmonary disease. J Allergy Clin Immunol 92:537-548, 1993.

5. American Thoracic Society. Pulmonary Rehabilitation – 1999. Am J Resp Crit Care Med 159:1666-1682, 1999.

6. Celli BR. Pulmonary rehabilitation in patientes with COPD. Am J Resp Crit Care Med, 152, 861-864, 1995.

7. Wijkstra PJ, Tem Verget EM, van Altena R, Otten V, Kraan J, Postma DS, et al. Long terms benefits of rehabilitation at home on quality iof life, and exercise tolerance in patients with chronic obstructive pulmonary disease. Thorax, 50: 824–828, 1995.

8. Foglio K, Bianchi L, Bruletti G, Battista L, Paganin M, Ambrosino N. Long-term effectiveness of pulmonary reabilitation um patients with chronic airway obstruction. Eur Resp J 13: 125-135, 1999.

9. Griffiths TL, Burr ML, Campbell IA, Lewis-Jenkins V, Mullins J, Shiels K et al. Results at 1 year of out patient multidisciplinary pulmonary rehabilitatio: a randomized controlled trial. Lancet 355:362-368, 2000.

10. Goldstein RS, Gort EH, Stubbing D, Avendano MA, Guyatt GH. Randomized controlled trial of respiratory rehabilitation. Lancet,344:1394-1397, 1994.

11. Wijkstra PJ, van Altena R, Kraan J, Otten V, Postma DS, Koeter GH. Quality of life in patients with chronic obstructive pulmonary disease improves after rehabilitation at home. Eur Respir J, 7:269-273, 1994.

12. McGavin CR, Gupta SP, Lloyd EL, McHardy GJ. Physical rehabilitation for the chronic bronchitisc: results of a controlled trial of exercises in the home. Thorax, 32:307-311, 1977.

13. Yong P, Dewse M, Fergusson W, Kolbe J. Improvements in outcomes for chronic obstructive pulmonary disease(COPD) attributable to a hospital-based respiratory rehabilitation programe. Aust N Z J Med, 29:59-65, 1999.

14. Godoy DV. O efeito da assistência psicológica num programa de reabilitação pulmonar para pacientes com doença pulmonar obstrutiva crônica.Tese de Doutorado em Medicina (pneumologia). Universidade Federal do Rio Grande do Sul. 2002.

15. Pulmonary Funcion Testing. Clin Chest Med, 22:4,dec 2001.

16. Lacasse Y, Wong E, Guyatt GH, King D, Cook DJ, Goldstein RS. Meta-analysis of respiratory rehabilitation in chronic obstructive pulmonary disease. Lancet, 348:1115-1119, 1996.

17. Casaburi R. Exercise training in chronic obstructive lung disease. In: Casaburi R, Petty TL eds. Principles and Practice of Pulmonary Rehabilitation. Philadelphia: Saunders, 204, 1993.

18. Bernard S, Whittom F, LeBlancc P et al. Aerobic and strength training in patients with chronic obstructive pulmonary disease. Am J Resp Crit Care Med 159:896, 1999.

19. Ries AL, Carlin BW, Carrieri, Kohlman V, et al. Pulmonary rehabilitation: Evidence based guidelines. Chest, 112: 1363, 1997.

20. Ethimiou J, Fleming J, Gomes C, Spiro SG. The effect of supplementary oral nutrition in poorly nourished patients with chronic obstructive pulmonary disease. Am Ver Resp Dis 137:1075-1082, 1988.

21. Smith K, Cook D, Guyatt GH et al. Respiratory muscle training in chronic airflow limitation: a meta-analysis. Am Ver Resp Dis 145:533, 1992.

22. Godoy RF. O efeito do exercício sobre os níveis de ansiedade, depressão e autoconceito dos pacientes com doença pulmonar obstrutiva crônica. Dissertação de Mestrado em Ciências do Movimento Humano. Universidade Federal do Rio Grande do Sul. 2000.

16 Obesidade e atividade física em crianças e adolescentes

Ana Paula F. Vilar
Marco Túlio de Mello

A obesidade é um problema complexo, multifatorial, caracterizada por um excesso de tecido adiposo. Embora, possa ser vista como um simples excesso na ingestão de calorias, em relação ao gasto calórico, ela envolve interações complexas entre genética, atividade física, fatores culturais e outros (Aronne, 1998).

O número de casos de obesidade decorrente de distúrbios endócrinos parece ser pequeno e a maior incidência ocorre por energia e nutrientes consumidos em excesso, promovendo uma relação desequilibrada, no excesso de ingestão de alimentos com uma grande redução de gasto energético (Dietz, 1993).

Vários autores manifestam grande preocupação com o excesso de tecido adiposo, principalmente na infância e na adolescência, pelos graves problemas que acompanham essa disfunção e que podem, na maioria das vezes, permanecer na vida adulta do indivíduo (Dietz, 1983; Fisberg, 1995; Damiani, 2000). Os principais riscos para a saúde em decorrência do excesso de tecido adiposo são a elevação dos triglicerídeos e do colesterol, hipertensão arterial, diabetes, desordem gastrintestinais, hipertrofia do ventrículo esquerdo, elevação dos níveis de ácido úrico, discriminação social, distúrbios emocionais e sedentarismo (Dâmaso, 1983; Rolland-Cachera et al., 1984; Rolland-Cachera et al., 1990; Willians et al., 1992; Guo et al., 1994; Fonseca et al., 1998; Sorthern, 2001; Bouchard, 2003; Reinehr et al., 2003). A persistência da obesidade na vida adulta é de suma importância, porque é nesta fase que são detectados os maiores índices de enfermidades colaborando inclusive para aumento de mortalidade. Já na infância, a facilidade de tratar a obesidade é maior pelo fato da criança ser mais ativa e de modo natural participa de jogos e brincadeiras que aumentam seu consumo energético. Porém, na adolescência o indivíduo começa a assumir posturas que o levam à inatividade, fato que é mais exarcebado na fase adulta. Assim, devemos prevenir e tratar a obesidade precocemente (Dietz, 1983; Must et al., 1992; Sorthern, 2001).

Índice de Massa Corporal (IMC)

O IMC (peso[Kg]/altura[m]^2) é calculado a partir do peso e altura e é freqüentemente usado como parâmetro indicativo de obesidade. A predição da gordura corpórea pode ser imprecisa em grupos especiais, tais como idosos e atletas com grande massa muscular, mas esses não são grupos onde a obesidade é um problema clínico importante (Pierson et al., 1997).

Baseados em estudos com populações que relacionam valores do IMC com indicadores de morbidez e mortalidade, a NCHS (*National Center for Health Statistics*) WHO (1997) definiu os pontos de corte para classificar o excesso de massa corporal, os quais são:

Baixo peso 3 (grave)	IMC < 16
Baixo peso 2 (moderado)	16 < IMC < 17
Baixo peso 1 (leve)	17 < IMC < 18,5
Normal	IMC 18,50 – 24,99
Grau 1 de sobrepeso	IMC 25,00 – 29,99
Grau 2 de sobrepeso	IMC 30,00 – 39,99
Grau 3 de sobrepeso	IMC > 40,00

TABELA 16.1 – CLASSIFICAÇÃO DO SOBREPESO E DA OBESIDADE PELA PORCENTAGEM DE GORDURA:

Sobrepeso/obesidade	Mulheres	Homens
Eutróficos (normal)	18 – 25%	9 – 18%
Leve	25 – 30%	15 – 20%
Moderada	30 – 35%	20 – 25%
Elevada	35 – 40%	25 – 30%
Mórbida	>40%	>30%

Costa, 2001

Atividade física e a obesidade

Por definição, a atividade física se caracteriza pelo movimento corporal, produzido por músculos, que resulte em maior dispêndio energético; e exercício é a atividade física planejada, repetida e intencional (Caspersen et al., 1995).

Um fator importantíssimo na abordagem terapêutica do sobrepeso e da obesidade é a eficiência da intervenção mediante orientação dos hábitos alimentares e a prática da atividade física (Roemmich, Sinning, 1997; Ebbeling, Rodriguez, 1999; Crespo et al., 1999; Sorthern, 2001; Bouchard, 2003; Reinehr et al., 2003). Esta combinação traz grandes benefícios na redução do excesso de tecido adiposo, pois ajuda também na manutenção da massa corporal, na preservação e ou no aumento da massa magra. Esta dupla ação depende muito da atividade física praticada, preservando, desta maneira, a taxa metabólica de repouso (TMR), componente primordial para o gasto energético. Na maioria dos estudos, ocorre uma significativa mudança na saúde do indivíduo, principalmente na diminuição da concentração plasmática do colesterol, diminuição da pressão arterial e melhor controle do diabetes. Todos estes benefícios, associados a um aumento da capacidade aeróbia (Gordon-Larsen et al., 1999; Sorthen et al., 1999; Donnelly et al., 2000; Sorthen, 2001; Eliakim et al., 2002; Gutin, Barbeau, 2003). Sabemos que quanto maior o tempo de intervenção, com a prática de atividade física, melhores são os resultados na redução da massa corporal (Eliakim et al., 2002; Reinehr et al., 2003).

Os exercícios podem ser classificados em aeróbios e anaeróbios, dependendo da maior participação do metabolismo aeróbio ou anaeróbio respectivamente. A energia para realizar muitos tipos de exercícios provém de uma combinação das fontes aeróbias e anaeróbias e a contribuição da fonte energética para o metabolismo do exercício é inversamente proporcional à duração e intensidade da atividade. Portanto, nas atividades curtas, há uma grande contribuição da produção de energia anaeróbia e nas atividades de longa duração, há grande contribuição de energia aeróbia (ACSM, 2000).

O treinamento mostra um efeito anabólico no metabolismo protéico muscular, resultando em aumento de massa magra. Esse efeito tem particular importância na criança, porque no crescimento é necessário um balanço de nitrogênio positivo (Bar-Or, 1993).

Metabolismo das gorduras durante os esforços físicos

As gorduras se encontram em três formas distintas para serem utilizadas como fonte de energia:
1. Triglicerídeos depositados no tecido adiposo;
2. Triglicerídeos plasmáticos;
3. Triglicerídeos musculares.

O sistema nervoso simpático parece ser o principal mecanismo na mobilização das gorduras durante a realização de atividade física mediante a estimulação da lípase. As células adiposas que se encontram na região abdominal são mais propensas a liberar os ácidos graxos livres que as localizadas nas regiões das coxas (Guedes, Guedes, 1998).

A utilização das gorduras como fonte de energia durante a realização da atividade física é maior nos exercícios de longa duração. Ao iniciarem os esforços físicos, os capilares musculares se dilatam e facilitam a captação dos ácidos graxos livres para serem oxidados. Exercícios físicos que privilegiam esforços contínuos sob intensidade moderada, utilizam as gorduras como fonte energética, em uma proporção entre 30 e 50%. Portanto, se o objetivo é oxidar gorduras durante o exercício, recomenda-se, um equilíbrio entre duração e intensidade, de modo que a duração seja longa e a intensidade de 40 a 65% do VO_2 (McArdle *et al.*, 1998).

Avaliação, orientação e prescrição de exercícios físicos

Há a necessidade de uma equipe multidisciplinar para uma correta abordagem na redução da massa corporal (Sothern, 2001). Para iniciar um programa de redução da massa corporal, é importante que o indivíduo tenha conhecimento tanto da sua alteração corporal como de seu estado de saúde geral, através da avaliação de um médico; orientação nutricional realizada por um nutricionista e os exercícios físicos prescritos por um professor de educação física. Assim, deve-se iniciar o programa de treinamento com exercícios de baixa intensidade, para poder gradualmente, prolongar as sessões e aumentar a intensidade, conforme ocorrer melhora da capacidade física permitindo incremento no exercício realizado.

Os exercícios que envolvem a utilização de grandes grupos musculares e que possam ativar todo o sistema orgânico de oxidação são os mais indicados neste tipo de programa. Portanto, o objetivo é orientar exercícios que provoquem impacto na demanda energética do indivíduo (Sothern, 2001; Gutin, Barbeau, 2003).

Fernandez (2001), demonstrou que os exercícios intervalados, anaeróbio e aeróbio, foram eficientes para promover uma diminuição da gordura corporal e da porcentagem de gordura. A partir destes resultados a prescrição deste tipo de exercício vem sendo utilizada com a população jovem em programas de redução da massa corporal. Exercícios físicos de maior intensidade, isto é, intervalados de predominância anaeróbia, promovem uma perda da massa corporal significativa. Além disso, a aderência dos indivíduos na continuação do programa foi muito maior em comparação a outros tipos de exercício, pois apresentam menos monotonia, demonstrando que exercícios mais dinâmicos são mais aceitáveis.

A grande preocupação de vários pesquisadores atualmente é com o efeito da perda da massa corporal apenas com a dieta hipocalórica, pois pode levar a uma redução na taxa metabólica de repouso (TMR), porque concomitantemente perde-se também, massa magra. E com a realização de exercícios de força/resistência muscular, ocorrerá a manutenção e até mesmo ganho de massa magra, preservando assim, a TMR (Sothern, 2001; Bernardes *et al.*, 2003).

Os exercícios de flexibilidade levam a uma manutenção e ganho de uma amplitude das articulações gerando movimentos adequados, prevenindo lesões musculares durante as sessões de treinamento (Guedes, Guedes, 1998).

As recomendações para se prescrever exercícios físicos estão baseadas pelo *Americam College of Sports Medicine* (ACSM, 2000):
- **Treinamento Cardiovascular**: Podemos obter a intensidade do treinamento através dos seguintes cálculos:
  A) Através do consumo máximo de oxigênio (VO_2 máx), prescreve-se uma porcentagem do valor máximo - % VO_2 máx;
  B) Através da resposta do lactato sanguíneo (Limiar anaeróbio – Lan), prescreve-se o valor da Freqüência Cardíaca (FC) no momento do limiar, usando a relação da FC e Limiar anaeróbio;
  C) Através da Freqüência Cardíaca Máxima através da equação: 220 – idade = FC máx e prescreve-se uma porcentagem do valor máximo - % FC máx.

Recomenda-se então, que a intensidade seja prescrita entre 55% a 65% da freqüência cardíaca máxima (FC máx) ou de 70% a 85% do VO_2 máx. Com periodicidade de 3 a 5 dias na semana e duração de 20 a 60 minutos (continuamente).

- **Treinamento Resistido**: Evitar uso repetitivo de quantidades máximas de carga até alcançar o estágio 5 de Tanner. Utilizar cargas de pesos que permitam realizar 8 a 12 repetições. A carga é de 30% da força máxima. Para a obtenção do valor correto da carga dos pesos, é necessário a realização do teste de força máxima, ou teste de uma repetição máxima, no qual é avaliada a quantidade equivalente a 100% da força do indivíduo. Não é recomendado que o exercício de resistência seja realizado até o ponto da fadiga muscular. A duração dependerá da escolha dos principais grupos musculares e que permitam a sustentação do peso, realizando de 1 a 2 séries com pausas de 1 a 2 minutos entre as séries. A freqüência deste treinamento deve ser de 3 vezes na semana, não sendo recomendada a prática em dias consecutivos.

Esta prescrição de treinamento tem por objetivo atingir um determinado nível de dispêndio energético, sendo recomendada à população em geral ou a indivíduos como um tratamento de saúde e não a atletas altamente treinados.

Os principais benefícios do acréscimo de exercício à restrição dietética para conseguir uma redução ponderal:
- Aumenta a dimensão global do déficit energético;
- Facilita a mobilização e oxidação das gorduras;
- Aumenta a perda relativa de gordura corporal por preservar o peso magro;
- Por conservar e até mesmo aumentar o peso corporal magro, pode reduzir a queda no metabolismo basal que acompanha com freqüência a redução ponderal, que ocorre através apenas da dieta hipocalórica;
- Requer uma menor dependência da restrição calórica para criar um déficit energético;
- Contribui para o sucesso, a longo prazo, de esforço destinado a conseguir uma redução ponderal;
- Proporciona benefícios impares e significativos relacionados a saúde (McArdle *et al.*, 1998).

Cuidados para a implantação do programa

Apesar de não termos o conhecimento total dos mecanismos fisiopatogênicos, o tratamento da obesidade deve incluir um grande envolvimento familiar e do próprio indivíduo (Reinehr *et al.*, 2003). Os hábitos do paciente de maneira geral deverão mudar, isto é, aspectos nutricionais e comportamentais além da reeducação alimentar (Damiani, 2000). Contudo, na fase da adolescência os indivíduos são facilmente induzidos por valores propagados pela mídia com um comportamento sistemático de aumento da ingestão calórica, fato extremamente preocupante para o aumento do peso.

Segundo Fisberg (1995), as normas gerais do tratamento para a manutenção do IMC saudável, seguem as seguintes condições:
- Uma dieta balanceada, assistida por um nutricionista;
- Exercícios físicos controlados, orientados por um educador físico especializado;
- Apoio emocional, individual e familiar.

Intervenções ao controle da massa corporal em idade mais precoce apresentam ótimas conseqüências na idade adulta, pois é quando a eficiência da intervenção mediante orientações dos hábitos alimentares e a prática da atividade física são mais efetivos (Roemmich, Sinning, 1997; Guedes, Guedes, 1998; Ebbiling, Rodriguez, 1999; Crespo *et al.*, 1999). Atualmente a melhor conduta no tratamento da perda da massa corporal, é adequar a nutrição do adolescente associando à prática de atividade física. Diversos pesquisadores propõe que esta combinação trás grandes benefícios na redução da massa corporal e na manutenção, pela a dificuldade que o adolescente tem em adquirir novos hábitos (Sothern, 2001; Reinehr *et al.*, 2003). As variações de atividades na rotina da prescrição de exercícios em um programa de redução de peso deverão ser feitos procurando evitar sobrecargas e diminuindo a possibilidade de lesões (Sothern, 2001).

Provavelmente a principal causa pela qual os jovens de hoje têm se tornado obesos é a inatividade física. Passar o tempo livre na frente da televisão, do computador e do videogame é a preferência do jovem atual, e a inatividade é maior ainda nas meninas quando estas atingem a puberdade (Grundy *et al.*, 1999; Gordon-Larsen *et al.*, 1999). Portanto, observou-se que jovens obesos dedicam pouquíssimo de seu tempo para a prática de atividade física, resultando um equilíbrio energético positivo, ou seja, elevada oferta calórica simultaneamente a menores níveis de prática de atividade física e fechando o círculo vicioso, quanto maior a quantidade de gordura mais o jovem diminui a prática de atividade física (Guedes, Guedes, 1997; Vilar *et al.*, 2002a).

Um estudo realizado com crianças no primeiro ano de vida, que apresentavam um menor gasto energético, pois se movimentavam menos, apresentavam-se aos 3 meses de vida com mais gordura corporal e apresentavam maiores quantidades de gordura aos 12 anos. Estas crianças tinham apenas 20% de demanda de gasto energético total comparadas com os 35-40% da demanda das crianças magras. O resultado desse estudo mostrou que jovens obesos apresentam um menor nível de atividade física desde as idades mais precoces (Guedes, Guedes, 1998).

Esforços para tornar o tempo livre dos jovens mais ativos, mediante atividades recreativas e esportivas, apresentaram menores modificações do peso e da gordura corporal em curto prazo. Em contrapartida, ocorreu uma mudança dos hábitos com um favorecimento de um cotidiano mais ativo (Guedes, Guedes, 1998). Contrapondo esses dados, Vilar et al. (2002b) realizaram um estudo com adolescentes obesas, que foram divididas em 3 grupos de diferentes exercícios todos associados a dieta hipocalórica: a) exercícios aeróbios; b) exercícios anaeróbios; c) exercícios recreacionais e apenas um grupo sem exercício só com dieta hipocalórica. Foi possível observar maiores reduções, estatisticamente significantes, da porcentagem de gordura total e da massa de gordura do tronco nas adolescentes que estiveram submetidas a exercícios recreacionais associadas a dietas hipocalóricas em prazo curto de tempo, apenas 12 semanas. O único ponto em que esses dois estudos concordam é que a atividade recreacional parece ser mais eficiente na adesão dos adolescentes em participar, bem como na mudança de hábitos.

Sabemos que quanto maior o tempo de intervenção por práticas de atividade física, melhores são os resultados na redução do peso corporal. Entretanto, alguns pesquisadores citam mudanças significativas em adolescentes que participam de estudos com o tempo de intervenção dos exercícios físicos em poucas semanas (Eliakim et al., 1997; Treuth et al., 1998; Donnelly et al., 2000; Eliakim et al., 2002, Vilar et al., 2002b).

Guedes & Guedes (1998), relataram que entre 4 a 30 semanas de exercícios físicos em combinação com dietas hipocalóricas, oferecem ótimos resultados quanto à redução da massa corporal (5% a 20%) e também reduções de 15% a 30% de gordura corporal, em jovens entre 5 e 18 anos.

O ideal para crianças e adolescentes obesos é praticar qualquer atividade física com aumento do gasto calórico (Sothern, 2001; Vilar et al., 2002a; Bernades et al., 2003; Gutin, Barbeau, 2003). Perante esta afirmação, observar qual modalidade esportiva ou a qual atividade física que o indivíduo apresenta melhor adaptação. Caso a criança ou o adolescente não goste de nenhum esporte e/ou atividade, o recomendado é que participem de escolas de esportes onde poderá vivenciar vários tipos de modalidade podendo assim, futuramente saber qual é de sua própria preferência ou a qual é melhor adaptado (Vilar et al., 2002a). Sothern (2001) defende que as atividades físicas para a criança e para o adolescente devem ser divertidas, agradáveis e que os entretenham, a fim de que essa população se engaje e continue, evitando assim, evasões neste tipo de intervenção. Outro fator importante para o sucesso do tratamento é a interação e uma maior participação dos pais. É contraproducente que os pais peçam aos seus filhos que pratiquem alguma atividade física se eles mesmos não o fazem. A melhor maneira de se ensinar é dando exemplo. Portanto, pais ativos e que demonstram interesse em praticar uma atividade física terão mais oportunidades e sucesso na hora de exigir de seus filhos a prática da atividade física (Vilar et al., 2002a).

Bernades et al., 2003 relataram que a atividade física recomendada para crianças e adolescentes, deveria ter uma relação de intensidade versus freqüência maior, diferente da proposta para adultos, pois para população com mais idade, sugere-se que 30 minutos de atividade física por dia são suficientes para limitar riscos á saúde. Desta maneira, a sugestão é de um aumento no nível de atividade física diária e redução no sedentarismo, levando os indivíduos mais jovens a mudarem seus hábitos, incorporando mais atividades físicas de lazer durante a rotina.

Apesar das diferenças individuais relacionadas aos mecanismos de consumo e demanda energética, fica claro que aquelas intervenções nas quais profissionais da área médica, de nutrição e da educação física desenvolvem trabalho conjunto, são prioritárias para o desenvolvimento de programas adequados para redução do peso e da massa corporal (Sothern, 2001; Vilar et al., 2002).

Referências

1. Aronne LJ. Obesity. Med. Clin. N. Am. 1998;82(1):161 – 181.
2. ACSM. Exercise Testing and Prescription for Children, the Elderly, and Pregnant Women. In: ACSM's Guidelines for Exercicise Testing and Prescription. Lippincott Williams & Wilkins. Baltimore. USA, 2000; p.217-234.
3. Bar-Or O. Nutritional deseases. In: Pediatric Sports Medicine for the Practitaner from Physiologic Principles to Clinical Applications. Spring-Verloag. New York. 1993. p.192-220.
4. Bernardes D, Contin PC, Tenório NM, Dâmaso A. Efeitos dos diferentes tipos, intensidade e freqüências de treinamento físico no controle de peso. In: Dâmaso A. Obesidade. Editora Médica e Científica – Medsi, 1ª Edição. 2003. p.287-304.
5. Bouchard C. Introdução. In: Bouchard C. Atividade Física e Obesidade. Editora Manole, 1ª ed. Edição Brasileira. SP. 2003. p.3.
6. Caspersen CJ, Nixon PA, Duran, RH. Physical activity epidemiology applied to children and adolescents. Exerc Sport Sci Rev. 1998;26:341-403.
7. Costa RF. Composição corporal, aptidão física e saúde. In: Costa RF. Composição Corporal, teoria e prática da avaliação. Editora Manole, SP. 2001. p.3-13.

8. Crespo CJ, Ainsworth BE, Keteyian SJ, Heath GW, Smit E. Prevalence of physical inactivity and its relation to social class in U.S. adults: results from the Third National Health and Nutrition Examination Survey, 1988-1994. Med. Sci. Sports Exerc. 1999;31(12):1821-1827.

9. Davies PSW, Gregory J, White A. Physical activity and body fatness in pre-school children. Int. J. Obesity Relat. Metab. Disord. 1995.19(01):6-10.

10. Dâmaso AR. Obesidade na infância e na adolescência. In: Texeira. L. Educação Física Escolar Adaptada: postura, asma, obesidade e diabetes na infância e adolescência. Editora E.E.Fusp. SP. 1993. p.127-138.

11. Damiani D, Carvalho DP, Oliveira RG. Obesidade na infância: um grande desafio! Pediatria Moderna; 2000. 36(8):489-528.

12. Dietz WH. Chilhood obesity: susceptibility, cause, and management. Journal of Pediatrics 1983; 103:676-686.

13. Donnelly JE, Jacobsen DJ, Heelan KS, Seip R, Smith S. The effects of 18 months of intermittent vs continuous exercise on aerobic capacity, body weight and composition, and metabolic fitness in previously sedentary, moderately obese females. Int. J. Obesity Rel. Metab 2000;24(5):566-572.

14. Ebbling CB, Rodriguez NR. Effects of exercise combined with diet therapy on protein utilization in obese children. Med. Sci. Sports Exerc 1999;31(03):378-385.

15. Eliakim A, Burke GS, Cooper DM. Fitness, fatness, and the effect of training assessed by magnetic resonance imaging and skinfold-thickness measurements in healthy adolescent females. Am. J. Clin. Nutr 1997;66:223-2231.

16. Eliakim A, Kaven G, Berger I, Friedland O, Wolach B, Nemet D. The effect of a combined intervention on body mass index and fitness in obese children and adolescents: a clinical experience. Eur. J. Pediatr 2002;161(8):449.

17. Fernandez AC. Influência do exercício aeróbio e anaeróbio na composição corporal de adolescentes obesos [tese]. São Paulo: Universidade Federal de São Paulo; 2001.

18. Fisberg M. Obesidade na infância e adolescência. In: Fisberg M. Obesidade na infância e adolescência. Fundo Editorial BYK. São Paulo.1995. p.09-13.

19. Fonseca VM, Sichieri R, Veiga GV. Fatores associados à obesidade em adolescentes. Rev. Saúde Pública 1998;32(6):541-549.

20. Gordon-Larsen P, McMurray RG, Popkin BM. Adolescent physical activity and inactivity vary by ethnicity: The National Longitudinal Study of adolescent Health. J. Pediatr 1999; 135:301-306.

21. Guedes DP, Guedes JER. Controle do peso corporal: composição corporal, atividade física e nutrição. (Londrina) Paraná: Editora Midiograf. 1998. 310p.

22. Guedes DP, Guedes JER. Crescimento, composição corporal e desempenho motor de crianças e adolescentes. São Paulo: CLR Baliero; 1997. 362 p.

23. Guo SS, Roche AF, Chumlea WC, Gardner JD, Siervogel RM. The predictive value of childhood body mass index values for overweight at age 35y. Am. J. Clin. Nutr 1994;59:810-819.

24. Gutin B, Barbeau P. Atividade Física e Composição Corporal em Crianças e Adolescentes. In: Bouchard, C – Atividade Física e Obesidade - Editora Manole, 1ª ed. Edição Brasileira. SP. 2003. p. 245-83.

25. Lindquist CH, Reynolds KD, Goran MI. Sociocultural Determinants of Physical Activity among Children. Preventive Medicine1999;29:305-312.

26. McArdle WD, Katch FI, Katch VL. Diferenças individuais e mensuração das capacidades energéticas. In: McArdle WD, Katch FI, Katch VL. Fisiologia do Exercício, Energia, Nutrição e Desempenho Humano. Rio de Janeiro: Editora Guanabara Koogan S.A., 1998. p.181-205.

27. Must A, Jacques PF, Delal GE, Bajema CJ, Dietz WH. Long-term morbidity and mortality of overweight adolescents: a follow-up of the Harvard growth of 1922 to 1935. N. Engl J Med 1992; 327:1350-1355.

28. Pierson Jr. RN, Wang J, Boozer CN. Body composition and Resting Metabolic Rate: New and Traditional Measurement Methods. In: SHARRON, D. Overweight and Weight Management. A N ASPE PUBLICATION; 1997, p.39-68.

29. Reinehr T, Brylak K, Alexy U, Kersting M, Andle W. Predictors to success in outpatient training in obese children and adolescents. International J of Obesity 2003;27:1087-92.

30. Roemmich JN, Sinning WE. Weight loss and wrestling training: effects on nutrition, growth, maturation, body composition, and strength. J Appl Physiol 1997;82(06):1751-1759.

31. Rolland-Cachera MF, Bellisle F, Deheeger M, Sempe M, Guilloud-Bataille M, Patois E. Adiposity rebound in children: a simple indicator for predicting obesity. Am J Clin Nutr 1984; 39:129-135.

32. Rolland-Cachera MF, Bellisle F, Deheeger M, Pequignot F, Sempe M. Influence of body fat distribuition during chilhood on body fat distribuition in adulthood: a two-decade follow-up study. Int J Obesity 1990;14:473-481

33. Sothern MS, Hunter S, Suskind RM, Brown R, Udall JN, Blecker U. Motivating the obese child to move: the role of structured exercise in pediatric weight management. Southern Medical Journal 1999;92(06):577-584.

34. Sothern MS. Exercise as a modality in the treatment of childhood obesity. Pediatric Clinics of North America 2001; 48(4):995-1015.

35. Treuth MS, Hunter GR, Fiqueroa-Colon R, Goran, MI. Effects of strength training on intra-abdominal adipose tissue in obese prepubertal girls. Med Sci Sports Exerc 1998;30(12):1738-1743.

36. Vilar APF, Valverde MA, Fisberg M, Lemes SO. Uma Medida de Peso: Manual de Orientação para Crianças e Adolescentes Obesos e seus Pais. São Paulo: Editora Celebris, 1º Edição; 2002a. 118 p.

37. Vilar APF, Oliveira CL, Stella S, Fisberg M, Mello MT. Effect of differents training program in the treatment of obese adolescents. Proceedings: 7th Annual Congress of the European College of Sport Science, volume II, 2002b; p.970.

38. Williams DP, Going SB, Lohman TG, Harsha DW, Srinivasan SR, Webber LS, Berenson GS. Body fatness and risk for elevated blood pressure, total cholesterol, and serum lipoprotein ratio in children and adolescents. Am J Public Health 1992;82:358-363.

39. WHO- World Health Organization - Obesity: preventing and mananging the global epidemic. Geneva, 1997.

17 Diabetes melito

William Komatsu Chacra

Importância

O Diabetes Melito (DM) é uma das principais síndromes de evolução crônica que acometem o homem moderno em qualquer idade, condição social e localização geográfica. É caracterizada por uma deficiência absoluta ou relativa de insulina que irá influenciar negativamente no metabolismo dos glicídios e lipídios, das proteínas e vitaminas, da água e dos minerais. Durante a sua evolução, podem aparecer complicações agudas e crônicas quando o controle metabólico não é satisfatório. Esta síndrome constitui hoje um problema de saúde pública, em razão de sua elevada prevalência, que vem sempre associada a alta morbidade e mortalidade, com grande impacto econômico e social decorrente das suas complicações. A prevalência do DM vem crescendo acentuadamente na maioria dos países do mundo, como mostra a previsão do *Diabetes Health Economics Study Group*, da Federação Internacional de Diabetes (IDF), de que, no ano de 2025, existirão no mundo cerca de 300 milhões de pessoas com a doença[1].

Os resultados do Estudo Multicêntrico sobre a prevalência do Diabetes Melito no Brasil, realizado no final da década de 1980, mostraram que 7,5% dos indivíduos com 30 a 69 anos de idade tinham diabetes confirmado. Esta taxa aumentava com a idade, e no grupo de 60 a 69 anos atingia 17,4% das pessoas. Ainda foi verificada igual prevalência entre sexos, entre brancos e não-brancos, mas com a freqüência duas vezes maior entre os obesos e três vezes maior entre aqueles que têm antecedentes de diabetes na família[2].

Definição

Segundo a Sociedade Brasileira de Diabetes (1999), o Diabetes Melito (DM) é uma síndrome de etiologia múltipla, decorrente da falta de insulina e/ou da incapacidade da insulina de exercer adequadamente seus efeitos. Caracteriza-se por hiperglicemia crônica com distúrbios do metabolismo dos carboidratos, lipídios e proteínas. As conseqüências do DM a longo prazo incluem danos, disfunção e falência de vários órgãos, especialmente rins, olhos e coração em decorrência da lesão de nervos e vasos sanguíneos. Com freqüência os sintomas clássicos (perda inexplicada de peso, polidipsia e poliúria) estão ausentes, porém poderá existir hiperglicemia de grau suficiente para causar alterações funcionais ou patológicas por um longo período antes que o diagnóstico seja estabelecido. Antes do surgimento de hiperglicemia mantida, acompanhada do quadro clínico clássico, a síndrome diabética passa por um estágio de distúrbio do metabolismo da glicose, caracterizado por valores glicêmicos situados entre a normalidade e a faixa diabética[3].

Classificação

A classificação atualmente recomendada[3,4,5], apresentada no **Quadro 17.1**, incorpora o conceito de estágios clínicos do DM, desde a normalidade, passando para a tolerância à glicose diminuída e/ou glicemia de jejum alterada, até o DM propriamente dito. A nova classificação baseia-se na etiologia do DM, eliminando os termos "diabetes melito insulino-dependente" (IDDM) e "não insulino-dependente" (NIDDM) e esclarece que:

- O DM tipo 1 resulta primariamente da destruição das células beta pancreáticas e tem tendência à cetoacidose. Inclui casos decorrentes de doença auto-imune e aqueles nos quais a causa da destruição das células beta não é conhecida;
- O DM tipo 2 resulta, em geral, de graus variáveis de resistência à insulina e deficiência relativa de secreção de insulina. A maioria dos pacientes tem excesso de peso e a cetoacidose ocorre apenas em situações especiais, como durante infecções graves;
- A categoria "outros tipos de DM" contém várias formas de DM, decorrentes de defeitos genéticos associados com outras doenças ou com uso de fármacos diabetogênicos;
- O DM gestacional é a diminuição da tolerância à glicose, de magnitude variável, diagnosticada pela primeira vez na gestação, podendo ou não persistir após o parto. Abrange os casos de DM e de tolerância à glicose diminuída detectados na gravidez;
- Os estágios do DM ocorrem em todos os tipos, sendo que no tipo 1 o tempo de evolução entre os estágios é mais curto.

QUADRO 17.1 - CLASSIFICAÇÃO DO DIABETES MELITO

Tipo 1: destruição da célula beta, geralmente ocasionando deficiência absoluta de insulina, de natureza auto-imune ou idiopática.	Tipo 2: varia de uma predominância de resistência insulínica com relativa deficiência de insulina, a um defeito predominantemente secretório, com ou sem resistência insulínica.
Outros tipos específicos: - defeitos genéricos funcionais na célula beta; - defeitos genéticos na ação da insulina; - doenças do pâncreas exócrino; - endocrinopatias; - induzidos por fármacos e agentes químicos; - infecções; - formas incomuns de diabetes imuno-mediado; - outras síndromes genéticas freqüentemente associadas ao diabetes.	
Diabetes gestacional	

Diagnóstico

O diagnóstico desta síndrome é feito através de um dos seguintes critérios:

- Glicemia ao acaso mais sintomas (poliúria, polidipsia e perda de peso): realizada em qualquer momento do dia, sem guardar relação com alimentação. Valor igual ou superior a 200 mg/dl, considerado diabetes;
- Glicemia em jejum: após jejum de pelo menos 8 horas (durante uma noite de repouso), valor igual a 126 mg/dl, considerado diabetes;
- Glicemia realizada duas horas pós-sobrecarga com 75 g de glicose anidra (ou dose equivalente, como 82,5 g de dextrosol) via oral, com coleta de sangue no jejum e após 120 minutos de sobrecarga. Valor igual ou superior a 200 mg/dl, considerado diabetes.

Sob o ponto normativo, qualquer um dos três critérios deve ser referendado em um dia subseqüente por outro dos três critérios, a não ser que a hiperglicemia seja evidente e elevada. Estes novos critérios de diagnóstico foram inicialmente propostos pela Associação

Americana de Diabetes (ADA) e posteriormente aceitos com algumas modificações pela Organização Mundial da Saúde (OMS)[4,5]. É importante ressaltar que atualmente é considerada como intolerância à glicose, valores obtidos tanto em jejum quanto pós-sobrecarga com 75 g de glicose na identificação das pessoas com alto risco para desenvolverem diabetes. E, aqueles com hiperglicemia pós-sobrecarga são os pacientes que apresentam maior associação com aumento de risco para doença cardiovascular[6,7]. Os valores da glicemia para diagnóstico de diabetes foram fixados em 126 mg/dl (7 mmol/l) para o jejum e em 200 mg/dl (11 mmol/l) para 2 horas pós-sobrecarga, com base em estudos populacionais nos quais ficou provado que acima destes valores as pessoas corriam maior risco para o desenvolvimento tanto das complicações microvasculares (retinopatia) quanto das macrovasculares do diabetes.

Os valores para diagnóstico de intolerância a glicose em jejum são: maiores que 109 mg/dl até 125 mg/dl e, na pós-sobrecarga, entre 140 mg/dl e 199 mg/dl.

Sugere-se rastreamento anual ou mais freqüente nas seguintes condições[8]:
- Glicemia de jejum alterada ou tolerância à glicose diminuída (anual na suspeita de DM tipo 2 e mais freqüentemente na suspeita do DM tipo 1);
- Presença de complicações compatíveis com DM;
- Hipertensão arterial;
- Doença coronariana.

QUADRO 17.2 - FATORES DE RISCO PARA O DIABETES

FATORES DE RISCO PARA O DIABETES MELITO
• Idade > 45 anos;
• História familiar de DM (pais, filhos e irmãos);
• Excesso de peso (IMC > 25 kg/m^2);
• Sedentarismo;
• HDL-c baixo ou triglicérides elevados;
• Hipertensão arterial;
• DM gestacional prévio;
• Macrossomia ou história de abortos de repetição ou mortalidade perinatal;
• Uso de medicação hiperglicemiante (por exemplo, corticosteróides, tiazídicos, beta-bloqueadores).

Causas

São as causas mais comuns do DM[9]:

QUADRO 17.3 - CAUSAS MAIS COMUNS DO DM

DM 1	DM 2
• Hereditariedade;	• Hereditariedade;
• Estresse;	• Obesidade;
• Vírus;	• Efeitos da dieta;
• Disfunção auto-imune;	• Sedentarismo;
• Doença pancreática e hepática;	• Estresse;
• Alterações endócrinas.	• Idade avançada;
	• Fármacos.

Insulina

A insulina é um hormônio protéico constituído de duas cadeias de aminoácidos ligados por duas pontes dissulfúricas. As células beta das ilhotas de Langerhans são responsáveis pela síntese de insulina, sob a forma de pró-insulina, constituindo, assim, o pâncreas endócrino. O hormônio atua sobre o conjunto de células do organismo ligando-se a um receptor específico da membrana. Sua ação tem como objetivos principais: aumentar a permeabilidade da membrana citoplasmática à glicose; ativar a glicogêneose hepática e muscular, além da lipogênese; estimular a incorporação de aminoácidos na célula e favorecer a síntese protéica. Portanto, a insulina favorece o armazenamento de substratos e a conservação dos tecidos[10].

A insulina foi descoberta em 1921 pelos canadenses Banting e Best[11,12]. Na era pré-insulina, os pacientes portadores de DM não dispunham de medicamentos eficazes para o tratamento, com uma sobrevida muito curta[13].

A liberação da insulina é regulada pela concentração de glicose sanguínea. Quando esta aumenta, a secreção do hormônio é ativada. Uma molécula de glicose é transportada pela proteína GLUT 2, para a ilhota, fosforilada e metabolizada, ativando os processos de síntese e secreção. Por sua vez, a insulina atua pela ligação ao receptor específico, permitindo a captação da glicose da corrente sanguínea para o interior das células.

A insulina é obtida através do pâncreas do boi ou do porco, ou é sintetizada quimicamente idêntica à insulina humana, através de recombinação do DNA ou modificação de substâncias químicas da insulina suína. As insulinas análogas foram desenvolvidas, modificando-se a sucessão de aminoácidos da molécula da insulina[14].

Classificação das Insulinas

QUADRO 17.4 - CLASSIFICAÇÃO DAS INSULINAS

Tipos de insulina	Ação	Início	Pico	Duração
Lispro	ultra-rápida	15 a 20 min	30 a 90 min	3 a 4 horas
Aspart	ultra-rápida	15 a 20 min	40 a 50 min	3 a 4 horas
Regular	rápida	30 a 60 min	80 a 120 min	4 a 6 horas
NPH	intermediária	2 a 4 horas	6 a 10 horas	14 a 16 horas
Lenta	intermediária	3 a 4 horas	6 a 12 horas	16 a 18 horas
Ultra-lenta	prolongada	4 a 6 horas	10 a 16 horas	18 a 20 horas
Glargina	prolongada	2 a 3 horas	Sem pico	18 a 26 horas

Complicações do Diabetes Melito

O controle rigoroso dos níveis de glicemia é a principal estratégia para a prevenção das complicações do DM. As complicações agudas acontecem quando há variações intensas da glicemia, num período curto de tempo (horas ou dias), enquanto as complicações crônicas são conseqüência da manutenção da hiperglicemia por longos períodos (meses ou anos).

A evolução do DM rumo às complicações crônicas está inteiramente relacionada com a falta de controle da doença e, portanto, com a manutenção de níveis persistentemente elevados da glicemia. A evolução para as complicações crônicas pode acontecer com níveis não muito altos de glicemia: valores de 170 a 200 mg/dl já são suficientes para o início do processo de desenvolvimento das complicações. Embora esses níveis de glicemia possam contribuir para a progressão das complicações, podem não ser suficientes para provocar os sintomas clássicos do DM (polifagias, poliúrias, emagrecimento, polidpsia, etc.), de modo que a doença pode ter uma evolução silenciosa, e as complicações diagnosticadas já em um estágio razoavelmente avançado, dificultando o tratamento.

Complicações agudas

1) Cetocidose Diabética

É resultante da lipólise excessiva, decorrente de uma deficiência exacerbada de insulina. A presença dos hormônios glucagon, cortisol, do hormônio de crescimento, que antagonizam os efeitos da insulina, agrava o quadro metabólico. A administração de insulina se faz necessária para o tratamento desse distúrbio, invertendo-se os processos de lipólise, cetogênese e gliconeogênese. É de fundamental importância a reposição de água e de eletrólitos, que apresentam importantes alterações durante a hiperglicemia e a acidose[15].

A hiperglicemia gera um aumento da concentração de glicose na urina, que provoca um incremento da pressão osmótica e o aumento da diurese. A dificuldade de utilização da glicose sanguínea, tanto pela falta de insulina como pela diminuição de receptores da membrana plasmática, desvia o metabolismo na direção das gorduras[16].

Sinais e sintomas indicativos da ocorrência de cetoacidose:

- Desidratação acentuada;
- Hipotensão;

- Taquicardia;
- Alterações do ritmo respiratório;
- Vômitos;
- Letargia;
- Coma.

2) Coma Hiperosmolar não-cetótico

Embora o termo coma hiperosmolar não-cetótico seja de uso consagrado, em sua maioria, os pacientes apresentam apenas alterações sensoriais, ocorrendo o coma apenas em 10% dos casos. É predominante nos pacientes DM tipo 2 e possui como característica principal e marcante a hiperglicemia extrema. Apresenta uma alteração do sistema sensório, poliúria e polidpsias intensas, além de taquicardia, mucosas secas e respiração superficial[17].

Em geral, essa síndrome surge em pacientes idosos com DM 2 (na maioria dos casos, com a doença não diagnosticada previamente) que são incapazes de manter a diurese osmótica através da ingestão adequada de água, com conseqüente desenvolvimento de desidratação grave[18].

3) Hipoglicemia

Levin (1985) define como: "...um estado sintomático que ocorre na presença de níveis glicêmicos inferiores a 45 mg/dl".

Geralmente está associada ao tratamento com insulina, mas pode ocorrer também por excesso de exercício físico. Outras causas são as interações medicamentosas.

O quadro clínico da hipoglicemia consiste dos sintomas relativos a alterações do comportamento, do sensório, coma, convulsões locais ou generalizadas e à reação neurovegetativa decorrente, como sudorese, tremores, taquicardia, sensação de fome intensa. Tipicamente a instalação do quadro é súbita, podendo inclusive ocorrer durante o sono. Quando este estado for muito prolongado ou se repetir por várias vezes, pode causar danos irreparáveis ao cérebro e sistema nervoso[19].

Complicações crônicas

Os pacientes com diabetes, principalmente aqueles que não conseguem um bom controle dos níveis glicêmicos, vão apresentar a médio prazo numerosas complicações tanto metabólicas (hipoglicemia, hiperglicemia, dislipidemia) quanto vasculares. As complicações decorrentes de microangiopatias são a nefropatia, retinopatia e as neuropatias periféricas e autonômicas. As devidas às macroangiopatias são afecções cardíacas isquêmicas e vasculopatias periféricas. Na infância, as alterações da microcirculação dos olhos, dos rins e do sistema nervoso são significativamente mais freqüentes e mais extensas do que as que envolvem vasos de maior calibre[20].

Grande parte da mortalidade relacionada ao diabetes melito diz respeito ao acometimento de origens vascular e neurológica. Tanto a macroangiopatia, caracterizada pelo acometimento das grandes artérias como a microangiopatia, representada pela retinopatia e pela nefropatia diabética, provocam danos graves ao paciente. Esta tem como característica principal o espessamento da membrana basal dos capilares sanguíneos, sendo que o acometimento neurológico periférico é produzido por alterações no metabolismo das células nervosas, secundárias à hiperglicemia.

Retinopatia

A complicação ocular é bastante freqüente no diabetes, e a conseqüente perda da visão constitui-se uma das seqüelas mais notáveis e temíveis. Aproximadamente 25% de novos casos de cegueira diagnosticados são atribuídos ao diabetes. A retinopatia em breve será a mais importante causa de cegueira no mundo industrializado. Ela é progressiva e tende a piorar, com a duração da doença, sendo que após dez anos de duração do diabetes cerca de 50% dos pacientes apresentam a complicação, subindo para 80% após quinze anos de curso da doença. A retinopatia diabética é classificada em não-proliferativa, que inclui anormalidades venosas, a presença de microneurismas, hemorragias retinianas, edemas de retina e exudatos. Esse quadro poderá progredir até a retinopatia proliferativa, caracterizada por neovascularização, proliferação glial e tração vítreo-retiniana[21].

O tratamento da retinopatia diabética é preventivo por excelência, constando basicamente de exame anual de fundo de olho e de controle da glicemia. A aplicação de laser e certas cirurgias oculares são os principais tratamentos da doença, quando o quadro já se encontra instalado e em desenvolvimento[17].

Nefropatia

Em relação a nefropatia, "...é a causa do falecimento de 35% a 40% dos pacientes diabéticos, mais particularmente entre os homens e nos pacientes cujo diabetes manifestou-se em idade precoce"[22].

A forma dominante de nefropatia é a doença microvascular, que acomete o glomerulo renal, sendo esta caracterizada por inúmeras anormalidades morfológicas e funcionais, a alteração funcional mais importante é a perda da seletividade da membrana de filtração do glomérulo, que deixa de reter várias moléculas.

No diabetes tipo 1, a insuficiência renal progressiva ocorre em cerca de 50% dos pacientes, enquanto no tipo

2 vem se observando um crescente número de pacientes que apresentam essa complicação[23].

Neuropatia

Apresenta uma incidência bastante variável, sendo dependente dos critérios de diagnósticos adotados. Existe uma correlação entre acometimento da neuropatia, o tempo de diagnóstico da doença e a qualidade do controle metabólico. Estudos epidemiológicos mostram que a incidência de neuropatias alcança os 40%[24], sendo os sintomas mais comuns a debilidade muscular, as dores e a perda da sensibilidade, Wyngarden *et al.* afirmam que: "...a neuropatia diabética constitui talvez, a complicação crônica incapacitante mais comum do diabetes. Embora a morte raramente resulte diretamente das alterações neuropáticas, grande parte da morbidade e da piora da qualidade de vida podem ser atribuídas à neuropatia diabética"[18].

Classificação da Neuropatia Diabética:

1) Polineuropatia distal simétrica

Pode ser dividida em assintomática e dolorosa, sendo que a primeira forma geralmente acomete os membros inferiores, e é caracterizada por parestesia e formigamento.

2) Mononeuropatias

Estes quadros muitas vezes têm início súbito, sugerindo causa vascular. Tipicamente se apresentam como quadros de dor, embora alteração motora possa estar presente. As mononeuropatias diabéticas dos nervos cranianos envolvem o terceiro, sexto ou quarto nervo em ordem de freqüência, causando paralisia muscular extra-ocular com diplopia.

3) Neuropatia autonômica

As lesões do sistema nervoso autônomo provocam distúrbios funcionais nos órgãos que são controlados pelos sistemas, simpático e parassimpático.

São diversos os sinais clínicos: hipotensão ortostática, impotência, sudorese excessiva, diarréias noturnas e infecções recidivantes no trato urinário, explicadas pelo esvaziamento incompleto da bexiga no curso de micção. Manifestações cardiovasculares como a hipotensão postural e taquicardia em repouso. No aparelho digestivo o comprometimento pode envolver o estômago, causando gastroparesia com náuseas, vômitos e desconforto abdominal.

Estas repercussões são devidas ao retardamento do esvaziamento gástrico ou à retenção do conteúdo gástrico[18].

Existe uma estreita relação entre o controle glicêmico insuficiente, alterações dos axônios e as degenerações segmentares da mielina. A hiperglicemia provoca glicosilação anormal das proteínas, déficit progressivo de perfusão tecidual decorrente da aterosclerose dos vasos, aumento da atividade dos polialcoois com acúmulo de sorbitol e deficiência de mioinositol, determinando o retardamento da condução nervosa. O tratamento inclui um melhor controle metabólico dos glicídeos e inibidores da aldose-redutase que poderiam melhorar a velocidade da condução nervosa pela prevenção da produção anormal de sorbitol[24].

4) Pé diabético

As úlceras e amputações em pés de pacientes portadores de DM são freqüentes. Ocorrem em cerca de 5% a 10% de todos os pacientes portadores de DM e são responsáveis pela maioria das admissões hospitalares. Além do alto custo para o sistema de saúde, devemos considerar o impacto social. Freqüentemente os pacientes iniciam programas de reabilitação e adaptação, nem sempre retornando ao exercício de suas atividades profissionais.

Os fatores etiológicos principais para o desenvolvimento de úlceras são neuropatia e doença vascular periférica. Estes dois fatores têm evolução lenta, freqüentemente não são percebidos pelo paciente e, muitas vezes, nem pelo médico. Outros fatores, como infecção e trauma, freqüentemente contribuem para o desenvolvimento de úlceras em pacientes portadores de neuropatia e doença vascular periférica[25].

Exercício físico no tratamento do diabetes melito

Introdução

O exercício físico regular é altamente recomendado para as pessoas que possuem Diabetes Melito (DM) tipo 1 ou tipo 2. Ao contrário da maioria dos hormônios, as concentrações de insulina no sangue diminuem durante o exercício em pessoas sem diabetes porque uma quantidade menor de insulina é secretada pelo pâncreas. Como o musculoesquelético é quantitativamente o tecido mais importante no corpo para a absorção de glicose, especialmente durante o exercício, e como a insulina é o principal estímulo para a absorção de glicose nas células em repouso, esse declínio na secreção de insulina durante o exercício parece, à primeira vista, um paradoxo. No entanto, a necessidade de insulina para a absorção da glicose diminui durante o exercício, porque as próprias contrações musculares estimulam a absorção da glicose no músculo, mesmo quando não há insulina[26,27,28,29]. A diminuição natural da insulina durante o exercício é necessária para evitar a hipoglicemia.

Para pessoas com DM tipo 1 que controlam a glicemia adequadamente e ajustam a dose de insulina antes da atividade física, os combustíveis usados durante o exercício não são substancialmente diferentes daqueles usados por não-diabéticos, desde que a intensidade do exercício seja moderada (Raguso e col., 1995; Wahren, 1979). A diminuição normal da insulina no sangue durante o exercício em pessoas sem diabetes e naquelas com DM tipo 2 permite que os dois combustíveis mais importantes para o exercício, os carboidratos e as gorduras, sejam mobilizados e usados pelo músculo.

Altas concentrações de insulina inibem a capacidade do fígado de liberar glicose e disponibilizá-la no plasma. Níveis elevados de insulina também inibem a liberação, no sangue, de ácidos graxos do tecido adiposo e talvez de gorduras armazenadas nos músculos. Infelizmente, a redução normal na insulina não ocorre em pessoas com DM tipo 1 porque elas não conseguem produzir e, portanto, não conseguem reduzir a produção de insulina. Assim, a concentração preponderante de insulina no sangue depende do momento em que foi administrada a última injeção de insulina (ou taxa de infusão para aqueles que usam uma bomba de insulina). Conseqüentemente, a capacidade de mobilizar combustíveis provenientes de gordura e carboidratos para o exercício pode ficar comprometida em pessoas com diabetes. A insulina no sangue deve ficar em níveis baixos durante o exercício, mas a manutenção de pelo menos alguma insulina circulante é um requisito essencial para outros aspectos do metabolismo do exercício.

Durante a realização de exercícios de baixa intensidade ou prolongados, os ácidos graxos tornam-se uma fonte importante de energia para o músculo ativo. A hiperinsulinização irá inibir a liberação de ácidos graxos das reservas de gordura, enquanto que a falta de insulina irá permitir uma mobilização excessiva dos ácidos graxos, o que pode levar à produção e liberação de cetonas pelo fígado, uma condição chamada de cetoacidose diabética. (As cetonas são ácidos que aumentam acentuadamente a acidez dos fluidos corporais e, portanto, devem ser evitadas.)

Benefícios do exercício regular para diabéticos

- Diminuição da resistência insulínica;
- Aumenta a ação da insulina e dos hipoglicemiantes orais;
- Captação de glicose no período pós-exercícios;
- Controle do peso corporal;
- Colabora na redução dos riscos cardiovasculares;
- Aumenta o fluxo sanguíneo e circulação dos membros inferiores, prevenindo aterosclerose;
- Contribui na redução do colesterol e triglicérides;
- Reduz a pressão arterial;
- Diminui a perda de massa óssea;
- Melhora a sensação de bem-estar e diminui a depressão.

Riscos do exercício físico

- Hipoglicemia;
- Hiperglicemia e cetoacidose para DM tipo 1;
- Complicações cardíacas;
- Hemorragia retiniana;
- Proteinúria;
- Desenvolvimento de úlceras nos pés;
- Hipertensão, pressão sistólica de repouso acima de 180 mmHg ou pressão diastólica acima de 105 mmHg;
- Hipertermia.

Individualização do exercício físico

Na prescrição do exercício para os portadores de Diabetes deve ser respeitada a individualidade de cada pessoa. A afinidade pelo exercício é muito importante. Mas, devemos pensar nos objetivos a serem atingidos: aumentar a capacidade cardiorespiratória, força, flexibilidade e melhorar os parâmetros metabólicos.

Para que haja sucesso na prescrição devemos levar em consideração alguns fatores como, o tipo de exercício, a dieta, o substrato principal utilizado durante o exercício, a duração e a intensidade.

Uma técnica não invasiva comumente utilizada para estimar a porcentagem da contribuição dos carboidratos e das gorduras ao metabolismo energético durante o exercício é a relação entre o débito de dióxido de carbono (VCO_2) e o volume de oxigênio consumido (VO_2). Essa relação (VCO_2/VO_2) é denominada razão de troca respiratória (R). A relação carboidratos e gorduras diferem na quantidade de O_2 utilizado e de CO_2 produzido durante a oxidação. Ao se usar o R como preditor da utilização de substrato no exercício, o papel das proteínas na contribuição da produção de ATP durante a atividade é ignorado, uma vez que as proteínas possuem um pequeno papel como substrato durante a atividade física. Por essa razão, o R durante o exercício é freqüentemente denominado "R não-protéico"[32].

QUADRO 17.5

Porcentagem de gorduras e carboidratos metabolizados determinados pela razão de troca respiratória (R) não-protéica		
R	% DE GORDURAS	% DE CARBOIDRATOS
0,70	100	0
0,75	83	17
0,80	67	33
0,85	50	50
0,90	33	67
0,95	17	83
1,00	0	100

De Lusk, G. The science of Nutricion, 4ª ed. Philadelphia, W.B. Saunders Co., 1928.

Intensidade do exercício e seleção do substrato

As gorduras são os substratos predominantes para os músculos durante o exercício de baixa intensidade (< 30% do VO_2 máx), enquanto os carboidratos são o substrato dominante no exercício de alta intensidade (> 70% do VO_2 máx)[33,34,35]. A influência da intensidade do exercício sobre a seleção do substrato muscular está ilustrada na **Figura 17.1**. Observe que, à medida que a intensidade aumenta, ocorre um aumento progressivo do metabolismo dos carboidratos e uma diminuição do metabolismo de gorduras. Além disso, à medida que a intensidade aumenta, há uma intensidade de exercício na qual a energia derivada dos carboidratos é maior do que a derivada das gorduras.

Um segundo fator que regula o metabolismo dos carboidratos durante o exercício é a adrenalina. À medida que a intensidade do exercício aumenta, ocorre uma elevação progressiva do nível sanguíneo de adrenalina. Níveis elevados de adrenalina aumentam a degradação do glicogênio muscular, o metabolismo dos carboidratos e a produção de lactato[33]. A produção aumentada de lactato inibe o metabolismo das gorduras ao reduzir a sua disponibilidade como substrato[36]. A falta de gordura como substrato para os músculos em atividade sob essas condições faz com que os carboidratos sejam o principal substrato.

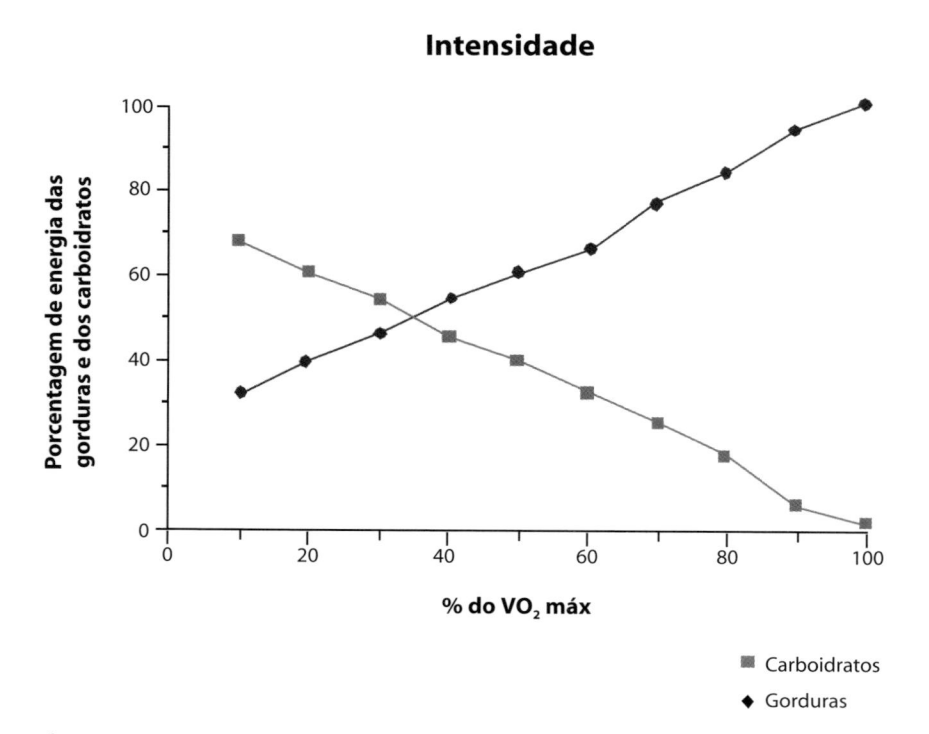

Fig. 17.1
Influência da intensidade do exercício sobre a seleção do substrato muscular.

Duração do Exercício

Durante o exercício prolongado de baixa intensidade (> 30 min), ocorre um desvio gradual do metabolismo dos carboidratos em direção a uma maior dependência da gordura como substrato[37,38,39,40,41].

Esse metabolismo é regulado por variáveis que controlam a taxa de degradação das gorduras (lipólise). Os triglicerídios são degradados em ácidos graxos livres e glicerol por enzimas denominadas lipases, que, geralmente são inativas até serem estimuladas pelos hormônios adrenalina, noradrenalina e glucagon. Durante o exercício prolongado de baixa intensidade, ocorre um aumento do nível sanguíneo de adrenalina e este aumenta a atividade da lipase, promovendo a lipólise. Este aumento da lipólise acarreta um aumento dos níveis sanguíneo e muscular de ácidos graxos livres e promove o metabolismo das gorduras.

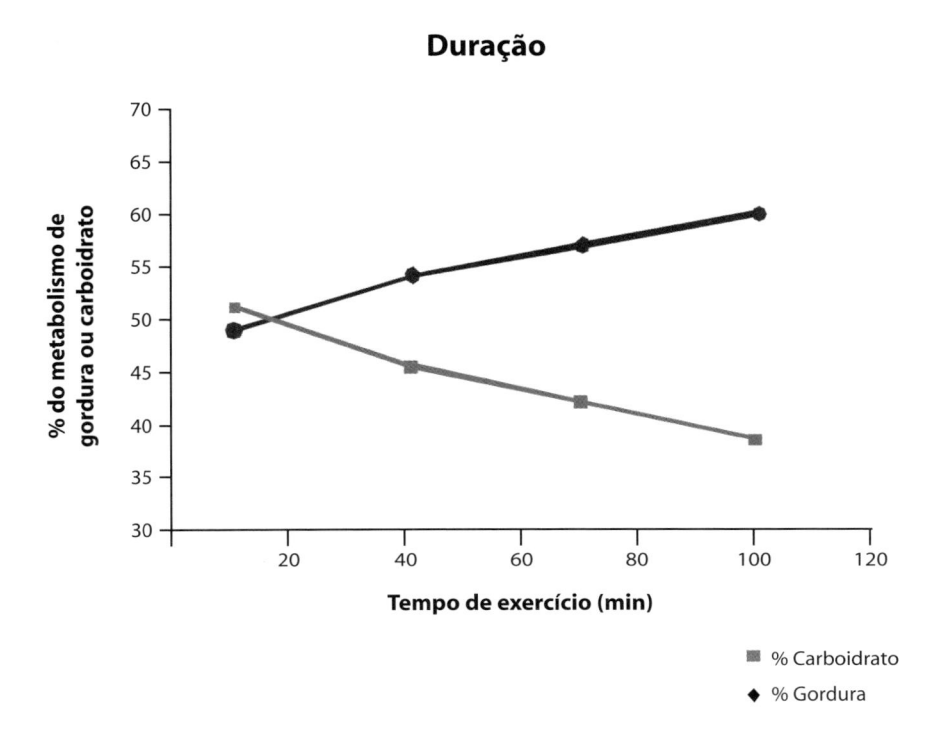

Duração

Fig. 17.2
Duração do exercício.

É extremamente importante que ocorra uma monitorização constante de freqüência cardíaca. Para se obter, de forma segura, os benefícios do programa de exercícios, a freqüência cardíaca deve ser mantida na faixa de 60 a 80% da freqüência cardíaca máxima[39].

A duração de cada sessão de exercícios deve ser de vinte a cinqüenta minutos, incluindo uma fase de aquecimento e de alongamento.

Exercícios para mobilidade articular (alongamento) são de grande importância, devido à freqüente diminuição de mobilidade nas grandes articulações como quadril, ombro, punho, coxo-femural, mesmo sem a presença de complicações crônicas causadas pela DM[40].

Antes de começar um programa de atividade física mais intensa que caminhar, as pessoas com diabetes devem ser avaliadas para condições que possam contra-indicar certos tipos de exercícios ou predispor a lesão (neuropatia autonômica severa, neuropatia periférica ou retinopatia proliferativa) e que requerem tratamento antes de começar o programa de exercício, inclusive pela freqüente associação com doença cardiovascular. A Associação Americana de Diabetes sugere que todos DM com mais de 35 anos ou mais de 25 anos com algum fator de risco de doença cardiovascular (DCV) façam o teste de esforço (ECG). Indispensável na avaliação cardio-respiratória em indivíduos com DM é a medição das taxas glicêmicas durante o teste. O recomendado é realizar no instante anterior ao início do protocolo e no final da avaliação no caso de iniciar normoglicêmico.

Monitoração da taxa glicêmica

Verificar a glicemia é uma atitude de extrema importância para o DM. Este parâmetro é necessário para a determinação da intensidade e duração do exercício, pois estas duas variáveis, proporcionam alterações significativas na glicemia.

É importante ressaltar que se a glicemia for superior a 250 mg/dl, o que não é raro em pacientes descompensados e/ou mal controlados, deve ser feita a medição de cetona na urina ou no sangue (cetonúria ou cetonemia). A glicemia superior a 250 mg/dl e presença de cetona, são potencialmente danosos para o diabético e o exercício acentuará este quadro, podendo levar a cetose. Diante deste quadro desaconselha-se praticar qualquer exercício, devendo manter contato com o médico para tomar as providências cabíveis para reverter este quadro.

O exercício nas complicações crônicas

Neuropatia periférica

Evitar exercícios repetitivos e caminhadas prolongadas, corridas ou saltos em casos de pé diabético, pois estes podem causar úlceras e fraturas. Os exercícios recomendados são exercícios de baixo impacto como: natação, ciclismo, exercícios resistidos e outras formas de exercícios sem trauma[41].

Neuropatia autonômica

Pode limitar a capacidade ao exercício e aumentar o risco de ocorrência de eventos cardiovasculares adversos, durante a execução dos exercícios. A presença de hipertensão e hipotensão nos indivíduos diabéticos com neuropatia é a mais freqüente, principalmente nos estágios iniciais de um programa de exercícios.

Retinopatia

Naqueles que apresentarem retinopatia proliferativa, e que sejam fisicamente ativos, as atividades de alta intensidade podem provocar hemorragia vítrea ou o descolamento de retina. Devem evitar exercícios que aumentem a pressão arterial bruscamente ou atividades que exijam esforços da força máxima ou manobra de valsalva. Recomendados exercícios de baixa intensidade para manter a pressão arterial sistólica < 170 mmHg.

Nefropatia

Indivíduos com nefropatia incipiente (microalbuminúria > 20 mg/min) ou nefropatia (200 mg/min) claramente diagnosticados, freqüentemente apresentam uma diminuição da capacidade física, provocando uma certa limitação. Não há razão específica para limitação em exercícios de leve a moderada intensidade, porém os exercícios de alta intensidade devem ser evitados nesses pacientes.

Exercícios resistidos

Treinamento de exercício resistido aumenta a força e a massa muscular, causando mudanças rápidas no estado funcional e na composição corporal quando comparado com exercícios aeróbios, porque cada sessão envolve todos os grupos musculares. Estudos mostraram que o exercício resistido melhora a sensibilidade à insulina com a mesma extensão do exercício aeróbio[42].

O *American College of Sports Medicine* (ACSM) recomenda o exercício resistido para jovens, adultos e idosos[43,44,45].

Com o envelhecimento há uma tendência a um declínio progressivo da massa muscular, resultando em quadro de "sarcopenia", com diminuição da capacidade funcional, diminuição da taxa metabólica basal, adiposidade aumentada, e aumento da resistência à insulina[44].

A *American Diabetes Association*, indica os exercícios resistidos com alta intensidade para DM com pouco tempo de diagnóstico, não recomendando para DM com muito tempo de diagnóstico, em função do baixo número de estudos publicados[46].

Dois estudos realizados em 2002 indicaram evidências do benefício do treinamento resistido:

1. Em um estudo randomizado trinta e seis pacientes com Diabetes Melito tipo 2 foram estudados. Pacientes sedentários, com sobrepeso, idade entre 60-80 anos, com história de 6 meses de moderada perda de peso foram submetidos ao treinamento resistido de alta-intensidade que consistia em três séries de 8-10 repetições de 8-10 exercícios, 3 vezes por semana, com 75-80% da carga máxima. Foram comparados a um grupo controle com perda de peso, submetidos a exercícios de flexibilidade. O pesquisador concluiu que a HbA1c reduziu 1.2% no grupo de exercício resistido comparado a 0.4% do grupo controle. A perda de peso e a porcentagem de gordura eram semelhantes em ambos os grupos, mas massa magra aumentou 0.5 kg no grupo de

exercício resistido e houve uma diminuição de 0.4 kg no grupo controle[47].

2. Outro estudo incluiu sessenta adultos hispânicos sedentários (40 mulheres e 22 homens, com idade média de 66 anos) que durante 16 semanas praticaram exercícios resistidos de alta intensidade, consistindo de três séries de oito repetições, de cinco tipos de exercícios, três vezes por semana a 70–80% da carga máxima), sendo comparados com um grupo controle sedentário. A HbA1c reduziu de 8.7% para 7.6% no grupo dos exercícios resistidos, e a pressão sanguínea sistólica reduziu 9.7 mmHg para 7.7 mmHg em relação ao grupo controle[48].

O exercício de resistência melhora a densidade óssea, a massa muscular, a força, o equilíbrio e a capacidade física global e é potencialmente importante para prevenção de fraturas de osteoporose em idosos[49,50].

O ACSM recomenda treinamento resistido para DM2 sempre que possível. Recomenda "um mínimo de 8-10 exercícios envolvendo os grupos de músculos principais, 10-15 repetições e combinações de volume e intensidade." Estas recomendações foram publicadas em 2000, antes dos artigos de Dunstan *et al.* e Castaneda *et al.* em 2002 que requerem 3 séries de 8-10 repetições cada exercício[47,48].

Alguns médicos têm preocupações sobre a segurança do exercício de resistência de alta-intensidade em indivíduos mais idosos e que possuem risco de DCV. A preocupação principal é que as elevações agudas da pressão arterial, associadas com mais alta intensidade do exercício de resistência poderia ser prejudicial, provocando possivelmente isquemia miocárdica ou hemorragia retiniana.

No entanto, não há nenhuma evidência que treinamento de resistência de fato aumente estes riscos. Nenhum evento adverso sério tem sido descrito em qualquer estudo de pesquisa de treinamento de resistência em pacientes DM embora o número total de indivíduos envolvidos nestes estudos ainda seja pequeno[47,48,51,52].

Uma revisão de 12 estudos de exercício de resistência em um total de 246 pacientes de reabilitação cardíacos masculinos não evidenciou a ocorrência de angina, depressão de ST, anormalidades hemodinâmicas, disritmias ventriculares ou outras complicações cardiovasculares[53].

Não houve nenhum caso de morte por infarto do miocárdio associada com exercício de resistência. A razão pela qual o exercício de resistência parece induzir menos isquemia do que o exercício aeróbio não foi claramente demonstrada, sendo aventadas algumas hipóteses:

1º) no exercício de resistência a duração do movimento é < 60s com tempo de descanso entre as séries enquanto no exercício aeróbio, geralmente não há nenhum descanso durante a sessão de exercício.

2º) durante o exercício de resistência, a elevação da pressão arterial sistólica e diastólica é proporcional, possivelmente ajudando a manter a perfusão coronária e comparando ao exercício aeróbio, no qual a pressão sistólica sobe significativamente mais que a diastólica[54].

3º) a elevação no débito cardíaco com exercício de resistência de alta intensidade é significativamente menor que com exercício aeróbio de alta intensidade[55].

Recomendações gerais

- Exame médico, cardiovascular e oftalmológico;
- Avaliação física;
- Monitorização da glicemia, antes, durante e após o exercício físico;
- Na eventualidade do achado de glicemia superior a 250 mg/dl e cetonemia, desaconselha-se a prática do exercício, devendo entrar em contato com médico responsável;
- Evitar a prática do exercício no horário do pico de ação da insulina para evitar hipoglicemia;
- Evitar ser um "atleta de final de semana", pois dificultará acertos na insulina;
- Não aplicar insulina nas regiões de músculos que participarão ativamente do exercício;
- Não se exercitar em jejum;
- O exercício físico não substitui a insulina, a medicação e a dieta, devendo ser encarado como uma medida de apoio e não, como um objetivo terapêutico por si só;
- O tipo de exercício deve ser adequado às possibilidades e limitações do paciente e possíveis complicações crônicas (retinopatia, nefropatia, neuropatia, etc.);
- Quando ocorrer hipoglicemia, além de ingerir açúcares de absorção rápida, deve-se reconstituir as reservas de glicogênio muscular e hepático.

Referências

1. Gruber W, Lander T, Leese B et al. The Economics of Diabetes and Diabetes Care. Bruxelas, Bélgica: International Diabetes Federation, 1998. p5.
2. Malerbi DA, Franco LJ. Multicentric study of prevalence of diabetes mellitus and impaired tolerance in urban Brasilian population aged 30-69 years. Diabetes Care 1992;15:1509-16.
3. World Health Organization. Definition, Diagnosis and Classification of Diabetes Mellitus and its Complications. Report of a WHO Consultation. Part 1: Diagnosis and Classification of Diabetes Mellitus. 1999.
4. The Expert Committee on the Diagnosis and Classification of Diabetes Mellitus. Report of the Expert Committee on the Diagnosis and Classification os Diabetes Mellitus. Diabetes Care 20: 1183. 1997
5. Alberti KGMM, Zimmet PZ, for the WHO Consulation. Definition, dignosis and classification of Diabetes Mellitus and its complications, Part 1: Diagnosis and classification of Diabetes Mellitus, provisional report of a WHO consulation. Diabetic Med 15:539-53,1998.
6. The Decode Study Group. Lancet 1999;345:617-21.
7. Hanefeld M, Fisher S, Julius U et al. Risk factor for miocardial infarction and death in newly detected MIDDM: Diabetes Intervention Study (DIS) 11-year follo-up. Diabetologia 1996;39:1577-83.
8. Consenso Brasileiro sobre Diabetes. Diagnóstico e Classificação do Diabetes Mellitus e Tratamento do Diabetes Mellitus tipo 2. Sociedade Brasileira de Diabetes. 2001.
9. Leon AS. Diabetes. In: James Skinner. Prova de esforço e prescrição de exercícios para casos específicos. Rio de Janeiro: Revinter. P127-147, 1991.
10. Peronnet F, Métiever G, Brassard L. Fisiologia aplicada na atividade física. Ed. Manole. 1985.163-176.
11. Carvalho T. Exercício Físico e Diabetes. Anais 2º Encontro Nacional de Educação em Diabetes.1988. 55-58.
12. Krall LP. Manual de Diabetes de Joslin. Ed. Rocca. 1983.
13. Scolpini V. Diabetes y education física. Archivos de Pediatría del Uruguay. 1984; 52(4):221-226.
14. American Diabetes Association. Insulin administration. Diabetes Care, 1998. 21,1.
15. Levin E, Hershmam JM. In: Manual de Endocrinologia. São Paulo. Ed. Roca. 1985.
16. Guyton A, Hall J. Medical Physiology. 9th ed. Pennsylvania. 1994.
17. American Diabetes Association. Medical management of non insulin-dependent diabetes. 2ª ed. Alexandria. 1995.
18. Wyngarden F, Smith J, Bennet F. Tratado de Medicina Interna. 19ª ed. Rio de Janeiro. 1993.
19. Martins DM. Exercício Físico no controle da Diabetes Mellitus. São Paulo. 2000.
20. Chiumello G, Bognetti E, Meschi F. O diabetes Mellitus insulino-dependente na criança. Diabetes Mellitus; 46,3-15. 1993.
21. Wyngarden F, Smith J, Bennet F. Tratado de Medicina Interna. 19ª ed. Rio de Janeiro. 1993.
22. Savage PJ. High prevalence of diabetes in young Pima indians: Evidence of phenotypic variation in a genetically isolated population. Diabetes; 28:937. 1979.
23. Oliveira R. Diabetes Dia-a-dia. Ed. Revinter. 1995.
24. Chiumello G, Bognetti E, Meschi F. O diabetes mellitus insulino-dependente na criança. Diabetes Mellitus; 46,3-15. 1993.
25. Sá JR, Nasri F. Diabetes Overview. Guia Prático de Diabetes Mellitus. 2004.
26. Hayashi T, Wojtaszewski JFP, Goodyear LJ. Exercise regulation of glucose transport in skeletal muscle. Am. J. Physiol. (Endocrinol. Metab.) 273:E1039-E1051. 1997.
27. Holloszy JO. A forty-year memoir of research on the regulation of glucose transport into muscle. Am. J. Physiol. (Endocrinol. Metab.) 284:E453-467. 2003.
28. Nesher R, Karl IE, Kipnis DM. Dissociation of effects of insulin and contraction on glucose transport in rat epitrochlearis muscle. Am. J. Physiol. (Cell Physiol.) 249:C226-C232. 1985.
29. Ploug T, Galbo H, Richter EA. Increased muscle glucose uptake during contractions: no need for insulin. Am. J. Physiol. (Endocrinol. Metab.) 247:E726-E731. 1984.
30. Raguso CA, Coggan AR, Gastaldelli A, Sidossis LS, Bastyr III EJ, Wolfe RR. Lipid and carbohydrate metabolism in IDDM during moderate and intense exercise. Diabetes 44:1066-1074. 1995.
31. Wahren J. Glucose turnover during exercise in healthy man and in patients with diabetes mellitus. Diabetes 28:82-88. 1979.
32. Powers SK, Howley ET. Fisiologia do Exercício. Teoria e Aplicação ao Condicionamento e ao Desempenho. Ed. Manole. 2000.
33. Brooks G, Mercier J. Balance of carbohydrate and lipid utilization during exercise: The crossover concept. Journal of Applied Physiology 76:2253-61. 1994.
34. Coyle E. Substrate utilization during exercise in active people. American Journal of Clinical Nutrition 61:(Suppl) 968s-979s. 1995.
35. Saltin B, Gollnick P. Fuel for muscular exercise: Role of carbohydrate. InExercise, Nutrition and Energy Metabolism, ed. E. Horton and R. Terjung, 45-71. New York: Macmillan. 1988.
36. Turcotte L et al. Lipid metabolism during exercise. In Exercise Metabolism, 99-130. Champaign, IL. Human Kinetics. 1995.
37. Ball-Burnett M, Green H, Houston M. Energy metabolism in human slow and fast twitch fibers during prolonged cycle exercise. Journal of Physiology 437:257-67. 1991.
38. Gollnick P, Saltin B. Fuel for muscular exercise: Role of fat. In Exercise, Nutrition and Energy Metabolism, ed. E. Horton and R. Terjung, 45-71. New York: Macmillan, 1988.

39. American College of sports Medicine. Guidelines for Exercise Testing and Prescription. 5ª ed. Baltimore: Willians & Wilkins, 1995.

40. Komatsu WR, Gabbay MAL, Dib SA. Early subclinical limited axial and large loint flexibility in type 1 diabetes mellitus adolescents. Journal of Diabetes and its complications 18: 352-355. 2004.

41. Campaigne BN, Lampman RM. Exercise in the clinical management of diabetes. Champaign, IL. Human Kinetics.115-187,1994.

42. Ivy JL. Role of exercise training in the prevention and treatment of insulin resistance and non-insulin-dependent diabetes mellitus. Sports Med 24:321-336, 1997.

43. American College of Sports Medicine. American College of Sports Medicine Position Stand: the recommended quantity and quality of exercise for developing and maintaining cardiorespiratory and muscular fitness, and flexibility in healthy adults. Med Sci Sports Exerc 30:975-991, 1998.

44. American College of Sports Medicine. American College of Sports Medicine Position Stand: exercise and physical activity for older adults. Med Sci Sports Exerc 30: 992-1008, 1998.

45. Albright A, Franz M, Hornsby G, Kriska A, Marrero D, Ullrich I, Verity LS. American College of Sports Medicine Position Stand: exercise and type 2 diabetes. Med Sci Sports Exerc 32:1345-1360, 2000.

46. Zinman B, Ruderman N, Campaigne BN, Devlin Jt, Schneider SH. Physical activity/exercise and diabetes mellitus (Position Statement). Diabetes Care 26 (Suppl 1): S73-S77, 2003.

47. Dunstan DW, Daly RM, Owen N, Jolley D, de Courten M, Shaw J, Zimett P. High-intensity resistance training improves glycemic control in older patients with type 2 diabetes. Diabetes Care 25:1729-1736, 2002.

48. Castaneda C, Layne JE, Munoz-Orians L, Gordon PL, Walsmith J, Foldvari M, Roubenoff R, Tucker KL, Nelson ME. A randomized controlled trial of resistance exercise training to improve glycemic control in older adults with type 2 diabetes. Diabetes Care 25:2335-2341, 2002.

49. Evans WJ. Exercise and aging. In Handbook of Exercise in Diabetes. 2nd ed. Ruderman N, Devlin Jt, Scheneider SH, Kriska A, Eds. Alexandria, VA, American Diabetes Association, 567-585,2002.

50. Nelson ME, Fiatarone MA, Morganti CM, Trice I, Greenberg RA, Evans WJ. Effects of high-intensity strength training on multiple risk factors for osteoporotic fractures: a randomized controlled trial. JAMA 272:1909-1914,1994.

51. Eriksson J, Taimela S, Eriksson K, Parviainen S, Peltonen J, Kujala U. Resistance training in the treatment of non-insulin-dependent diabetes mellitus. Int Sports Med 18: 242-246,1997.

52. Dunstan DW, Puddey IB, Beilin LJ, Burke V, Morton AR, Stanton KG. Efects of a short-term circuit weight training program on glycaemic control in NIDDM. Diabetes Res Clin Pract 40: 53-61,1998.

53. Wenger NK, Froelicher ES, Smith LK, Ades PA, Berra K, Blumenthal JÁ, Certo CM, Dattilo AM, Davis D, DeBrusk RF et al. Cardiac rehabilitation as secondary prevention: Agency for Health Care Policy and Research and National Heart, Lung, and Blood Institute. Clin Pract Guide Quick Ref Guide Clin 17:1-23,1995.

54. McCartney N. Role of resistance training in heart disease. Med Sci Sports Exerc 35:S203,2003.

55. Gordon NF, Kohl HW 3rd, Pollock ML, Vaandrager H, Gibbons LW, Blair SN. Cardiovascular safety of maximal strength testing in healthy adults. Am J Cardiol 76:851-853,1995.

18 Hiperlipidemias

Simão A. Lottenberg
Isabel Cristina Dias Ribeiro

Introdução

O estudo e a prevenção das doenças cardiovasculares e, em particular, daquelas que atingem as artérias coronárias têm assumido importância progressivamente maior nas últimas décadas, à medida que cresce a sua incidência na população. Para se ter uma idéia da gravidade do problema, metade das mortes de indivíduos adultos de meia idade, no primeiro mundo, é provocada atualmente por doenças coronarianas. Outro dado demonstra o quanto é importante preveni-las: mais de um quarto das mortes que provocam, ocorre em indivíduos com menos de 65 anos.

Para prevenir essas doenças, além da regra básica de manter uma vida saudável, é fundamental conhecer os seus fatores de risco:

1. **Não passíveis de controle** – idade, ser do sexo masculino e predisposição genética (histórico da incidência nos pais e parentes);
2. **Passíveis de controle** – hipertensão arterial, diabetes melito, obesidade, vida sedentária, dieta inadequada, tabagismo e as dislipidemias;
3. **Novos fatores** – são outros parâmetros clínicos e bioquímicos, cuja associação, causal ou não, tem sido demonstrada com a doença arterial coronariana: homocisteína, proteína C reativa, fibrinogênio, fator inibidor do plasminogênio (PAI-1).

Desde o início do século acumulam-se evidências de que as alterações dos níveis lipídicos teriam influência no aparecimento da doença coronariana. O tema tem sido objeto de várias investigações científicas. Entre elas, há um estudo clássico, realizado sistematicamente há mais de 40 anos, na cidade de Framinghan (EUA), que demonstra inequivocamente que a variação nos níveis de colesterol e de suas frações tem correlação significativa com o aparecimento da doença coronariana. Outros estudos, em vários países, confirmam esta hipótese.

Quanto aos triglicérides, há controvérsias sobre a sua relação de causa-efeito com as coronariopatias. Aparentemente, em determinados grupos, como diabéticos e mulheres menopausadas, a sua influência se faz sentir. Acredita-se, também, que a hipertrigliceridemia no período pós-alimentar, até hoje pouco estudada, possa ser um fator de risco importante. Por outro lado, constatou-se que a hipertrigliceridemia, inclusive em jejum, pode ser causa de uma doença extremamente grave, a pancreatite aguda.

Metabolismo lipídico

A gordura alimentar, constituída por triglicérides (98%) e colesterol, é absorvida no intestino e transportada até o fígado, através da circulação sanguínea, pelos quilomícrons (partículas) constituídas por proteínas - as apolipoproteínas – que atuam no transporte das gorduras. Durante esse transporte, por meio da ação da enzima lípase lipoprotéica, triglicérides são liberados e se depositam no tecido␣gorduroso.

O fígado recebe a gordura e, através de uma série de transformações químicas, produz a quantidade de colesterol e triglicérides necessária para a sua utilização no organismo. O colesterol é fundamental para a síntese da maior parte dos hormônios, bem como a manutenção das membranas que separam todas as células do organismo. Já os triglicérides atuam, basicamente, como reserva de energia.

Uma vez sintetizados no fígado, o colesterol e os triglicérides são liberados para a circulação sob a forma de lipoproteínas (partículas constituídas por apolipoproteínas, fosfolípedes, colesterol e triglicérides). As lipoproteínas que saem do fígado são as de muito baixa densidade, conhecidas como VLDL (sigla do inglês *Very Low Density Lipoproteins*). Na circulação essas partículas sofrem influência da enzima lípase lipoprotéica, liberam triglicérides para o tecido gorduroso e se transformam em lipoproteínas de baixa densidade, chamadas LDL (*Low Density Lipoproteins*). Estas são reconhecidas por receptores que se encontram na maior parte das células do organismo, liberando para estas, então, o colesterol necessário para exercer suas funções fisiológicas, conforme já descrito acima.

Como o excesso de gordura na circulação e nas células pode ser prejudicial, a natureza lança mão de mecanismos de remoção do excedente, através de lipoproteínas de alta densidade, denominadas HDL (*High Density Lipoproteins*). Estas partículas ligam-se às células das paredes dos vasos e retiram o excesso de colesterol, devolvendo-o ao fígado, através da circulação.

Fisiopatologia

1. Alterações da enzima lípase lipoprotéica, dificultando a saída dos triglicérides da circulação, levando a um acúmulo de quilomícrons e VLDL na circulação, com um conseqüente aumento dos triglicérides e, em menor escala, do colesterol.
2. Elevação da síntese de VLDL pelo fígado, com o seu conseqüente aumento na circulação, causando o excesso de triglicérides e colesterol.
3. Defeito nos receptores das células responsáveis pelo reconhecimento das LDL. Em conseqüência, cresce o número destas partículas na circulação, provocando, fundamentalmente, o excesso de colesterol. A doença mais grave provocada por esse tipo de situação é hipercolesterolemia familiar homozigótica, que pode levar ao infarto do miocárdio na infância ou adolescência.

Sabe-se, também, que níveis diminuídos de HDL são responsáveis por aumento da incidência de doença coronariana porque a quantidade insuficiente de HDL compromete o transporte reverso de colesterol

As alterações acima descritas são, em geral, de origem genética, determinando uma série de doenças de caráter familiar, que podem ou não estar acompanhadas de acometimento cardiovascular.

Existe, por outro lado, uma série de doenças – como as do fígado e dos rins, o diabetes melito, o hipotiroidismo, a obesidade e o alcoolismo – que podem, por si só, causam distúrbios do metabolismo lipídico, ocasionando as chamadas hiperlipidemias secundárias. Esses distúrbios podem ser corrigidos simplesmente com o tratamento daquelas doenças.

Manifestações clínicas

Na maioria das vezes as hiperlipidemias são assintomáticas. Apenas as formas mais graves como a hipercolesterolemia familiar apresentam lesões de pele como, por exemplo, os xantomas, pequenas bolas de gordura, que ocorrem preferencialmente nas regiões das articulações. Pode haver também espessamento dos tendões. O xantelasma, acúmulo de gordura que acomete preferencialmente na região das pálpebras e a opacificação da córnea são outras manifestações possíveis.

Diagnóstico

Todos os adultos acima de 20 anos e crianças provenientes de familiares em que tenham sido detectados casos de aparecimento precoce de doença coronária ou em que tenha sido feito o diagnóstico de hiperlipidemia de origem genética devem ser submetidos à avaliação do colesterol, triglicérides e eventualmente de todo o perfil lipídio. Não se deve esquecer os pacientes que apresentem as manifestações clínicas citada anteriormente como os xantomas, xantelasmas, e etc. Em casos de normalidade, novas dosagens devem ser realizadas a cada cinco anos.

O diagnóstico das alterações do metabolismo dos lipides é feito, inicialmente, através das dosagens de triglicérides, do colesterol total e da distribuição deste entre as HDL, VLDL e LDL. Alguns autores também defendem dosagens das apolipoproteínas, como a Apo A1 (a principal apolipoproteína das HDL) e a Apo B (a principal das VLDL e LDL). Apesar da aparente maior sensibilidade, estas últimas dosagens não apresentam boa relação de custo-benefício: o seu preço é alto e o seu resultado praticamente em nada altera a decisão do médico sobre o diagnóstico e realização ou não de tratamento. Outra dosagem realizada em alguns centros médicos, inclusive do Brasil, é a da Lp(a). Trata-se de uma lipoproteína descrita em 1963, que apresenta relação epidemiológica com doenças vasculares. Não se conhece exatamente, contudo, a razão pela qual esta lipoproteína contribuiria para o processo de arteriosclerose. Acredita-se que o processo ocorra através da alteração de fatores de coagulação do sangue. De qualquer forma, como não há tratamento médico para essa alteração, a utilidade da dosagem de Lp(a) também é bastante questionável.

A **Tabela 18.1** abaixo indica os parâmetros normais das dosagens de colesterol total, triglicérides, LDL colesterol e HDL colesterol.

TABELA 18.1 - PARÂMETROS NORMAIS DE DOSAGENS

	VALOR ÓTIMO	VALOR DESEJÁVEL	VALOR LIMÍTROFE	VALOR ALTO
Colesterol total (mg/dL)	Menor do que 200		De 200 a 240	Maior do que 240
Triglicérides (mg/dL)	Menor do que 150	De 150 a 200		Maior do que 200
LDL colesterol (mg/dL)	Menor do que 100	De 100 a 130	De 130 a 160	Maior do que 160
HDL colesterol (mg/dL)		Maior do que 45		

Tratamento

A decisão do médico de realizar tratamento clínico depende não só do resultado dos exames, como também da coexistência de outros fatores de risco, que, conforme já indicamos anteriormente, são os seguintes: idade, obesidade, tabagismo, vida sedentária, menopausa, dietas inadequadas, diabetes e hipertensão arterial.

Indivíduos com níveis ótimos ou desejáveis de lípides devem ser orientados com relação à dieta e exercícios físicos, como prevenção de aparecimento de doenças cardiovasculares. A intensidade do tratamento a ser administrado a pacientes com níveis limítrofes de colesterol total, triglicérides, LDL colesterol e HDL colesterol depende de sua coexistência com os demais fatores de risco acima citados. Quando os níveis limítrofes somam-se a dois outros fatores de risco, o tratamento médico deve ser similar ao administrado a pacientes com valor elevado, objetivando atingir o valor normal. Indivíduos já previamente acometidos de infarto do miocárdio devem ser submetidos ao processo chamado de prevenção secundária, objetivando os níveis ótimos citados na **Tabela 18.1**. Estudos recentes demonstram que indivíduos de alto risco devem objetivar níveis ainda mais baixos de LDL colesterol (< 70 mg/dL). Mesmo pessoas idosas, desde que motivadas e sem uma doença grave concomitante, podem ser beneficiadas com o tratamento adequado das hiperlipidemias.

Tratamento dietético

Hipercolesterolemia

O padrão alimentar seguido pelo indivíduo é de fundamental importância tanto na prevenção da ocorrência de dislipidemias como no seu controle. Os lípides têm grande importância nutricional por representarem a maior fonte energética da dieta e, também, por fornecerem substâncias, como o colesterol e ácidos graxos, considerados essenciais para a manutenção da fisiologia celular. A natureza dos lípides alimentares influencia diretamente os níveis lipídicos plasmáticos e o metabolismo das lipoproteínas, afetando a sua concentração e composição.

Aproximadamente 98% da gordura ingerida (óleos, margarinas, carnes, leite e derivados), encontra-se na forma de triglicérides. Os triglicérides, são formados por uma unidade de glicerol e três ácidos graxos, sendo que estes podem ser saturados ou poliinsaturados. As principais fontes de ácidos saturados na alimentação são os alimentos de origem animal (leite e derivados, carnes vermelhas) e a gordura de coco. Os ácidos graxos poliinsaturados são encontrados principalmente nos alimentos de origem vegetal. O colesterol encontra-se dissolvido apenas nas gorduras de origem animal.

Existe uma relação bem definida entre os níveis plasmáticos de colesterol e a quantidade e o tipo de gordura consumida. O fator alimentar mais importante na elevação do colesterol plasmático é a ingestão de ácidos graxos de cadeia saturada. Estes elevam a concentração de todas as classes de lipoproteínas (principalmente LDL e VLDL). Um dos mecanismos de ação propostos para a elevação das LDL é a redução de receptores celulares da partícula. Já os ácidos graxos poliinsaturados (encontrados principalmente nos óleos vegetais e margarinas) relacionam-se com a redução do colesterol no plasma.

Esses ácidos graxos poliinsaturados quando utilizados em grande quantidade possuem a desvantagem de reduzir os níveis de HDL, o que não é desejável.

Existe outro tipo de ácido graxo encontrado nos alimentos, denominado de ácido graxo monoinsaturado, cujo principal exemplo é o ácido oléico, encontrado no óleo de oliva. Os ácidos graxos monoinsaturados também reduzem a colesterolemia, sem, no entanto, reduzir os níveis de HDL. Devem, portanto, ser incluídos na alimentação.

TABELA 18.2

ÁCIDOS GRAXOS		FONTES ALIMENTARES
Saturados	butírico, mirístico esteárico	carnes vermelhas, leite e derivados de gordura de coco
Poliinsaturados	linoléico, linolênico araquidônico	óleos vegetais e margarinas
	Eicosapentaenóico, docosahexaenóico	óleo de peixe
Monoinsaturados	oleico	azeite de oliva e óleo de canola

O tratamento dietético da elevação do colesterol depende do tipo e do grau da hipercolesterolemia. O principal objetivo do tratamento da hipercolesterolemia por mudanças na dieta é abaixar os níveis de LDL colesterol. Recomenda-se a redução na dieta de alimentos ricos em ácidos graxos saturados e colesterol, bem como do total calórico em pacientes com excesso de peso. Uma conduta simples a ser adotada pelo indivíduo hipercolesterolêmico é a restrição de alimentos de origem animal (carnes vermelhas, pele de frango, miúdos, camarão, leite e derivados) e daqueles de origem vegetal, como os óleos de coco e palma (dendê), que são ricos em gordura saturada. A gordura visível da carne deve ser retirada e permite-se o uso de leite desnatado, clara de ovo e queijos pobres em gordura. A base da alimentação consiste em peixes e aves (com retirada da pele), todos os cereais, vegetais, frutas, óleos vegetais e margarina cremosa.

Com relação às fibras alimentares, presentes principalmente em alimentos integrais (trigo, aveia, farelo de trigo), frutas e verduras reduzem muito pouco o colesterol, e não se indica o seu uso com esta finalidade. O papel mais importante das fibras no tratamento dietético é o de acelerar o trânsito intestinal que é retardado pelo uso de enzimas seqüestrantes de ácidos biliares.

Quanto ao colesterol alimentar, recomenda-se que a sua ingestão não ultrapasse 250 mg/dia. Na **Tabela 18.3** são listados os principais alimentos ricos em colesterol.

TABELA 18.3 - PRINCIPAIS ALIMENTOS RICOS EM COLESTEROL

ALIMENTOS	QUANTIDADE (g)	COLESTEROL (mg)
Gema de ovo	1 unidade	250
Miúdos	100	393
Bacon	100	86
Presunto	100	54
Lingüiça	2 unidades	156
Camarão	100	196
Leite integral	1 copo	26
Leite desnatado	1 copo	2
Queijo amarelo	50	50

Hipertrigliceridemia

O tratamento dietético da hipertrigliceridemia em muito se assemelha ao tratamento da hipercolesterolemia. Como a maioria dos pacientes portadores de níveis elevados de triglicérides é obesa, é possível reduzi-los simplesmente, com adoção de uma dieta pobre em calorias, visando o seu emagrecimento. Aqueles que não normalizam seus exames com o emagrecimento e a dieta hipocalórica, devem ser submetidos a uma dieta pobre em gordura saturada, como descrito anteriormente. Apenas os casos, que são raríssimos, de deficiência da enzima lipase lipoprotéica e que apresentam concentrações plasmáticas muito elevadas de triglicérides, devem ser tratados com dieta absolutamente isenta de gordura.

Atividade física

Numerosos estudos demonstram que exercícios aeróbicos (natação, caminhada, ciclismo, corrida) com intensidade moderada, praticados com regularidade, têm efeito benéfico sobre os lipídes da circulação. É possível reduzir os níveis de colesterol total, LDL colesterol e triglicérides, bem como elevar o HDL colesterol, melhorando o perfil lipídico e diminuindo o risco de coronariopatia.

Tratamento medicamentoso

1. **Resinas seqüestrantes de ácidos biliares.** São resinas que se ligam aos derivados do colesterol no intestino, dificultando a sua absorção. O colesterol diminui na circulação, apesar de a sua síntese corpórea estar aumentada. A trigliceridemia eleva-se um pouco. Pode provocar náuseas e/ou prisão de ventre.
2. **Estatinas.** Estas drogas representam uma grande revolução no tratamento da hipercolesterolemia. Diminuem a síntese de colesterol pelo fígado e conseqüentemente o seu nível sanguíneo. A redução da trigliceridemia é discreta, quando ocorre. Existem vários tipos de estatinas (lovastatina, pravastatina, sinvastatina, fluvastatina, atorvastatina, rosuvastatina, etc.), com diferenças relativas de potência. Os efeitos colaterais são raros. Quando ocorrem, os principais são: náuseas, dores abdominais, dores musculares, dor de cabeça, insônia, alterações do fígado. É importante lembrar que alguns remédios como, os anticoagulantes orais e certos antiulcerosos como a cimetidina devem ter a sua dose alterada, pois têm a sua potência e tempo de ação alterados pelas estatinas. A ingestão da medicação deve ser feita à noite, pois é neste horário que a síntese de colesterol pelo fígado se encontra mais ativa. As estatinas não devem ser utilizadas na infância, antes de completada a puberdade e na gravidez. Abre-se, entretanto, exceção, para os casos de hipercolesterolemia familiar grave, identificados na infância, nos quais se o tratamento for adiado a doença vascular progride muito rapidamente.
3. **Fibratos.** Aumentam a atividade da enzima lipase lipoprotéica, com conseqüente aumento da retirada dos triglicérides da circulação. Também atuam diminuindo a síntese de VLDL e triglicérides pelo fígado. Sua influência sobre as HDL se faz de forma positiva, aumentando a sua quantidade no plasma. Os efeitos colaterais mais freqüentes são intolerância gástrica, diarréia, diminuição de libido, dores musculares. Os sintomas gastrintestinais melhoram com o uso após as refeições. Os principais representantes deste grupo de drogas disponíveis em nosso meio são o gemfibrozil, o bezafibrate, o fenofibrate e o ciprofibrate. São as drogas de escolha no tratamento da hipertrigliceridemia.
4. **Ácido nicotínico.** É uma droga potente, bastante utilizada no exterior, principalmente nos Estados Unidos, onde são disponíveis diferentes apresentações. Age diminuindo a oferta de ácidos graxos livres, que são a matéria-prima para a síntese de triglicérides, para o fígado. Isto acarreta menor produção de VLDL e conseqüentemente de LDL, ocasionando diminuição dos níveis de colesterol e triglicérides na circulação.
5. **Probucol.** Droga não disponível, no momento, no mercado brasileiro, reduz discretamente o colesterol no ser humano, porém mostrou em estudos feitos em animais, ser útil na regressão do processo de arteriosclerose. Necessita de mais pesquisas que comprovem este seu efeito.
6. **Óleo de peixe.** Os estudos com esse óleo foram iniciados porque os esquimós, que o utilizam em grande quantidade, apresentam baixa freqüência de doença coronariana. Apesar da grande divulgação que se fez a respeito da sua possível eficácia não existe comprovação de sua utilidade no tratamento das hiperlipidemias.
7. **Ezetimibe.** É um inibidor seletivo da absorção intestinal do colesterol, que resulta em redução significativa dos níveis de LDL colesterol, principalmente quando utilizado em associação com as estatinas.
8. **Possíveis associações.** Muitas vezes, principalmente nos casos de hipercolesterolemia grave é necessário que se faça associação de drogas acima para a obtenção do efeito desejado.

Atividade física e metabolismo lipídico

A prática de exercícios físicos é utilizada na prevenção e terapêutica dos fatores de risco para doenças cardiovasculares, entre os quais, as alterações de lípides e lipoproteínas plasmáticas[1]. A perda de peso por meio de atividade física e dieta também contribui para um melhor perfil lipídico. É uma alternativa possível de se realizar, até mesmo sem custos para o paciente, proporcionando conjuntamente benefícios sobre o bem-estar da saúde, física e psíquica.

As principais alterações lipídicas nas quais o exercício pode atuar são: redução da trigliceridemia, devido ao aumento na expressão e atividade da Lipoproteína Lipase Periférica (LPL); elevação da concentração de apo A-I, principal proteína da HDL, de colesterol na fração de HDL por redução de seu catabolismo e aumento na formação de partículas; modificação no perfil de LDL para partículas maiores e menos densas, com menor potencial aterogênico[2,3].

Em um estudo recente, após seis meses de treinamento físico aeróbio, mesmo sem perda de peso, o metabolismo de lípides em indivíduos previamente sedentários foi modificado. O estudo demonstrou aumento na atividade da Lipoproteína Lipase Periférica (LPL), um importante mecanismo na geração de partículas de HDL – facilitadoras da remoção de colesterol, aumento na depuração das lipoproteínas de muito baixa e baixa densidade (VLDL e LDL) e de quilomícrons (QM), os quais podem ter alto perfil aterogênico[7].

Indivíduos treinados aerobiamente demonstram lipemia pós-prandial significativamente menor quando comparados a sedentários. Possivelmente esse efeito esteja associado ao aumento da expressão e atividade da LPL que o exercício proporciona[10]. Sessões regulares de exercício físico são necessárias para manter a resposta adequada à lipemia pós-prandial, uma vez que Herd e cols demonstraram que após 60 horas de interrupção do exercício não se verifica esse benefício[16].

As concentrações plasmáticas de HDL podem ser moduladas pelo exercício físico aeróbio. Estudos mostram que o treinamento físico aeróbio de moderada a alta intensidade, três a quatro vezes por semana, durante 30 minutos ou mais, pode provocar aumento do HDL-C de 1 a 2 mg/dL, o que pode ocorrer mesmo sem manipulação de dieta[4,5]. A elevação de HDL-C em 1 mg/dL reduz em cerca de 2% o risco de doença arterial coronariana.

The HERITAGE Family Study, mostrou em indivíduos normolipidêmicos, que participaram por cinco meses de treinamento físico, duas a quatro sessões de 50 minutos por semana, a 75% do VO_2 máx, aumento do HDL-C, 1,1 mg/dL entre os 299 homens estudados e 1,4 mg/dL entre as 377 mulheres estudadas[5]. A resposta ao exercício físico parece estar condicionada ao perfil lipídico inicial, idade, sexo, peso e tolerância à glicose. Em geral, indivíduos com HDL mais baixa e hipertrigliceridêmicos são os mais beneficiados. Existem também indivíduos com hipoalfalipoproteinemia isolada, onde baixas concentrações de HDL são ligadas a fatores genéticos; esses não apresentam boa resposta ao treinamento físico sobre alterações lipídicas[6].

A diminuição do risco cardiovascular, atribuído à HDL, se dá por sua atuação no Transporte Reverso de Colesterol (TRC), que é responsável pela remoção do excesso de colesterol dos tecidos periféricos e transporte para o fígado para excreção. Essa ação reflete as funções antiaterogênicas da HDL. O exercício físico parece aumentar a eficiência do sistema de TRC. Olchawa e cols, excluindo fatores de riscos associados, demonstraram um aumento de apolipolipoproteína apoA1 no plasma de atletas relacionado a uma maior capacidade de remoção de colesterol celular em comparação com indivíduos ativos que não praticavam exercício regularmente[3]. Em outro estudo foi observado que a HDL do soro de jogadores de futebol apresentavam maior capacidade de remover colesterol celular, em relação a indivíduos sedentários, e isto era diretamente relacionado ao aumento da concentração de HDL-C[8].

Outras ações protetoras da HDL são muito importantes. Destaca-se a redução da oxidação das LDL, graças à atividade de enzimas antioxidantes associadas à estrutura da HDL, como a paraoxonase.

A elevação do consumo de oxigênio, durante o exercício aeróbio intenso (próximo de 85% do consumo de oxigênio máximo), está associada ao aumento do estresse oxidativo plasmático e tecidual, pela geração de espécies reativas de oxigênio. Esse evento, entre outros, reflete o aumento da oxidação de partículas de LDL-C. O treinamento físico, é importante mecanismo de defesa antioxidante, por alguns efeitos já descritos na literatura como aumento das concentrações de HDL e concomitante aumento da expressão da paraoxonase, minimizando a oxidação das LDL na parede arterial. Além disso, a diminuição da trigliceridemia favorece a formação de partículas de LDL maiores e menos densas, que são menos suscetíveis a oxidação[13].

É importante também ressaltar que na literatura há grande controvérsia entre os estudos que muitas vezes demonstram pouca ou nenhuma alteração isolada da HDL ou sobre o perfil de lípides e lipoproteínas com o exercício físico. Isso demonstra uma falta de estudos bem controlados. Não se sabe também qual a intensidade e quantidade de exercício necessários para obter perfil de lípides e lipoproteínas mais adequado. Ainda podemos acrescentar a dificuldade de se analisar o efeito isolado do exercício sobre o perfil lipídico, uma vez que junto à adesão ao programa de treinamento físico, observa-se alteração na ingestão calórica, composição da dieta e distribuição da gordura corporal, a qual pode, diretamente, afetar os parâmetros lipídicos[15].

Aplicação do treinamento físico aeróbio

A intensidade absoluta refletida pela taxa de energia gasta durante cada atividade pode ser expressa em equivalentes metabólicos (METs). 1 MET equivale a 3,5 mLO2.Kg-1. A intensidade relativa, que se refere ao percentual utilizado durante o exercício, pode ser expressa como um percentual da freqüência cardíaca máxima (Fc máx), freqüência cardíaca de reserva (FC res), ou do consumo de oxigênio máximo (VO_2 máx). Um programa de atividade física aeróbia regular proporciona aumento da capacidade funcional, o que é demonstrado pelo aumento do consumo máximo de oxigênio (VO_2 máx), mediante teste de esforço máximo.

Um estudo clínico randomizado[14], demonstrou que após seis meses de exercício aeróbio, praticados por indivíduos inicialmente sedentários com sobrepeso e dislipidemia, que a melhora no perfil de lípides e lipoproteínas se dá de acordo com a intensidade e quantidade do exercício, mesmo sem perda significativa de peso. O HDL teve um grande incremento com exercício realizado em grande quantidade (em torno de 32 km/semana) e o LDL teve diminuição de partículas pequenas conforme houve aumento da intensidade (de 40 a 80% do VO_2 máx). Por estes resultados, parece que exercício físico aeróbio de quantidade e intensidade altas é ideal para modificar favoravelmente o perfil lipídico. No entanto, alta quantidade com moderada intensidade são suficientes para alcançar esse benefício. O exercício deve ser indicado após exame médico completo com avaliação da condição física e da saúde. É muito importante estabelecer as necessidades primárias e interesse do indivíduo para prescrever atividade física. Um teste ergométrico, na presença de medicamentos habitualmente utilizados, é recomendado para indivíduos com fatores de risco presentes. Esse teste pode ser utilizado para prescrição individualizada da intensidade do exercício aeróbio por meio da fórmula:

FCT = (FC máx − FC rep) *% + FC rep[1]

Onde:
FCT = freqüência cardíaca de treino;
FC rep = freqüência cardíaca medida após 5 minutos de repouso;
FC máx = freqüência cardíaca máxima obtida do teste ergométrico com medicamento.

Para o benefício cardiovascular de indivíduos com condicionamento físico ruim, utiliza-se de 50 a 70% da Freqüência cardíaca de reserva (FC res = FC máx − FC rep) e para os medianamente condicionados de 60 a 80%[1].

Para a prescrição do exercício físico também pode ser utilizado o teste ergoespirométrico, o qual fornece parâmetros cardiovasculares em conjunto com parâmetros cardio-respiratórios. É um teste normalmente indicado para prescrições diferenciadas ou específicas, como para atletas e cardiopatas. A partir desse teste são definidos limiares ventilatórios - LV1 e LV2 por meio de variáveis ventilatórias (VE/VO_2, VE/VCO_2, $PETO2$, $PETCO2$, entre outras). Consultando a freqüência cardíaca (FC) do momento que foram atingidos o LV1 e LV2, obtemos uma faixa de freqüência cardíaca indicativa do metabolismo predominantemente aeróbio, onde os substratos energéticos predominantemente utilizados são gordura e carboidrato com acidose ainda compensada. A FC deve ser monitorada durante as sessões de exercício físico e utilizada para progressão da intensidade. Normalmente a FC do LV1 e o LV2 é equivalente a 60 e 80% do VO_2 máx[18].

Alguns exemplos de atividades aeróbias são caminhada, corrida, natação, ciclismo, todos eles envolvendo o uso de grandes grupos musculares e movimentos cíclicos. No geral, os benefícios cardiovasculares são conseguidos com sessões de 15 a 60 minutos de duração e freqüência de três a sete vezes por semana, a uma intensidade de 50 a 85% da FC res. Tem sido recomendado 30 minutos ou mais de atividade física moderada, todos os dias da semana, com o intuito de prevenção cardiovascular e manutenção da saúde[1,11].

A elevação na concentração plasmática de HDL obtida após atividade aeróbia regular é dependente da capacidade física individual e também determinada pelas diferenças entre sexo e idade[12]. Sabe-se também que a diminuição de triglicérides e colesterol total estão relacionados ao aumento do gasto energético pelo exercício físico, concomitante ao controle da dieta e de peso corporal[17]. Na **Tabela 18.4** segue exemplo da prescrição do treinamento aeróbio.

TABELA 18.4 – EXEMPLO DE PRESCRIÇÃO DE TREINAMENTO FÍSICO AERÓBIO PARA INDIVÍDUO DISLIPIDÊMICO SEDENTÁRIO

> **Primeiras duas semanas de exercício:** 15 minutos de caminhada leve; três vezes por semana; respiração confortável.
>
> **Até a décima segunda semana:** atingir 40 minutos progressivamente: aumentar 5 minutos a cada duas semanas; caminhada moderada; três vezes por semana; 50 a 70% da Freqüência Cardíaca de Reserva.
>
> **A partir da décima terceira semana:** caminhada moderada; quatro a sete vezes por semana; 40 a 60 minutos por sessão; 65 a 80% da Freqüência Cardíaca de Reserva.

Num programa de treinamento físico focando benefício cardiovascular, a parte principal do treino é a parte aeróbia, mas pode-se também incluir exercícios resistidos e exercícios de flexibilidade, os quais além de auxiliar o trabalho aeróbio, aumentando flexibilidade e força muscular, diminuem a chance de lesões musculares, tendíneas e ligamentares. Existem poucos estudos relacionando alterações lipoprotéicas e exercícios resistidos, de modo que no momento ainda não seria prudente sua indicação como parte principal num treinamento físico para dislipidêmicos. O trabalho de resistência muscular localizada é aplicado a partir de grande número de repetições, podendo ser acima de 15 repetições por série de exercício, onde a carga utilizada deve ser adequada de acordo com capacidade individual e obrigatoriamente mais leve do que para um trabalho de musculação. Abaixo temos um exemplo de uma sessão de treinamento físico incluindo trabalho aeróbio, resistência muscular localizada e flexibilidade:

TABELA 18.5 – EXEMPLO DE UMA SESSÃO DE TREINAMENTO FÍSICO

> **Parte inicial:** 5 minutos de alongamento/aquecimento articular;
>
> **Parte principal:** 30 minutos de exercício aeróbio; caminhada; 50-70% da FC res;
>
> **Parte secundária:** 20 minutos de exercício resistido; três séries de quinze repetições;
>
> **Parte final:** 5 minutos de alongamento/relaxamento.

Referências

1. American College of Sports Medicine. ACSM's Guidelines for exercise testing and prescription. 6th ed. Lippincot: Willians & Wilkins, 2000.

2. Superko HR. Exercise and lipoprotein metabolism. Journal of Cardiovascular Risk 1995;2:310-315

3. Olchawa B, Kingwell BA, Hoang A, Schneider L, Miyazaki, Nestel P, Sviridov D. Physical Fitness and Reverse Cholesterol Transport. Arterioscler Thromb Vasc Biol. 2004;24:1087-1091.

4. Leon AS, Sanches AO. Response of blood lipids to exercise training alone or combined with dietary interventions. Méd Scie Sports Exerc 33:S502-S515, 2001(suppl 6).

5. Leon AS, Rice T, Mandel S, Despres JP, Bergeron J, Gagnon J, Rao DC, Skinner JS, Wilmore JH, Bouchard C. Blood Lipid response to 20 weeks of supervised exercise in a large biracial population: the HERITAGE family study. Metabolism. 2000;49:513-520.

6. Effects of Endurance Exercise Training on Plasma HDL Cholesterol Leves Depend on Level of Triglicérides. Arterioscler Thromb Vasc Biol. 20011;21:1226-1232.

7. Duncan GE, Perri MG, Theriaque DW, Htson AD, Eckel RH, Stacpoole PW. Exercise training, without weight loss, increases insulin sensitivity and postheparin Plasma Lipase Activity in previously sedentary adults. Diabetes Care;vol 26,3,march 2003.

8. Brites F, Verona J, De Geitere C, Fruchart JC, Castro G, Wikinski R. Enhanced cholesterol efflux promotion in well-trained soccer players. Metabolism, vol53 (october), 2004; pp 1262-1267.

9. Seip RL, Moulin P, Cocke T, Tall A, Kohrt WM, Mankowitz K, Semenkovich CF, Ostlund R, Shonfeld G. Exercise training decreases plasma cholesteryl estes transfer protein. Arterioscler Thromb. 1993 Sep; 13(9):1359-67.

10. Merril JR, Holly RG, Anderson RL, Rifai N, King Me, De-Meersman R. Hyperlipemic response of young trained and untrained men after a high fat meal. Arteriosclerosis. 9: 217-223,1989.

11. Pate RR, Pratt M, Blair SN el al. Physical activiy and public health: a recomendation from the Centers for Disease Control and Prevention and the American College of Sports Medicine. JAMA. 1995;273;402-407

12. Herbert PN, Bernier DN, Cullinane EM, Edelstein L, Kantor MA, Thompson PD. High-density lipoprotein metabolism in runners and sedentary men. JAMA, aug 24/31, 1984 – vol 252 n. 8 p. 1034, 1984.

13. Tomas M, Elosua R, Senti M, Molina L, Vila J, Anglada R, Fito M, Covas MI, Marrugat J. Paraoxonase 1-192 polymorfism modulates the effects of regular and acute exercise on paraoxonase1 activity. J Lipid Res 2002 May;43(5):713.

14. Kraus WE, Houmard JÁ, Duscha BD, Knetzger KJ, Wharton MB, McCartney JS, Bales CW, Henes S, Samsa GP, Otvos JD, Kulkarni KR, Slentz CA. Effects of the amount and intensity of exercise on plasma lipoproteins. N Engl Med, vol 347, n. 19, november 7, 2002 p. 1483-1492.

15. Poirier P, Catellier C, Tremblay A, Nadeau A. Role of Body fat loss in the Exercise-Induced improvement of the Plasma Lipid Profile in Non-Insulin-Dependent Diabete Melito. Metabolism;45:1383-387.

16. Herd SL, Lawrence JEM, Malkova D, Murphy MH, Mastana S, Hardman A. Postprandial lipemia men and women of contrasting training status. J Appl Physiol 89:2049-2056,2000.

17. Durstine JL, Grandjean PW, Cox CA, Thompson PD. Lipid, Lipoproteins and exercise. Journal of Cardiopulmonar Rehabilitation; 2002;22; 385-398.

18. Skinner James S, McLellan T H. research quaterly for exercise and sport, 1980. vol 51. n. 1 pp. 234-248.

Leitura recomendada

1. Executive Summary of the Third Report of the National Cholesterol Education Program (NCEP) Expert Panel on Detection, Evaluation, and Treatment of High Blood Cholesterol in Adults (Adult Treatment Panel III). JAMA 285:2486-2497, 2001.

2. Grundy SM, Cleeman JI, Merz CN, Brewer HB Jr, Clark LT, Hunninghake DB, Pasternak RC, Smith SC Jr, Stone NJ. Coordinating Committee of the National Cholesterol Education Program.Guidelines.Implications of recent clinical trials for the National Cholesterol Education Program Adult Treatment Panel III J Am Coll Cardiol.;44(3):720-32, 2004.

3. Garber AJ. The metabolic syndrome. Med Clin North Am.;88(4):837-46, 2004.

4. Turley SD. Cholesterol metabolism and therapeutic targets: rationale for targeting multiple metabolic pathways. Clin Cardiol. 27(6 Suppl 3):III16-21.

5. III Diretrizes brasileiras sobre dislipidemias e prevenção da aterosclerose Arq. Bras. Cardiol, 2001, 77 (suppl III): 1-48, 2001.

19 Atividade física e câncer

Jorge Sabbaga
Mariângela Correa
André Bacchi
Ricardo Cano

Câncer, doenças cardiovasculares e diabetes são responsáveis por duas de cada três mortes que ocorrem hoje na população ocidental (Anderson e col, 2003). Curiosa e triste é a constatação de que grande parte desses óbitos poderia ser evitada pela adoção de medidas preventivas e por mudanças comportamentais. Segundo o 27º documento sobre a saúde dos americanos, publicado em 2003, grande parte da população americana ainda fuma, e é constituída por pessoas inativas. A obesidade atinge cerca de 65% dos adultos (*National Center for Health Statistics*, 2003).

Há que se salientar que, embora de maneira lenta, esse cenário tende a mudar em médio prazo. Quando as estatísticas são realizadas ajustando-se as amostras pela idade da população e não pelo número absoluto de pessoas o que se constata é que as mortes por câncer de fato vêm caindo nos últimos anos nos Estados Unidos. De 1991 até 2000 observou-se uma redução de 7,2% de óbitos ocasionados por neoplasias malignas (Ries e col, 2003). Essa redução é, porém, em grande parte, relacionada à oportuna diminuição no hábito de fumar (seguramente a causa mais importante de câncer em que é possível atuar na prevenção) e a uma maior eficiência e disponibilidade aos exames de detecção precoce de tumores (mamografia, Papanicolaou, colonoscopia e etc.).

Além da diminuição no tabagismo, outras mudanças de comportamento podem desempenhar papel importante na luta para a diminuição da incidência e conseqüentemente da mortalidade por neoplasias malignas. Muitas pesquisas indicam que a adoção de várias medidas que compreendem o que se convencionou chamar de vida saudável resulta em uma menor chance de se adquirir tumores (Eyre e col, 2004). Esse texto lidará principalmente com o papel que o exercício físico desempenha na prevenção do câncer, mas discorrerá também, ainda que brevemente, sobre a importância da atividade física na recuperação de pacientes portadores de neoplasias malignas.

Uma breve consideração sobre as causas do câncer

Desde as últimas décadas do século passado que as causas gerais para o desenvolvimento de um tumor são conhecidas (Para uma mais extensa revisão ver - Sabbaga, 2003). O câncer é, de fato, resultado de um acúmulo de mutações no genoma de um clone celular. Essas mutações vão gradativamente conferindo mudanças fenotípicas, muitas vezes irreconhecíveis na célula, mas que acabam por produzir nelas uma pequena vantagem proliferativa. A partir de um determinado número de mutações, variável de tumor a tumor, as mudanças celulares que se estabelecem compõem o conjunto de alterações morfológicas que biologicamente caracteriza o tecido como tumoral. Esse mecanismo, conhecido genericamente por "carcinogênese de múltiplos passos" é o processo pelo qual a enorme maioria dos tumores que acontecem na vida adulta se instala. Cada um dos passos moleculares envolvidos na gênese de tumores como os do intestino grosso, da mama, do pulmão entre outros já é bem conhecido. A descrição pormenorizada destes fenômenos foge do escopo deste texto, mas é importante salientar que as mutações individuais não são necessariamente produtos do acaso. Diversos fatores influenciam o aparecimento destas alterações no genoma celular.

Um dos aspectos que interferem no surgimento dessas mutações é a capacidade intrínseca que cada pessoa possui de manter a sua integridade genômica. Todas as células de um determinado indivíduo carregam vários complexos enzimáticos especificamente voltados para correções de alterações que se processam no genoma celular principalmente, mas não exclusivamente, durante a síntese do DNA. É essa a base molecular para o que conhecemos como predisposição genética para o câncer. Esse componente é extremamente determinante e poucas medidas comportamentais podem influir no aparecimento de um tumor quando existe um forte envolvimento genético. Felizmente, os tumores hereditários e aqueles caracterizados como produtos de uma predisposição genética bastante acentuada perfazem apenas cerca de 20% do total das neoplasias. A maioria dos tumores malignos é consequência de alterações genômicas que se estabelecem sem a participação de um fator intrínseco predisponente. Nesses casos, as mutações se processam ao longo da vida de um clone celular, quando este se expõe a agentes que de uma forma ou de outra facilitam a ocorrência de mutações. A esses agentes chamamos carcinógenos.

Os carcinógenos atuam facilitando o aparecimento de mutações celulares através de duas maneiras principais. A mais evidente delas é aquela que envolve a lesão direta do DNA. Muitos agentes físicos, químicos e mesmo biológicos (como alguns vírus por exemplo), são capazes de interagir diretamente com a molécula do DNA produzindo defeitos na sua estrutura e provocando mutações que resultarão em alterações fenotípicas diversas. A segunda maneira pela qual os carcinógenos favorecem o aumento de mutações é produzindo um maior número de divisões celulares e gerando dessa maneira uma maior probabilidade de ocorrência de erros. Como já foi mencionado grande parte das mutações ocorre no momento em que as células estão duplicando o seu conteúdo genômico (fase S de ciclo celular). A cópia do DNA a partir do DNA molde da célula pré-divisão, é susceptível de muitas falhas. Os erros nesse processo só não são extremamente freqüentes graças ao já mencionado sistema de vigilância e reparo que toda célula possui. Substâncias que causam em determinados tecidos uma maior demanda por divisões celulares, estão conceitualmente atuando como carcinógenos, pois propiciam uma possibilidade maior de ocorrência de mutações.

A relação indireta entre atividade física e câncer parece estar relacionada a esse segundo mecanismo de carcinogênese.

As relações causa-efeito em biologia

São três as maneiras pelas quais é possível se estabelecer uma ligação causal entre dois fenômenos em biologia.

O primeiro mecanismo é o da inferência. A partir do conhecimento dos mecanismos que governam o aparecimento de determinado efeito, pode se inferir que todos os processos que cumprem tais mecanismos devem ocasionar o mesmo efeito. Embora absolutamente teóricas e desprovidas de comprovação experimental muitas inferências são absolutamente aceitas dada a suas claras relações. Assim, seria possível aceitar (mesmo que não existissem comprovações disponíveis) que a exposição ao sol, em função de produzir uma constante descamação na pele e induzir um número maior de divisões celulares, traria um maior risco para o aparecimento do câncer de pele. O aparecimento de um determinado câncer pode ser facilitado por agentes que aumentam a quantidade de vezes em que uma célula se divide. O sol aumenta a quantidade de divisão celular no tecido da pele. Logo o sol aumenta o câncer de pele. Esse tipo de inferência baseia-se no fato de que se um determinado mecanismo causal é conhecido, todos os processos que envolvem aquele mesmo mecanismo devem provocar o mesmo efeito. Várias são as modificações metabólicas e fisiológicas que o exercício acarreta que, direta ou indiretamente, interfere na exposição das células a diversos tipos de carcinógenos (ver adiante). Essas constatações dão subsídio teórico à idéia de que a atividade influencia negativamente no surgimento de tumores.

O segundo mecanismo é o da experimentação laboratorial. Determinadas relações causa-efeito podem ser experimentadas *in vitro* ou *in vivo*. Experimentos *in vitro* trazem claras limitações metodológicas e aqueles realizados *in vivo* raramente utilizam seres humanos. Apesar de muitas vezes verdadeiras, em função da universalidade da maioria das questões biológicas essenciais, as relações causa-efeito extraídas da experimentação laboratorial encontram evidentes contestações quando o assunto diz respeito a questões médicas. Especificamente em oncologia, muitas substâncias que se mostraram potentes carcinógenos em modelos murinos revelaram-se inofensivas quando usadas em humanos (Bosland, 1992).

Seguramente a maneira mais eficiente de se demonstrar qualquer relação causa-efeito é através da epidemiologia. Estudos epidemiológicos bem conduzidos são capazes de encontrar relações causais não suspeitadas por mecanismos de inferências e não observadas através da experimentação laboratorial. Similarmente nenhuma relação causa-efeito pode ser comprovada sem que tenha sido passada pelo crivo do teste epidemiológico. Um potencial problema na abordagem epidemiológica reside na dificuldade, muitas vezes de se diferenciar dois fenômenos extremamente relacionados. Análises epidemiológicas refinadas com testes que incluem múltiplas variáveis podem, no entanto, minimizar esse problema. Especificamente na questão câncer e atividade física essa dificuldade aparece. Indivíduos que praticam esportes são, em geral, pessoas que adotam outras medidas tidas como saudáveis. É comum a co-existência, por exemplo, de vida sedentária e obesidade. Atividade física e ausência de obesidade se confundem, mesmo em estudos epidemiológicos complexos, como participantes na prevenção do câncer. A seguir são descritas algumas evidências que permitem atribuir à atividade física um papel preponderante na prevenção do câncer.

Atividade física e câncer

A relação entre atividade física e câncer tem sido mais extensamente estudada em tumores da mama e do cólon. Porém, trabalhos também demonstram uma relação entre os dois fenômenos em casos de câncer de próstata, endométrio, esôfago, vesícula biliar, fígado, ovário, pâncreas e rim (Calle e col, 1999; Chow e col, 2000; Michaud e col, 2001; Feigelson e col, 2004). Um estudo recente, analisando mais de 900.000 indivíduos concluiu que a obesidade responde por 14% das neoplasias malignas em homens e por 20% dos cânceres nas mulheres. Obesos e obesas são respectivamente 52% e 62% mais propensos a morrer de câncer do que a população não obesa (Calle e col, 2003).

Atividade física não apenas diminui o peso como produz várias modificações na fisiologia do indivíduo. Tem sido demonstrado que pessoas envolvidas em atividades físicas moderadas como caminhadas, por exemplo, apresentam uma diminuição no tempo de trânsito gastrintestinal resultando em uma maior eficiência na propulsão do conteúdo colônico (Slattery, 2004). Atividades físicas mais vigorosas produzem um incremento ainda maior na eficiência do peristaltismo por estimularem a atividade vagal (Cordain e col, 1986). Já está claramente estabelecido o conceito de que a diminuição no tempo do trânsito intestinal, ao reduzir o tempo de contato de sais biliares e outros carcinógenos presentes em alimentos com a mucosa colônica, exerce efeito protetor contra o câncer de cólon.

Tanto a insulina quanto os fatores de crescimento semelhantes à insulina (insulin-like growth factor-IGFs), desempenham um papel importante no desenvolvimento e promoção de inúmeras neoplasias. Atuando como fatores de crescimento em vários tecidos essas moléculas são conceitualmente carcinógenos, pois induzem uma maior quantidade de proliferação celular. Os níveis de insulina oscilam ao longo do dia obedecendo a estímulos gerados pelas taxas glicêmicas. É interessante notar, porém que os valores basais de insulina (níveis de insulina medidos durante o jejum) também variam de um indivíduo para outro. Diminuições no índice de massa corpórea (relação entre o peso e o quadrado da altura) e na ingestão média de hidratos de carbono resultam em uma clara redução nos níveis de insulina de jejum. Já é sabido que a atividade física é também um eficiente mecanismo pelo qual se pode diminuir os níveis basais de insulina e de IGFs. Estudos epidemiológicos tem demonstrado uma relação direta entre secreção pancreática de insulina e a incidência de câncer de cólon e de mama (Giovannucci, 2003; Chlebowski e col, 2004). Outros estudos demonstram que a diminuição dos níveis insulinêmicos gerada pela atividade física interfere positivamente na redução da incidência de tumores de mama em mulheres tanto na fase pré como na pós-menopausa (Brunning e col, 1992). Insulina e IGFs (principalmente o IGF-1) estão implicados na carcinogênese de muitos outros órgãos e não especificamente na formação dos tumores da mama e do intestino grosso (Renehan e col, 2004). Esse mecanismo deve responder também em grande parte pela relação inversa constatada entre a atividade física e risco para o desenvolvimento de muitas das neoplasias acima citadas. O papel desses mediadores é sem dúvida fundamental para todas essas associações.

Um outro processo fisiológico modificado pelo aumento na atividade física, e pela conseqüente perda de peso que essa atitude acarreta, é a diminuição na geração de metabólitos derivados da peroxidação lipídica. Já foi experimentalmente demonstrado que alguns produtos biológicos originários desta via metabólica das gorduras reagem, com alta afinidade, com o DNA das células do parênquima renal, causando alterações estruturais e gerando mutações (Gago-Dominguez e col, 2002). Uma relação direta entre o risco de desenvolver carcinomas de células renais e o índice de massa corpórea tem sido consistentemente relatada na literatura (Bergstrom e col, 2001; van Dijk e col, 2004).

Bastante intrigante tem sido também os recentes estudos epidemiológicos que demonstram que homens que gastam uma grande quantidade de energia diariamente (quantidade maior do que 3.000 Kcal/dia) têm uma significativa redução no risco de vir a desenvolver tumores de próstata se comparados com aqueles que se mantém sedentários (Oliveria e col, 1996). Embora ainda conflitante, pois a atividade física não tem sido consistentemente demonstrada como um fator protetor para os tumores da próstata (Torti e col, 2004), o fato é que essa relação causal encontra inferências capazes de explicá-la com facilidade. O câncer de próstata é sabidamente um tumor hormônio sensível. Quando os níveis androgênicos são drasticamente diminuídos, como ocorre, por exemplo, após a castração, o tumor da próstata não se desenvolve. Estudos têm demonstrado que atletas tendem a apresentar quantidades mais baixas de testoterona do que a população que não pratica esporte (Wheeler e col, 1984), e que os níveis séricos desse hormônio declinam temporariamente após a realização de um exercício físico (Hackney e col, 1988).

Atividade física na recuperação de um paciente com câncer

Uma outra questão que deve ser abordada quando se discute atividade física e câncer é o papel que o exercício desempenha nos processos que envolvem a recuperação do paciente oncológico.

A desnutrição é característica comum a muitos pacientes com câncer. Determinadas citocinas como o Fator de Necrose Tumoral (TNF) e a Interleucina I (IL-I), por exemplo, acarretam no paciente uma perda de massa muscular que do ponto de vista metabólico nada tem a ver com aquela gerada pela má nutrição protéico-calórica e nem com a obtida com o exercício físico. O termo caquexia tumoral é usado para caracterizar esse fenômeno composto por perda de peso, fraqueza e anorexia. Uma vez instalada a caquexia tumoral é dificilmente revertida com medidas nutricionais. Por outro lado, algumas evidências indicam que a atividade física precoce pode retardar o aparecimento desse complicador.

A atividade física é um potente estimulador do sistema imune. O exercício influencia atividade macrofágica e das células "natural killer". Um aumento de duas vezes em média no número destas células na circulação é obtido imediatamente após um forte esforço físico (Nieman e col, 1994). Níveis séricos de TNF e IL-I também são claramente influenciados pelo exercício (Shephard e col, 1995).

Os níveis basais de insulina e IGFs diminuídos em pessoas que praticam atividade física regular, além de interferirem no aparecimento de tumores (ver acima) parecem desempenhar importante papel na resposta de determinadas neoplasias a seus respectivos tratamentos. São intrigantes os trabalhos que relacionam níveis altos de insulina de jejum com diminuição na sobrevida de mulheres que já desenvolveram tumores de mama, fazendo deste parâmetro um importante e independente fator prognóstico para neoplasias (Goodwin e col, 2002; Borugian e col, 2004). Recentemente demonstrou-se que um moderado aumento na atividade física de mulheres recém-diagnosticadas como portadoras de tumores da mama produziu uma significativa redução na taxa de recidiva tumoral (Holmes, 2004).

Outro aspecto que convém ser mencionado é o desempenhado pela atividade física regular no metabolismo ósseo. O exercício tem sido demonstrado como um potente agente redutor da perda mineral óssea em mulheres menopausadas. Alguns tumores têm na deprivação hormonal a sua mais eficaz forma de tratamento. Muitos tumores de mama e a quase totalidade dos tumores de próstata são eficientemente tratados através de reduções acentuadas nos hormônios sexuais (andrógenos e estrógenos) resultando em marcada desmineralização óssea como para-efeito. A manutenção da integridade esquelética através de exercícios freqüentes previne fraturas e permite manter o tratamento hormonal com mais segurança (22).

Enfim, vários estudos demonstram o efeito protetor da atividade física contra o aparecimento e desenvolvimento de tumores. Além de prevenir a ocorrência de muitas doenças cardiovasculares e diabetes, o exercício físico parece desempenhar importante papel na prevenção e no tratamento de muitas neoplasias. A manutenção de uma atividade física regular com a conseqüentemente adoção de um padrão de vida não sedentário traz importantes benefícios à saúde, observados nos múltiplos aspectos que guardam relação com os mecanismos patogenéticos em oncologia.

Exercícios em câncer

O estudo da relação entre exercício físico e câncer ainda está em seus estágios iniciais, porém tanto dados experimentais como estudos epidemiológicos sugerem efeito benéfico do exercício na prevenção e na terapia do câncer. A comparação da incidência de alguns tipos de câncer entre a população geral e grupos que praticam exercícios, como clubes de corredores, indica que a incidência de algumas neoplasias como de cólon, próstata, mama e pulmão, é menor nos grupos exercitados (Steinfeld, 1992). Esta redução observada foi relacionada tanto a fatores sociais, principalmente adoção de hábitos saudáveis, como biológicos, como estimulação de mecanismos anti-tumorais da resposta imunológica, especialmente atividade citotóxica de células NK (Fairey, 2005) e ativação de macrófagos (Woods, 1994).

Thompson e colaboradores (2004) sugerem que o aumento da incidência de neoplasia de mama, observado em sociedades industrializadas, está relacionado ao sobrepeso. Estudo experimental destes autores, com restrição calórica e aumento da atividade física, resultava em inibição de carcinogênese mamária relacionada a níveis reduzidos de IGF 1 e aumentado de corticosterona.

Revendo o tema, Al Majid (2001) mostra benefícios da atividade física na terapia do paciente portador de câncer em diferentes níveis, relacionados à melhora do estado geral dos pacientes, à diminuição de efeitos colaterais pelo tratamento e melhora de aspectos psicológicos, principalmente depressão. A fadiga, provavelmente um sintoma dos mais freqüentemente relatados por pacientes portadores de câncer (Chang e col, 2000), tem melhora acentuada com exercícios aeróbios. Esta melhora da fadiga foi demonstrada não só durante o acompanhamento, mas inclusive em pacientes hospitalizados em programa de quimioterapia (Dimeo, 1999).

Fairey e col (2005) estudaram grupo de pacientes menopausadas que haviam completado tratamento para câncer de mama. O grupo exercitado treinava três vezes por semana a uma intensidade de 70 a 75% do VO_2 máx em cicloergômetro, iniciando com quinze minutos e aumentando progressivamente até trinta e cinco minutos por dia, sob supervisão de médicos e educadores físicos. Os autores puderam constatar diferença significativa da atividade citotóxica da célula Natural Killer (NK) entre os grupos treinados e não treinados. O significado clínico deste achado deve ser interpretado no contexto de trabalhos que relacionam aumento da função da célula NK com manutenção da remissão da doença em vários tipos de câncer, tumores sólidos e doença hematológica (Liljefors e col, 2003; Lowdell MW e col, 2002; Taketomi, 1998). Da mesma maneira, Lindsey e col (2004), em estudo de revisão de fatores associados à redução de recorrência de câncer de mama, sugerem que atividade física moderada, com duração mínima de trinta minutos, ao menos cinco dias por semana, está associada a menor risco de recorrência da doença.

A maior parte dos programas propostos envolve uso de exercícios aeróbios. Mock e colaboradores (1997), em estudo que empregava caminhadas não supervisionadas de 20 a 30 minutos, em pacientes em tratamento por radioterapia, para tratamento de câncer de mama, observaram melhora da sensação de fadiga, conforme relato das pacientes. Da mesma maneira, Dimeo e col (1997) também puderam constatar melhora da queixa de fadiga em pacientes submetidos a treinamento por caminhada em esteira durante trinta minutos, cinco dias por semana por seis semanas, em portadores de tumores sólidos e de linfoma não Hodgkin.

Resultados semelhantes foram encontrados em estudo que instituiu programa de caminhadas de alta ou baixa intensidade para pacientes em tratamento com quimio ou radioterapia. Aqui foi possível constatar que o grupo que praticou o exercício de alta intensidade apresentou melhores resultados em relação à queixa de fadiga. Observou-se atenuação dos sintomas que usualmente apareciam durante as primeiras 24 a 48 horas após a quimioterapia. Aparentemente, esta melhora ocorria em função da perda de massa gorda e aumento de massa magra e às alterações na produção de hormônios e citocinas (Schwartz e col, 2001; Schwartz, 2000).

Exercícios de resistência também têm sido usados principalmente com o intuito de diminuir a quebra de proteína e perda de massa muscular. Embora tanto exercícios aeróbios como resistidos apresentem efeitos atenuantes da evolução da atrofia muscular, há indícios de que estes últimos sejam mais eficientes (Al-Majid, 2001). Galvão e col (2005), em trabalho de revisão, apontam resultados positivos obtidos com exercícios de resistência, mas ressaltam tanto a necessidade de aumentar o número de pacientes estudados como de obter parâmetros de atividade imunológica contra o tumor. Segal e col (2003), estudando pacientes portadores de câncer de próstata em tratamento com terapia de privação de andrógenos, instituíram programa de exercícios baseados em exercícios de resistência. O grupo controle não realizou nenhum exercício e o grupo atividade física realizou um programa de exercícios de resistência constituído de nove exercícios de força (60-70% de uma repetição máxima), três vezes por semana, durante 12 semanas, sob supervisão. Os indivíduos treinados apresentaram diminuição da fadiga nas atividades do cotidiano, bem como aumento na massa muscular. Nenhum efeito adverso foi observado durante o período de atividade física.

Outra possibilidade, que vem sendo proposta na literatura, é o uso de exercícios combinados, aeróbios e de resistência. Mulheres com câncer de pulmão, submetidas a um protocolo de treinamento misto, envolvendo exercícios aeróbios e de força, realizavam caminhada por 30 minutos, três vezes por semana, a uma intensidade de 75% da freqüência cardíaca máxima. Como parte do treinamento, também realizavam duas sessões de doze repetições de sete exercícios, que envolviam o levantamento de peso com carga progressiva (Al-Majid, 2001).

Entre as recomendações apresentadas para programas de atividade física para pacientes em tratamento de câncer, citamos:

1. Devemos iniciar pela avaliação clínica, através da qual o médico deve informar ao educador físico as condições do paciente, para que seja feita uma programação preliminar do exercício. Aqui devemos considerar que pacientes com a mesma patologia, podem estar em diferentes estágios evolutivos da doença, o que muda a possibilidade de realização da atividade física, tanto no que tange a possíveis limitações como no que diz respeito ao tipo de atividade.
2. Deve começar quando o paciente inicia o seu programa de tratamento e ser contínuo.
3. Deve ser predominantemente de natureza aeróbia, embora exercícios de resistência também possam ser eficazes. Iniciamos prescrevendo exercícios de baixa ou moderada intensidade (50-70% da freqüência cardíaca máxima).
4. Deve ser progressivo, baseado no condicionamento cardiovascular do paciente, iniciando com sessões de 15 a 30 minutos de exercício, 3 a 5 dias por semana.
5. A prática do exercício sempre deve ser uma atividade agradável.
6. Além do exercício, outras práticas como meditação, relaxamento, diminuindo o estresse natural de um paciente portador de uma doença crônica e potencialmente fatal, têm efeito benéfico na evolução da doença (Hann e col, 2005).

Em todos os trabalhos, os autores ressaltam que não foi observado efeito adverso decorrente do exercício, que deve ser visto como uma atividade de "cuidado próprio", de baixo custo, que pode resultar em redução do estado de fadiga, melhora do estado geral e da qualidade de vida (Watson, 2004).

Referências

1. Al-Majid S, McCarthy DO. Cancer-Induced Fatigue and Skeletal Muscle Wasting: The Role of Exercise. Biol. Res Nursing. 2001,2(3):186-197.
2. Anderson RN, Smith BL. Deaths: leading causes for 2001. Natl Vital Stat Rep. 52:1,2003.
3. Bergstrom A, Hsieh CC, Lindblad P et al. Obesity and renal cell cancer-a quantitative review. Br J Cancer 85:984, 2001.
4. Borugian MJ, Sheps SB, Kim-sing C et al. Insulin, macronutrient intake, and physical activity: Are potential indicators of insulin resistance associated with mortality from breast cancer? Cancer Epidemiol Biomarkers Prev 13:1163,2004.
5. Bosland MC. Animal models for the study of prostate carcinogenesis. J Cell Biochem Suppl 16H:89,1992.
6. Brunning PF, Banfer JMG, van Noord PAH. Insulin resistance and breast cancer risk. Int J Cancer 52:511,1992.
7. Calle EE, Thum MJ, Petrelli JM et al. Body-mass index and mortality in a prospective cohort of U.S. adults. N Engl J Med 341:1097,1999.
8. Calle EE, Rodriguez C, Walker-Thurmond K et al. Overweight, obesity, and mortality from cancer in a prospectively studied cohort of U.S. adults. N Engl J Med 348:1625,2003.
9. Chang VT, Hwang SS, Feuerman M, Kasimis B. Symptom and quality of life survey of medical oncology patients at a veterans affairs medical center. Cancer. 2000,88:1175-83.
10. Chlebowski RT, Pettinger M, Stefanick Ml et al. Insulin, physical activity, and caloric intake in postmenopausal women: breast cancer implications. J Clin Oncol 22:4507,2004.
11. Chow WH, Gridley G, Fraumeni JF et al. Obesity, hypertension and the risk of kidney cancer in men. N Engl J Med 343:1305,2000.
12. Cordain L, Latin RW, Behnke JJ. The effects of an aerobic running program on bowel transit time. J Sports Med Phys Fitness 26:101,1986.
13. Dimeo FC, Tilmann MH, Bertz H, Kanz L, Meterlsmann R, Keul J. Aerobic exercise in the rehabilitation of cancer patients after high dose chemotherapy and autologous peripheral stem cell transplantation. Cancer 1997,79:1717-22.
14. Dimeo FC, Stieglitz RD, Novelli-Fischer U, Fetscher S, Keul J. Effect of physical activity on the fatygue and psychologic

status of cancer patients during chemoterapy. Cancer 1999, 85:2273-77.

15. Eyre H, Kahn R, Robertson RM et al. Preventing cancer, cardiovascular disease and diabetes. A common agenda for the American Cancer Society, the American Diabetes Association and the American Heart association. Stroke 35:1999,2004.

16. Fairey AS, Courneya KS, Field CJ, Bell, GJ, Jones LW, Mackey JR. Randomized controlled trial of exercise and blood immune function in postmenopausal breast cancer survivors. J Appl Physiol 2005,98:1534-40.

17. Feigelson HS, Jonas CR, Teras LR et al. Weight gain, body mass index, hormone replacement therapy, and postmenopausal breast cancer in a large prospective study. Cancer Epidemiol Biomarkers Prev 13:220,2004.

18. Gago-Dominguez M, Castelao JE, Yuan JM, et al. Lipid peroxidation: a novel and unifying concept of the etiology of renal cell carcinoma (Unitated State). Cancer Causes Control 13:287,2002.

19. Galvão DA, Newton RU. Review of exercise intervention studies in cancer patients. J.Clin.Oncol.2005,23(4):899-909.

20. Giovannucci E. Nutricion, insulin, insulinlike growth factors and cancer. Horm Metab Res 35:694,2003.

21. Goodwin PJ, Ennis M, Pritchard KI et al. Fasting insulin and outcome in early-stage breast cancer. Results of a prospective cohort study. J Clin Oncol 20:42,2002.

22. Hackney AC, Sinning WE, Bruot BC. Reproductive hormonal profiles of endurance-trained and untrained males. Med Sci Sports Exerc 20:60,1988.

23. Hann D, Baker F, Denniston M, Entrekin N. Long – term breast cancer survivors'use of complementary therapies: perceived impact on recovery and prevention of recurrence. Integr. Cancer Ther 2005,4(1):14-20.

24. Holmes F. Physical activity and survival after breast cancer diagnosis. Pro Am Assoc cancer Res 45:1462,2004 (abstract).

25. Illman J, Corringham R, Robinson Jr. D, Davis HM, Rossi JF, Cella D, Trikha M. Are inflammatory cytokines the common link between cancer-associated cachexia and depression? J Support Oncol. 2005;3(1):37-50.

26. Liljefors M, Nilsson B, Hjelm Skog, AI, Ragnhammar P, Mellstedt H, Frondin JE. Natural Killer (NK) cell function is a strong prognostic factor in coloretal carcinoma patientes teated with the monoclonal antibody 17-1A. Int J Cancer 2003,105:717-723.

27. Lindsey AM, Waltman N, Gross G, Ott CD, Twiss J. Cancer risk-reduction behaviors of breast cnacer survivors. W. J. Nursing Res 2004,26(8):873-90.

28. Lowdell MW, Craston R, Samuel D, Wood ME, O'NeillF, Saha V, Prentice HG. Evidence that continue remission in patients treated for acute leukemia is dependent upon autologous natural killer cells. Br J Haematol 2002,117:821- 827.

29. Michaud DS, Giovannucci E, Willet WC et al. Physical activy, obesity, height, and the risk of pancreatic cancer. JAMA 286: 921,2001.

30. Mock V, Dow KH, Meares Cj, Grimm PM, Dienemann JA, Haisfield-Meares ME, Quitasol W, Mitchell S, Chakravarthy A, Gage I. Effects of exercise on fatigue, physical functioning, and emotional distress during radiation therapy for breast cancer. Oncol Nurs Forum 1997,24:991-1000.

31. National Center for Health Statistics. Health United States, 2003. Disponível em www.cdc.gov/nchs/hus.htm.

32. Nieman DC, Henson DA. Role of endurance exercise in immune senescence. Med Sci Sports Exerc 26:172,1994.

33. Oliveria SA, Kohl HW Trichopoulos D et al. The association between cardiorespiratory fitness and prostate cancer. Med Sci Sports Exerc 28:97,1996.

34. Renehan AG, Zwahlen M, Minder C et al. Insulin-like growth factor (IGF-I), IGF binding protein-3 and cancer risk: systematic review and meta-refression analysis. Lancet 363:1346,2004.

35. Ries I, Eisner M, Kosary C et al. SEER Cancer Statistics Review 1975-2000. Bethesda, Md: US National Cancer Institute, 2003.

36. Sabbaga J. Carcinogênese in Do Prado FC, Ramos J, Do Valle JR. Atualização Terapêutica 2003. 21ª Ed. Artes Médicas, pg 1177.

37. Schwartz AL. Daily fatigue patterns and effect of exercise in women with breast cancer Cancer Pract. 2000 Jan-Feb;8(1):16-24.

38. Schwartz AL, Mori M, Gao R, Nail LM, King ME. Exercise reduces daily fatigue in women with breast cancer receiving chemotherapy. Med Sci Sports Exerc. 2001 May;33(5):718-23.

39. Segal RJ, Reid RD, Courneya KS, Malone SC, Parliament MB, Scott CG, Venner PM, Quinney HA, Jones LW, D'Angelo ME, Wells GA. Resistance exercise in men receiving androgen deprivation therapy for prostate cancer. J Clin Oncol 2003 May 1;21(9):1653-9.

40. Shephard RJ, Rhind S, Sheck PN. The impact of exercise on the immune system: NK cells, interleukins1 and 2, and related responses. Exerc Sport Sci Rev 23:215,1995.

41. Slattery ML. Physical activity and colorectal cancer. Sports Med 34:239,2004.

42. Steinfeld B. Cancer and the protective effect of physical activity: the epidemiological evidence. Med Sci Sports Exerc 1992,24:1195-1209.

43. Taketomi A, Shimada M, Shirabe K, Kajyiama D, Gion T, Sugimachi K. Natural Killer cell activity in patients with hepatocellular carcinoma: a new prognostic indicator after hepatectomy. 1998,83:58-63.

44. Thompson HJ, Zu Z, Jiang W. Weight control and breast cancer prevention: Are the effects of reduced energy intake equivalent to those of increased energy expenditure? J Nutr 2004,134:3407S-3411S.

45. Torti DC, Matheson GO. Exercise and prostate cancer. Sports Med 34:363, 2004.

46. van Dijk BAC, Schouten LJ, Kiemeney LALM et al. Relation of height, body mass, energy intake, and physical activity to risk of renal cell carcinoma: results from the Netherlands cohort study. Am J Epidemiol 160:1159,2004.

47. Watson T, Mock V. Exercise as an intervention for cancer-related fatigue. Phys Ther 2004;84(8):736-43.

48. Wheeler GD, Wall SR, Belcastro AN *et al*. Reduced serum testosterone and prolactin levels in male distance runners. JAMA 252:514,1984.

49. Woods JA, Davis JM. Exercise, monocyte/ macrophage function, and cancer. Med Sci Sports Exerc 1994,26(2):147-57.

20 Transtornos mentais e atividade física

Sergio Luís Blay
Marcel Kaio

Introdução

A prática regular de atividade física é freqüentemente recomendada para a promoção da saúde e do bem-estar. Comprovada é sua capacidade de também desempenhar importante papel no auxílio à prevenção de diversas condições médicas como a doença coronariana, a hipertensão arterial, o diabetes, a osteoporose, dentre outras.

Entende-se que, na promoção da saúde, as vertentes física e mental estejam intrinsecamente relacionadas, porém, ao contrário do que atualmente se conhece dos benefícios fisiológicos dos exercícios físicos, pouco se sabe a respeito de seus efeitos psicológicos diretos, além da obtenção da inespecífica sensação de "bem-estar".

O crescente interesse sobre o assunto nos últimos anos, refletido pelo maior número de pesquisas na área, tem permitido demonstrar benefícios adicionais oferecidos pelo hábito de se exercitar com regularidade. Da mesma maneira em que oferece melhorias às doenças do corpo, tal prática pode contribuir na recuperação das chamadas "patologias da mente", ou doenças mentais, hoje consideradas importantes causas de incapacitação parcial ou total, com conseqüentes prejuízos para o funcionamento profissional e social dos indivíduos acometidos[1].

Neste contexto, diferentes mecanismos fisiológicos e psicológicos têm sido propostos para elucidar os efeitos da prática de atividade física nas doenças mentais em particular, assim como suas possíveis indicações como adjuvante aos tratamentos classicamente preconizados.

Atividade física e bem-estar

Extensas evidências atestam que a atividade física praticada em "horário livre" - não associada a quaisquer exercícios realizados durante uma atividade profissional - está associada à redução de taxas de morbidade e mortalidade. Apesar disto, poucas pessoas proporcionalmente se engajam na prática regular de exercícios físicos.

Estudos populacionais americanos[2,3] de meados da década de 90 demonstraram que 60% dos adultos pesquisados eram sedentários ou exercitavam-se irregularmente. Demonstrou-se, em outro estudo[4], que 50% daqueles que iniciam algum tipo de atividade regular desistem desta nos seis primeiros meses, independentemente do tipo de atividade física escolhida. Certas populações apresentam características preocupantes considerando-se que o hábito de realizar atividade física seja menos freqüente entre mulheres, idosos, indivíduos com deficiência física, obesos, indivíduos de menor nível de escolaridade e renda[2]. Outra população cuja inatividade física (sedentarismo) pode contribuir para o aumento da morbidade e dos gastos gerais com cuidados de saúde é a de indivíduos portadores de doença mental.

Mais recentemente, a literatura especializada vem valorizando a idéia de que os chamados benefícios psicossociais podem até mesmo suplantar os benefícios fisiológicos promovidos pelos exercícios. Atribui-se à tal mudança o fato de médicos generalistas constatarem no relato de seus pacientes que, após iniciarem a prática de atividade física, houve melhora da auto-estima, do autocuidado, da sensação de relaxamento e dos contatos sociais estabelecidos (mais freqüentes), fatores estes que podem bem caracterizar o conceito de "bem-estar".

Surgia, então, a necessidade da comprovação científica de tais observações clínicas. A utilização de argumentos reducionistas na interpretação de dados obtidos em estudos preliminares conduzia a conclusões precipitadas sobre a possível relação de causalidade (exercícios físicos promovendo o bem-estar). Questionava-se admitir que melhoras abrangentes no âmbito psicossocial poderiam ser atribuídas exclusivamente à atuação em um sistema fisiológico (como exercitar o corpo). Sabia-se que benefícios psicossociais poderiam ocorrer sem mesmo se promover mudanças do ponto de vista físico. Portanto, uma necessária cautela emergiu na interpretação dos estudos subseqüentes.

Diante desta realidade, muitas questões foram levantadas: o bem-estar precede, acompanha ou opera independentemente de um regime específico de atividade física? Quais tipos de exercícios promovem maiores benefícios para a saúde mental e em quais circunstâncias são melhor aplicados?

Evidências nos transtornos psiquiátricos

Depressão

Na última década foram realizados estudos controlados fundamentando a idéia de que os exercícios físicos têm papel relevante na promoção da saúde mental. Os indivíduos mais estudados são os de populações clínicas, portadoras de depressão os quais, em geral, são mais sedentários e apresentam menor capacidade de trabalho físico se comparados aos não-portadores da doença[5]. Tem-se observado que ambas as populações se beneficiam dos efeitos da prática de diferentes modalidades de exercício físico.

Estudos com pacientes clinicamente depressivos

Recentes metanálises demonstraram em estudos com homens e mulheres de todas as faixas etárias que ocorre importante diminuição dos sintomas depressivos após aplicação de séries curtas ou longas (agudas ou crônicas) de exercícios físicos. Estes achados estabeleciam uma correlação positiva entre a atividade física e a melhora da depressão. Pacientes clinicamente mais sintomáticos curiosamente apresentaram maiores taxas de recuperação quando submetidos a maiores níveis de atividade física. Já aqueles que conseguiam manter algum tipo de atividade física regular após o término de um ano de um determinado programa de treinamento físico apresentavam menores escores de depressão em escalas específicas, em comparação aos sedentários. Tais efeitos foram até comparados à efetividade de outras modalidades de terapia para sintomas depressivos leves e moderados.

A maioria dos estudos reforça a importância dos exercícios aeróbios no tratamento da depressão. Outros autores consideram, de forma não consensual, que os efeitos antidepressivos dos exercícios anaeróbios são igualmente eficazes. Na realidade existe a necessidade de que mais estudos sejam realizados buscando esta comprovação, haja visto a discrepância de resultados sobre essa outra modalidade.

A integração das pesquisas, até então realizadas, surge em 1995, quando Nicoloff e Schwenk procuram orientar clínicos através de diretrizes básicas sobre como prescrever a prática de atividade física como adjuvante de outras formas clássicas de psicoterapia para a depressão. Embora não especificassem, tipo, freqüência, intensidade e duração ideais, sugeriam que os programas de exercícios aeróbios fossem conduzidos de modo a se atingir 60-70% da freqüência cardíaca máxima para o indivíduo, tendo de 30 a 40 minutos de duração e que fossem praticados de três a cinco vezes por semana. Essas recomendações se assemelhavam às do Colégio Americano de Medicina do Esporte, na época.

Conclui-se que a prática de exercícios físicos oferece benefícios ao tratamento da depressão, com os efeitos melhor evidenciados nas populações clínicas (ambulatoriais e hospitalares).

As evidências sugerem que atividades aeróbias como caminhadas, corridas leves, ciclismo, dentre outras, são as mais efetivas, especialmente se praticadas regularmente, por longos períodos (por pelo menos 4 meses, apesar de os primeiros efeitos já serem observados a partir da quarta semana[6]).

Estudos com pacientes não deprimidos

Estudos sobre a influência da atividade física sobre a saúde mental também foram realizados em população sem o diagnóstico clínico de depressão.

A inclusão de indivíduos voluntários provenientes da comunidade permite que os resultados obtidos sejam extrapolados para a população geral. Contudo, a associação entre a prática mais freqüente de exercícios físicos e a melhora proporcional do humor tem sido menos evidente nesta população não-clínica. Postula-se que haja um espectro mais delimitado de melhora para esses indivíduos, ou seja, por talvez não apresentarem significativas alterações do humor, os benefícios propiciados pelos exercícios são menos percebidos.

Outras características como a heterogeneidade dos desenhos de estudo, dos pacientes pesquisados, dos parâmetros psicológicos avaliados e dos variados tempos de duração de intervenção limitam a possibilidade de generalização dos resultados.

Um estudo randomizado, controlado, incluindo mulheres em fase de pré-menopausa, sedentárias e não hospitalizadas[7], comparou, com grupo controle, o efeito de 15 semanas de prática de exercícios aeróbios moderados. Os autores observaram melhoras nos escores de bem-estar global no grupo que se submeteu aos exercícios moderados, porém não identificaram modificações significativas nas medidas do estado do humor em nenhum dos grupos, nos dados obtidos pela escala POMS (*Profile of Mood States*). Este resultado resume, em parte, o que as metanálises concluem: os estudos envolvendo populações não-clínicas apresentam melhoras mais significativas no quesito bem-estar, sem grandes alterações na percepção da melhora do humor; enquanto as populações tratadas clinicamente apresentam as maiores taxas de redução dos sintomas depressivos com a realização de exercícios.

Evidências que sustentem características preventivas dos exercícios físicos são bem menos conclusivas que aquelas observadas nos estudos que focam o tratamento da depressão.

Sabe-se que nenhuma atividade física está associada a maior risco de desenvolver depressão em indivíduos previamente saudáveis[8], porém nenhuma delas se mostrou eficaz para prevenir o início dos sintomas.

Ansiedade

Os Transtornos de Ansiedade constituem um amplo grupo de condições médico-psiquiátricas com uma prevalência mundial significativamente menor que a depressão. Ainda assim, afetam milhões de pessoas nas mais diferentes culturas e etnias, sem distinção de idade e gênero.

A ansiedade – fenômeno psicopatológico central nesses transtornos – é um estado patológico caracterizado por um sentimento de temor acompanhado por sinais somáticos de hiperatividade do sistema nervoso autônomo e é diferenciado do medo, que é uma resposta a uma causa conhecida.

Em geral, poucos estudos avaliaram os efeitos da prática de atividade física em transtornos de ansiedade diagnosticados segundo os critérios de um sistema diagnóstico oficial, como o DSM. Portanto, as conclusões levantadas em vários artigos, na realidade, referem-se a pacientes com sintomas de ansiedade identificados e medidos por instrumentos de *screening* (escalas específicas), sem necessariamente terem o diagnóstico. Parece haver consenso na literatura da medicina esportiva sobre uma forma de se agrupar os sinais e sintomas da ansiedade em duas distintas categorias: aqueles ligados a um "estado de ansiedade" e aqueles mais característicos de "traços de ansiedade".

O estado de ansiedade refere-se a uma resposta psicológica aguda, transitória, a um evento ou estímulo e pode ser considerado situacional, por natureza. Por outro lado, os traços de ansiedade indicam uma tendência crônica, persistente de sentir-se ansioso(a), como pode ser vista no Transtorno de Ansiedade Generalizada, como exemplo. Deste modo, é necessário ter precaução na hora de se atribuir efeitos dos exercícios sobre essas "doenças", pois invariavelmente os estudos estão pesquisando os chamados "estados de ansiedade", ou seja, situações que não envolvem o diagnóstico do transtorno.

Outros artigos de revisão do assunto mostraram que, independentemente das medidas de ansiedade adotadas (para avaliar estado de ansiedade ou traços de ansiedade) ou do plano de exercício físico utilizado (agudo ou crônico) os resultados apontam para uma correlação consistente entre atividade física e redução da ansiedade.

Até o momento pode-se inferir que a maioria das pesquisas utilizaram exercícios aeróbios, com poucas exceções aplicando atividades anaeróbias, como treinos de musculação/alongamento, os quais mostraram discretos aumentos dos níveis de ansiedade. Embora pesquisas adicionais sejam necessárias é possível considerar que a atividade aeróbica é a mais benéfica para a redução de ansiedade.

Não há consenso ainda sobre níveis de intensidade e tempo de duração para a prática de exercícios objetivando a diminuição dos sintomas de ansiedade.

Os resultados de diferentes estudos retratam dados conflitantes: há sugestão de realização de exercícios físicos em baixa intensidade (40-50% da freqüência cardíaca máxima); moderada intensidade (50-60% da freqüência cardíaca máxima) e alta intensidade (70-75% da freqüência cardíaca máxima) como parâmetros para a maior efetividade dos exercícios. O que se considera mais adequado diante desse dilema é que se procure ajustar ao indivíduo o nível mais adequado e tolerado de intensidade do exercício, favorecendo a aderência ao plano de treinamento proposto.

Quanto à duração da atividade física, sabe-se que até mesmo uma única sessão do tipo aeróbia, de aproximadamente 5 minutos, pode causar efeitos ansiolíticos. A realização de sessões mais longas (20-40 minutos) e se tais programas são mantidos ao longo de 10 a 15 semanas (ou por tempo mais prolongado) os efeitos ansiolíticos são mais evidentes, tanto em populações clínicas quanto em não-clínicas. O tempo mínimo sugerido, em geral, é de 9 semanas (pouco mais de 2 meses).

Conclui-se que os dados da literatura sustentam positivamente os efeitos dos exercícios físicos sobre a ansiedade, e que o tipo de atividade praticada não parece ser crucial para tais benefícios. De mesmo modo que observado na depressão, as melhores taxas de redução dos sintomas são obtidas quando os indivíduos aderem aos programas de atividade física por vários meses.

Transtorno do Pânico

Também chamada Síndrome do Pânico, é um dos Transtornos de Ansiedade mais incapacitantes, quando não corretamente diagnosticado e precocemente tratado.

Apresenta prevalência de 1,5 a 3,5% na população e sua freqüência entre as mulheres é duas vezes maior que nas dos homens. Comumente ocorre em associação com depressão (50 a 65%) ou como co-morbidade a outros transtornos ansiosos.

A possível relação de benefício propiciada pelos exercícios físicos na Síndrome do Pânico também tem sido estudada. Uma característica desta população é a crença de que exercícios físicos possam desencadear ataques de pânico, o que justifica a comum abstenção da prática de atividade física.

Os pesquisadores também destacam que estes indivíduos, mesmo atingindo bom condicionamento cardiovascular - semelhante aos controles saudáveis - consideram seu preparo físico (de forma distorcida) como inferior ao dos indivíduos saudáveis.

Em estudo controlado com pacientes hospitalizados, verificou-se que após 2 minutos de atividades físicas programadas, apenas os pacientes com transtorno de pânico apresentaram escores aumentados de ansiedade, se comparados a grupos com pacientes depressivos e pacientes saudáveis (controles).

Sendo assim, investigam-se as possíveis contribuições da abstinência de exercícios físicos em pacientes com Síndrome do Pânico, os quais experimentam, tanto objetiva quanto subjetivamente, aumento dos níveis de ansiedade quando em exercício.

Dados de que aproximadamente 20% dos pacientes com palpitações são subseqüentemente diagnosticados portadores de Síndrome do Pânico[10] justificam a recusa prévia em 92% deles de praticarem atividade física intensa.

A maioria dos estudos tem demonstrado a relação entre atividade física aguda e a redução do estado de ansiedade nos ataques pânico, porém ainda não se demonstra claramente a relação da atividade física a longo-prazo com melhoras nos mesmos sintomas.

As limitações destes estudos estão, em geral, na não utilização dos critérios diagnósticos do DSM para o diagnóstico do Transtorno de Pânico e na utilização de diferentes escalas para as variadas medidas de ansiedade. Estudos de curta duração também contribuem para a impossibilidade de se generalizar as conclusões obtidas.

Transtornos Alimentares

Até o momento foram relatados os benefícios que os exercícios físicos regulares podem trazer às condições psiquiátricas já citadas.

Os Transtornos Alimentares, em particular, podem revelar uma vertente absolutamente contrária do que se pretende atingir com a prática de atividade física regular: no lugar de se buscar a manutenção de um peso corpóreo saudável, pode-se priorizar atingir peso muito abaixo do mínimo recomendável, em virtude das distorções graves da imagem corporal e dos baixos níveis de auto-estima.

Os Transtornos Alimentares são desvios do comportamento alimentar praticados por pacientes cujo objetivo principal é o controle rígido do peso. Os indivíduos mais freqüentemente afetados são adolescentes e adultos jovens do sexo feminino os quais apresentam, durante a evolução do distúrbio, importantes prejuízos físicos, psicológicos e sociais com repercussões diversas para o seu desenvolvimento normal.

A Anorexia Nervosa (AN) e a Bulimia Nervosa (BN), as duas principais entidades nosológicas desses transtornos, são caracterizadas pelo padrão de evolução do tipo crônico e constituem síndromes comportamentais de difícil tratamento.

Manifestam-se em diferentes culturas, raças e condições socioeconômicas, estando globalmente distribuídos.

As taxas médias de prevalência para a AN e para a BN entre mulheres jovens são de aproximadamente 0.3% e 1%, respectivamente.

Os homens também são acometidos, mas em proporções menores, com incidência aproximada de 0,1 (AN) e 0,8 (BN) por 100.000 indivíduos, por ano.

Pacientes com AN e BN costumam ocultar os comportamentos alimentares distorcidos, as manobras compensatórias (purgativas – que visam controlar a ingestão calórica), como também as motivações que as levam a realizá-los, seja por motivo de vergonha de não serem compreendidas ou por medo de sentirem-se impedidas de alcançar seus objetivos em relação ao controle do peso.

Nos métodos compensatórios chamados não-purgativos (sem uso de vômitos auto-induzidos, laxantes ou diuréticos para controlar o peso) inclui-se a adoção de prática extenuante de exercícios físicos, com intuito de gerar gasto calórico proporcional. Não raramente essas pacientes podem ser consideradas atletas persistentes, dedicadas à rotina de exercícios físicos, sem que se perceba a real motivação para tal atitude.

É neste contexto que crianças e adolescentes que participam em atividades esportivas merecem ser observadas, especialmente se estas enfrentam rotinas vigorosas de atividade física e necessitam controlar seu peso para favorecer o melhor desempenho no esporte praticado. Muitos adolescentes que se engajam em esportes que têm categorias por peso corpóreo ou aqueles em que a imagem corporal é considerada importante, estão sob risco de desenvolverem comportamentos alimentares inadequados.

Esses esportes incluem: ginástica, patinação, natação, atletismo (corredores de longa distância), artes marciais e balé. Os potenciais efeitos psicológicos associados à tais comportamentos (depressão, baixa auto-estima, insatisfação com a auto-imagem) podem ser tão devastadores quanto os efeitos fisiológicos negativos (desnutrição, queixas gastrintestinais variadas, emagrecimento, etc.).

Portanto, jovens que necessitam controlar seu peso corpóreo devem fazê-lo sob orientação profissional especializada (nutricionista).

Estresse

O estresse psicológico não é considerado um transtorno psiquiátrico, porém devidas sua relevância e sua relação com o estilo de vida nas sociedades modernas, uma breve menção será realizada, com base na literatura relacionada.

As pesquisas disponíveis no momento sugerem que o melhor condicionamento físico ou a boa forma são prováveis fatores que colaboram para que o indivíduo consiga melhor lidar com situações de estresse psicológico.

Comparações entre os efeitos de exercícios aeróbios e anaeróbios foram realizadas para observação da resposta fisiológica ao estresse psicológico. Os resultados parecem favorecer a atividade física aeróbia a qual diminui a resposta fisiológica ao estresse, aumentando a capacidade de tolerância dessas reações, após desencadeadas. Provavelmente o papel dos exercícios físicos frente ao estresse psicológico é, por característica, mais preventivo a corretivo.

Populações específicas

Os estudos, em sua maioria, abordaram os efeitos da atividade física em populações adultas. Certas populações encontram-se sub-representadas, mas serão abordadas nos próximos tópicos.

Idosos

Indivíduos com idade igual ou superior a 65 anos constituem o segmento de maior crescimento da população norte-americana, sendo responsáveis pelas altas taxas de doenças crônicas e co-morbidades que comprometem seu funcionamento diário.

Estudos epidemiológicos atestam que a falta de atividade física nesta faixa etária é importante fator de risco para aumento de mortalidade. Cerca de 37% dos homens e 24% das mulheres com 65 anos (ou mais) mantinham hábito de exercitar-se regularmente. Os dados disponíveis de estudos controlados demonstram que os pacientes submetidos a séries de atividade física aeróbica atingem reduções dos níveis de estresse psicológico, dos sintomas depressivos e da ansiedade, se comparados aos resultados obtidos nos grupos controles.

Da mesma forma que em grupos de pacientes mais jovens, a flexibilidade dos programas de exercícios potencializam as chances de ocorrer maior aderência e manutenção dos pacientes na prática regular das atividades propostas. Embora o uso de fármacos esteja bem estabelecido como a terapia mais efetiva nessa faixa etária, o uso de exercícios físicos como adjuvantes no tratamento de sintomas psiquiátricos nos idosos deve ser considerado.

Adolescentes

Observa-se que existe uma significante associação entre sintomas psicológicos e freqüência de doenças, sugerindo que o estresse emocional é maior entre adolescentes fisicamente menos saudáveis.

Por este motivo há consenso de que nesta importante fase do desenvolvimento do indivíduo promovam-se incrementos nos níveis de atividade física praticados, pensando na melhora da saúde psicológica do adolescente.

Mecanismos propostos[11]

Mecanismos psicológicos e fisiológicos têm sido sugeridos para explicar os efeitos benéficos dos exercícios sobre a saúde e sobre transtornos mentais. Embora poucas hipóteses tenham encontrado respaldo em estudos randomizados, controlados, alguns dos mecanismos serão aqui mencionados:

- Mecanismos psicológicos dos exercícios físicos:
  a) **hipótese da distração:** sugere que o desvio (promovidos pelos exercícios) de estímulos não prazerosos ou de queixas somáticas dolorosas levem à melhora do afeto e do bem-estar;
  b) **teoria da auto-eficácia:** propõe que a confiança na capacidade de se exercitar está fortemente relacionada à habilidade de realizar outras tarefas/comportamentos;
  c) **hipótese da interação social:** postula que a interação social e o suporte mútuo entre os praticantes é importante parcela dos benefícios causados pelos exercícios físicos à saúde mental do indivíduo.

- Mecanismos fisiológicos dos exercícios físicos:
  a) **hipótese das monoaminas:** propõe que os exercícios otimizam a transmissão sináptica aminérgica cerebral. Noradrenalina, dopamina e serotonina são aminas que agem no despertar, na capacidade da atenção e também estão relacionadas aos transtornos depressivos e distúrbios do sono;
  b) **hipótese das endorfinas:** as beta-endorfinas são produzidas endogenamente em diferentes localizações do cérebro, liberadas durante a atividade física, estão relacionadas à redução da dor e à potencialização do estado de euforia.

Conclusões

O hábito de praticar atividade física regularmente constitui-se em importante, porém subutilizado, adjuvante aos atuais tratamentos farmacológicos e psicoterápicos para depressão e ansiedade, além de promover melhora do bem-estar psicológico de forma geral. Certamente a literatura especializada recomenda que a prática de exercícios físicos não seja tratada como a solução para os transtornos mentais, pois até postula que diferentes regimes de atividade física têm efeito paliativo em relação a determinadas condições médicas e psicológicas.

Finalmente, é importante reconhecer as dificuldades associadas da aderência aos programas de atividade física. Independente dos benefícios que tais programas possam promover, se não houver desejo voluntário de realizar a atividade física, a utilidade prática dos exercícios é comprometida dramaticamente.

Referências

1. American Psychiatric Association. Diagnostic and Statistical Manual of Mental Disorders. 4th Ed. Washington, DC. APA, 1994.
2. Caspersen CJ, Merritt RK. Physical activity trends among 26 states. Med Sci Sports Exerc 1995;27(5):713-20.
3. Mokdad AH, Dietz WH. The spread of the obesity epidemic in the United States, 1991-1998. JAMA 1999;282(16):1519-22.
4. Yeung RR. The acute effects of exercise on mood state. J Psychosom Res 1996;2:123-41.
5. Martinsen EW. Benefits of exercise for the treatment of depression. Sports Med 1990;9(6):380-9.
6. North TC, McCullagh P. Effect of exercise on depression. Exerc Sport Sci Rev 1990;18:379-415.
7. Cramer SR, Neiman DC, Lee JW. The effects of moderate exercise training on psychological well-being and mood state in women. J Psychosom Res 1991;359(4):437-49.
8. Farmer ME, Locke BZ, Moscicki EK. Physical activity and depressive symptoms: the NHANES I Epidemiologic follow-up study. Am J Epidemiol 1988;128:1340-51.
9. Long BC, Stavel RV. Effects of exercise training on anxiety: a meta-analysis. J Appl Sport Psychol 1995;7:167-89.
10. Zimetbaum P, Josephson ME. Evaluation of pacients with palpitations. N Engl J Med 1998;338(19):1369-73.
11. Paluska SA, Schwenk TL. Physical activity and mental health. Sports Med 2000;29(3)167-80.

21 Acidente vascular cerebral e exercício

Ricardo Jacó de Oliveira

Introdução

O acidente vascular cerebral (AVC) é um dos quadros mais dramáticos que atinge o sistema nervoso central. Esta patologia tem grande importância tanto pela mortalidade que pode atingir 30%, como pela incapacidade física que pode provocar, deixando seqüelas devastadoras, aproximadamente 30% dos pacientes permanecem com problemas de marcha e outros 15% com problemas de fala (Cavalheiro, 1993). Os acidentes vasculares cerebrais podem ser isquêmicos ou hemorrágicos. Os isquêmicos (aproximadamente 80%) ocorrem por obstrução das principais artérias que levam sangue ao cérebro, enquanto que acidentes vasculares cerebrais hemorrágicos ocorrem por ruptura de aneurismas em uma dessas artérias, levando ao sangramento intracerebral. Vários fatores de risco têm sido identificados como facilitadores dos acidentes vasculares cerebrais. Entre eles, merecem destaque: a hipertensão arterial, a inatividade física, a intolerância à glicose, as dislipidemias, o tabagismo, o uso de contraceptivos hormonais, a obesidade e o diabetes (Cavalheiro, 1993; Bronner *et al.*, 1995).

Os sintomas e os sinais apresentados pelo paciente com AVC dependem, basicamente, se o mesmo é do tipo isquêmico ou hemorrágico e da artéria comprometida e o quadro clínico tem relação direta com as funções das áreas afetadas. Comumente, dentre os AVCs isquêmicos a artéria mais afetada é a cerebral média. O quadro clínico compreende a perda de movimentos do lado oposto do corpo (hemiplegia) com aumento dos reflexos (hiperreflexia), podendo-se ainda observar problemas na fala (Cavalheiro, 1993).

Alterações metabólicas

As células do cérebro, especialmente os neurônios, são muito sensíveis a várias lesões, tais como: isquemia, hipóxia, hipoglicemia, infecção e traumas e tais lesões acometem apenas alguns grupos de células (Abe *et al.*, 1995). Um estudo realizado por Kirino em 1982 relatou que, em um curto período de isquemia cerebral transitória, as células piramidais da área CA1 do hipocampo de Gerbilos Mongolianos (Meriones unguiculatus) sofreram danos isquêmicos irreversíveis no decorrer do segundo ao quarto dia de sobrevida. Este fato é conhecido como morte neuronal tardia (Kirino & Sano, 1982; Abe et al., 1995). Uma relevante investigação clínico-neuropatológica realizada por Petito et al. (1987) demonstrou a ocorrência de morte neuronal em humanos, depois de decorridas 18 ou 24 horas, em pacientes acometidos por uma parada cardio-respiratória. Horn & Schlote (1992) em outro estudo demonstrou, entre as 12 horas e o 3º dia depois de decorrida a parada cardíaca, a ocorrência de morte neuronal, com características similares à morte neuronal tardia verificada experimentalmente vindo a degeneração neuronal acentuar-se com uma sobrevida entre 4 e 13 dias, confirmado-se assim a presença de morte neuronal tardia em humanos.

Várias hipóteses tentam explicar a morte neuronal tardia. Entre elas a mais aceita é a excitoxicidade (Choi, 1988). A liberação de neurotransmissores excitatórios na fenda sináptica, em especial o glutamato e o aspartato, desempenha papel importante na fisiopatologia do dano neuronal que acomete determinadas populações de neurônios mais vulneráveis. As regiões mais vulneráveis são da área CA1 do hipocampo, neocortex, estriado, tálamo, substância negra e colículo inferior (Inoue et al., 1992), correspondendo aos neurônios que recebem maior número de aferências glutamatérgicas e possuem maior concentração de receptores pós-sinápticos para o glutamato do tipo NMDA (Cotman et al. 1987), e NÃO-NMDA (Mayer & Miller, 1990).

Meldrum (1989) estudou a concepção da "excitoxicidade", esse termo foi originalmente utilizado para descrever a ação do glutamato administrado sistemicamente e outros aminoácidos para provocar a lesão neuronal. Benveniste et al., (1985) descreveram que o glutamato era liberado em grandes quantidades dentro do espaço extracelular durante a isquemia. Portanto, a excitoxicidade provocada pelo glutamato tem ação poderosa contra os neurônios (Abe et al., 1995). Dessa forma, os neurotransmissores excitatórios liberados na fenda sináptica ativam receptores pós-sinápticos desencadeando o fenômeno excitotóxico. Na seqüência, canais iônicos altamente permeáveis aos cátions Na+ e K+ são abertos quando estes receptores são ativados e, dentre estes receptores, os do tipo NMDA possuem alta permeabilidade para o Ca++ (Lodge et al., 1987). Estudos in vitro têm sugerido que a injúria dos neurônios corticais induzidas por uma breve e intensa exposição ao glutamato pode ser separada em dois componentes distintos. O primeiro marca um edema celular agudo dependente da presença extracelular de Na+ e Cl-. Dessa forma, a ativação de receptores do tipo NMDA e de receptores de Kainato em particular são responsáveis por um largo influxo de Na+ extracelular, acompanhado por um influxo passivo de Cl- e água, resultando numa expansão do volume celular (Koh et al., 1990). O segundo componente, responsável pela desintegração neuronal tardia é dependente da concentração intracelular de Ca++. O aumento intracelular de Ca++ é um fator importante no desencadeamento da degeneração neuronal excitotóxica (Choi, 1988; Siesjo & Bengtsson, 1989). Vários estudos demonstraram o acúmulo intracelular de cálcio. Este acúmulo tem como resultados a ativação de proteases e outros processos degradativos. O aumento intracelular iônico de cálcio altera o estado funcional de várias enzimas, receptores e canais iônicos de membrana que ajudam na manutenção da homeostase necessária para manter a integridade celular (Kennedy, 1989). A inabilidade dos neurônios em removê-lo, pode ser o determinante da morte celular tardia (Salinska et al., 1991).

Acredita-se que o aumento na biossíntese de eicosanóides, em resposta aos mais diversos estímulos físicos, químicos, e hormonais, envolva a ativação de acil-hidrolases, o que é determinado pelo aumento da concentração intracelular de Ca++. Várias enzimas como as proteases, fosfolipases, e quinases têm sido postuladas como responsivas ao cálcio, mediando a morte neuronal. Os múltiplos efeitos do cálcio, incluindo a regulação dessas enzimas, são mediados pela associação desse cátion com a calmodulina. Em estudos anteriores foi demonstrado, após a isquemia, nas regiões mais vulneráveis, um decréscimo da atividade da Ca++/Calmodulina (Picone et al., 1989). Nesse sentido o conceito predominante é que a associação do cálcio com a calmodulina seja importante na ativação dessas enzimas (Acil-hidrolases) e que as fosfolipases A2 e C ligadas à membrana provavelmente estejam envolvidas na formação de ácido araquidônico (Smith et al., 1985). O nível de ácido araquidônico, após o insulto isquêmico, encontra-se aumentado em decorrência da ativação de receptores pós-sinápticos glutamatérgicos, do tipo NMDA e NÃO-NMDA, pelo agonista liberado durante o insulto isquêmico. Estudos confirmaram que a ativação de fosfolipases leva a um aumento na formação de ácido araquidônico (Siesjö & Bengtsson, 1989). Entretanto, não é somente o ácido araquidônico o responsável pela destruição da membrana fosfolipídica. Ao final dessa cascata bioquímica uma quantidade excessiva de radicais livres é acumulada. Trata-se de moléculas que possuem um elétron não pareado no seu orbital mais externo e são essencialmente lesivas e capazes de destruir as membranas biológicas e outras estruturas celulares. As membranas lípidicas são muito ricas em ácidos graxos poli-insaturados, como o ácido araquidônico, que são sensíveis à peroxidação induzida por essas moléculas (Pellegrini-Giampietro, 1994). Por sua vez, o metabolismo do ácido araquidônico pode dar origem a ânions superóxido. Portanto o cérebro é excepcionalmente vulnerável aos efeitos citotóxicos dos radicais livres de oxigênio (Demopoulos et al., 1980; Kontos, 1989; Halliwell, 1992). Os radicais livres somente se acumulam a partir da recirculação, com o restabelecimento da oferta de oxigênio ao tecido isquêmico.

A inibição prolongada da síntese protéica, considerada também como outra hipótese importante para explicar a morte neuronal tardia foi demonstrada por Abe et al., (1994). Nos seus experimentos foi observado que, após um certo período de isquemia, a síntese das proteínas foi acentuadamente inibida em todas as células neuronais, mas restabeleceu-se durante a reperfusão, exceto em neurônios vulneráveis, tais como as células CA1 do hipocampo. Em se tratando de morte neuronal tardia, foi investigado também o papel patogênico da formação de radicais livres. A geração de radicais livres durante o período de isquemia exerce papel importante no início da lesão neuronal isquêmica causando morte neuronal tardia em neurônios das áreas mais suscetíveis do cérebro (Kitagawa et al., 1990). Os radicais livres podem existir em decorrência da liberação excessiva de glutamato e podem também ser formados a partir do óxido nítrico (Abe et al., 1994).

Outro mecanismo proposto para explicar a vulnerabilidade neuronal que se segue a anóxia é a produção de óxido nítrico (NO). A liberação excessiva de glutamato pode levar a produção de NO, devido à ativação da enzima óxido nítrico sintetase (NOS), que é responsável pela produção de NO (Bredt & Snyder, 1989; Knowles et al., 1989; Dawson et al., 1993). Estudos imuno-histoquímicos e de hibridização *in situ* demonstraram que formas da NOS dependentes de cálcio, normalmente estão presentes nos neurônios da área CA1 do hipocampo, e formas da NOS não dependentes de cálcio estão presentes em astrócitos no hipocampo (CA1) após a isquemia (Endoh et al., 1993). É possível que ambas as formas da NOS possam contribuir para a morte neuronal (Maiese et al., 1994).

Algumas evidências sugerem que o desequilíbrio na homeostasia do cálcio pode levar à ativação da NOS e conseqüentemente à produção de NO (Dawson et al., 1993). Mas não são bem entendidos os mecanismos da neurotoxicidade determinada pelo óxido nítrico. Em modelos animais de isquemia cerebral o bloqueio do cálcio pode reduzir o volume de infarto (Ginsberg et al., 1991; Morikawa et al., 1992). Utilizando o inibidor de canais de cálcio (HA1077) observou-se um efeito neuroprotetor em cultura de neurônios durante anóxia, entretanto, o inibidor HA1077 não exerceu o mesmo efeito protetor durante exposição da cultura de neurônios ao óxido nítrico. Dessa forma o cálcio pode ser um mensageiro inicial na cascata desencadeada pela isquemia, mas a conseqüente degeneração neuronal é dependente do NO (Maiese et al., 1994).

Estudos recentes revelaram que um distúrbio na expressão gênica mitocondrial pode ser a explicação para o fenômeno da morte neuronal tardia. Uma redução dos níveis do RNA mitocondrial foi verificada exclusivamente nos neurônios da área CA1 do hipocampo durante a reperfusão, sendo posteriormente agravada com o decorrer do tempo (Abe et al., 1995). Várias proteínas são codificadas pelo DNA nuclear e sintetizadas nos ribossomos citoplasmáticos após o que são transportadas para dentro das mitocôndrias; no entanto as mitocôndrias têm um sistema de DNA específico (mtDNA). Algumas proteínas codificadas pelo mtDNA são sintetizadas nos ribossomas mitocondriais mas a sua expressão gênica é completamente controlada pelo DNA nuclear. Os sistemas genéticos mitocondrial e nuclear se inter-relacionam para coordenar a formação dos complexos enzimáticos de conversão de energia. A transcrição do mRNA do mtDNA é mediado pela RNA polimerase, uma enzima codificada pelo DNA nuclear (Wallace, 1992).

O sistema respiratório mitocondrial é vital para a produção de energia pela via oxidativa (Wallace et al., 1988). Este sistema se constitui de complexos protéicos codificados pelo mtDNA e DNA nuclear. A COX é uma enzima mitocondrial que participa do sistema de transporte de elétrons e é composta por 13 subunidades, entre as quais apenas três (coxI, coxII, coxIII) são codificadas pelo mtDNA. Uma diminuição na atividade de proteínas mitocondriais parcialmente codificadas pelo mtDNA ocorreu exclusivamente nos neurônios da área CA1, no estágio inicial da reperfusão após um insulto isquêmico. E, em contraste, a atividade do DNA nuclear, que codificou enzimas mitocondriais e o mtDNA permaneceram intactos durante o período que precedeu a morte celular na área CA1 (Mita et al., 1989).

As proteínas motoras como a cinesina e dineína responsáveis pelo deslocamento da mitocôndria ao longo dos microtúbulos são estritamente dependentes de ATP para exercerem suas atividades (Paschal et al. 1987; Schnapp & Reese, 1989). Estudos imunohistoquímicos com dineína e cinesina citoplamática marcadas, mostraram decréscimo inicial da imuno-reatividade por volta de 1 hora, tornando se mais evidente 3 horas após a isquemia cerebral na área CA1 do hipocampo (Abe et al., 1995). Portanto a disfunção do sistema motor mitocondrial provoca um distúrbio na expressão do mtDNA, o que posteriormente pode levar a uma progressiva falência na produção de energia nos neurônios da área CA1 e eventualmente resultar em morte celular.

AVC e atividade física

Na perspectiva de acrescentar alternativas terapêuticas no tratamento e prevenção contra o AVC, vários estudos têm demonstrado o efeito protetor da atividade física contra as doenças coronarianas. No entanto, poucos estudos têm examinado os efeitos protetores da atividade física contra as doenças cerebrovasculares. Gillum et al., (1996) relacionaram a taxa de risco de ser acometido por acidente cerebrovascular com a não participação em programas de atividade física. Nesse estudo, mulheres brancas na faixa etária de 45 e 74 anos e homens brancos na faixa etária de 65 a 74 anos apresentaram taxa de risco aumentada associada ao sedentarismo. Em contraste, em negros essa taxa de risco não foi observada. Por outro lado, dos acometidos por acidente cerebrovascular, os que vieram a falecer, tanto na amostra feminina, como masculina essa associação com o sedentarismo não foi observada. Gillum et al. (1996), ainda procuraram associar a taxa de pulso com o risco de sofrer um AVC (acidente cerebrovascular), e nesse caso não foi observado uma associação significativa em homens e mulheres brancas, mas, ao contrário, em negros essa associação foi significativa.

Em outras palavras, o comportamento sedentário está associado com o aumento do risco de ser acometido por AVC. Os mesmos mecanismos de proteção atribuído à atividade física contra as doenças coronarianas podem ser aplicados contra o AVC, principalmente, os efeitos favoráveis, tais como, a redução da pressão arterial sanguínea, aumento do Colesterol HDL, melhora da aptidão cardiovascular e redução do estresse (Ward, 1992). Os mecanismos de proteção propiciada pela atividade física sobre a isquemia não estão esclarecidos. O exercício aumenta os níveis de HDL, abaixa a pressão arterial sanguínea e reduz o peso corporal. O exercício aeróbio produz adaptações fisiológicas no sistema cardiovascular e no sistema músculo esquelético (Neufer, 1989). Moreover et al. (1992) demonstraram que o exercício aeróbico produziu efeitos benéficos nos níveis séricos de lípidios. Entretanto ainda são pouco conhecidos os efeitos do exercício aeróbio sobre o sistema cerebrovascular.

Nesse sentido Wolf (1998) em artigo publicado no "Lancet" nos mostra que a incidência de AVC pode ser prevenida e reduzida se algumas atitudes forem tomadas. Medidas preventivas como, controle da hipertensão, abandonar o tabagismo, aumento dos níveis de atividade física e utilização de anti-coagulantes podem prevenir e minimizar os efeitos deletérios provocados pelo AVC. Embora seja postulado que a atividade física possa ser benéfica para a prevenção da isquemia, muitos estudos indicam que a atividade física é inefetiva em relação aos fatores de riscos relacionados à isquemia. No entanto, não se sabe quais níveis de atividade física seriam requeridos para promover benefícios e prevenir o AVC isquêmico. Estudos publicados no Jornal da *American Medical Association*, em junho de 2000, baseados em dados obtidos pela observação durante seis anos de 72.488 mulheres de 40 a 65 anos, demonstram que aquelas que praticaram 30 minutos de exercícios vigorosos, todos os dias, ou caminhadas, reduziram em 30% a probabilidade de ser acometida por AVC. Dados do *British Regional Heart Study* sugerem que esportes vigorosos não são essenciais para produzir benefícios.

Vários mecanismos biológicos têm sido propostos para explicar os efeitos protetores contra doença coronariana e entre esses efeitos estão o decréscimo na agregação plaquetária e coagulação, melhora na sensibilidade à insulina e melhora na aptidão cardiovascular. Talvez esses mesmos efeitos possam atuar na prevenção da isquemia cerebral, o que ainda é motivo de estudos (Wannamethee & Shaper, 1999). Sacco et al. (1998) observaram a relação entre os benefícios e o tempo de prática de atividade física.

Nunca é tarde para alterar hábitos de vida e aderir a um programa de atividade física e quanto mais cedo isso ocorrer, melhor. Devemos orientar os pacientes no sentido de aproveitar as oportunidades de caminhar no dia-a-dia, de estacionar o carro longe do destino para caminhar um pouco mais, de utilizar escadas, em vez de elevador. O exercício físico feito regularmente é uma forma de prevenção. A corrida, o andar de bicicleta, a natação, a ginástica e principalmente o caminhar são cada vez mais aceitos como atividades aeróbias de importância preventiva.

Algumas informações são importantes e devem ser seguidas na prática de exercícios visando a prevenção do Acidente Vascular Cerebral:

- Não fazer grandes refeições 2 horas antes e uma hora depois de qualquer atividade;
- Nunca fazer exercício em jejum;
- Não ingerir bebidas alcoólicas e café antes e depois do exercício;
- Não fumar antes e depois do exercício;
- Não realizar exercício em temperaturas extremas e clima acentuadamente úmido;
- Não tomar banhos quentes, duchas frias e saunas antes e após o exercício; dar preferência a banhos mornos;
- Vestir-se adequadamente, com roupas quentes no inverno e leves no verão;
- Não usar agasalhos "impermeáveis" especiais para emagrecimento;
- Usar calçados confeccionados em material macio e flexível, com a sola grossa e calcanhar acolchoado;
- Evitar tensão emocional durante o exercício;

- Evitar exercícios intensos e esporádicos só no final de semana.

O uso do exercício como terapia na reabilitação de pacientes sobreviventes de um AVC é motivo de controvérsias uma vez que seu papel ainda não está estabelecido como abordagem clínica cientificamente comprovada (Stein, 2001).

Após a instalação da lesão neurológica, podem ocorrer alterações do equilíbrio e da coordenação motora, assim como uma perda parcial ou total dos movimentos voluntários dos membros superiores e/ou membros inferiores. O retorno dos movimentos depende da reorganização neurológica e ainda não está bem esclarecida a relação entre a reabilitação e a realização de exercícios. Estes têm por finalidade manter as amplitudes articulares, melhorar a flexibilidade e a força muscular, estimular o equilíbrio e a coordenação motora, prevenir distúrbios circulatórios, favorecer a percepção corporal e estimular o uso da motricidade voluntária preservada. Sempre que possível, os exercícios devem ser direcionados a atividades funcionais do dia-a-dia da pessoa visando maior independência (Stein, 2001).

De modo geral, podemos dividir os exercícios empregados, de acordo com a finalidade proposta, em: exercícios para controle motor, treinamento do equilíbrio, exercícios de fortalecimento e exercícios para condicionamento aeróbio.

Em relação aos exercícios para melhorar o controle motor, é proposto um programa que incorpore instruções sobre técnicas compensatórias para melhorar a capacidade funcional. Programas de treinamento intensivos, como de Taub e col (1993), que se baseiam na hipótese do "desuso aprendido", mostraram ganhos efetivos após duas semanas de treinamento, mantendo a melhora por longo período de acompanhamento, porém estes dados ainda precisam ser confirmados em estudos populacionais. O uso do exercício que tenha significado funcional para o paciente, também pode resultar em melhor efeito terapêutico. Nelson e col (1996) mostraram que um jogo de dados, na reabilitação do movimento de supinação, resultava em uma rotação mais significativa, do que aquela obtida com exercícios sem um significado. Embora a causa desta diferença ainda seja desconhecida, podemos afirmar que a motivação leva a um maior esforço e maior grau de ativação muscular.

Não existem evidências conclusivas de que a melhora do equilíbrio postural estático possa reverter em melhora da marcha. O treinamento do equilíbrio parece útil quando específico em relação a atividades funcionais. Uma técnica testada com bons resultados na reabilitação da marcha, é o treinamento em esteira com suporte do corpo do paciente (Dobkin e col, 1991), que se mostrou superior ao treinamento por fisioterapia comum.

Com relação a exercícios de fortalecimento, os dados disponíveis sugerem que exercícios de resistência podem acelerar a velocidade de melhora funcional, quando comparados a condutas padrão de fisioterapia, porém sem alterar o resultado final (Stein, 2001).

A prescrição de exercícios aeróbios, deve ser precedida por teste ergométrico, em função da alta prevalência de doença arterial coronariana nos pacientes que apresentaram AVC. Estes indivíduos, em geral têm uma grande diminuição da capacidade aeróbia e programas de exercícios adequados para esta população têm bons resultados, como mostraram Potempa e col (1995), com o uso de cicloergômetro adaptado, em programa de carga progressiva, resultando em melhora significativa deste parâmetro (Stein, 2001).

Portanto, devemos procurar fornecer condição e motivação para o paciente realizar o progarama de exercícios e após avaliação feita por profissionais especializados, o paciente poderá realizar atividades lúdico-desportivas adaptadas, tais como tênis de mesa, natação e caminhadas. Estas atividades têm por objetivo melhorar o condicionamento físico geral, reduzir os fatores de risco do AVC e proporcionar vivência e experiência em atividades em grupo, favorecendo a reinserção social.

Referências

1. Abe K, Aoki M, Kawagoe J, Yoshida T, Hattori A, Kogure K, Itoyama Y. Ischemic Delayed Neuronal Death: A Mitochondrial Hypothesis. Stroke,26:1478-1489,1995.
2. Benveniste H, Drejer J, Schousboe A, Diemer NH. Elevation of the extracellular concentrations of glutamate and aspartate in rat hippocampus during transient cerebral ischemia monitored by intracelular microdialysis. J Neurochemistry 43:1369-1374,1984.
3. Bredt DS, Snyder SH. Nitric oxide mediates glutamate linked enhancement of cGMP levels in the cerebellum. Proc Natl Acad Sci USA 86:9030-9033,1989.
4. Bronner LL, Kanter DS, Manson JE. Primary prevention of stroke. New England J Med 333:1392-1400,1995.
5. Cavalheiro E. A. As doenças do cérebro. Rev Ciência Hoje 16:26-33,1993.

6. Choi DW. Glutamate neurotoxicity and diseases of the nervous system. Neuron 1:623-634,1988.

7. Cotman CW, Monaghan DT, Otterson OP, Storm Mathisen J. Anatomical Organization of exicitatory aminoacid receptors and their Pathways. TINS 10:273-280,1987.

8. Dawson VL, Dawson TM, Bartley DA, Uhl GR, Snyder SH. Mechanisms of nitric oxide-mediated neurotoxicity in primary brain cultures. J Neurosci 13:2651-2661,1993.

9. Demopoulos HB, Flamm ES, Pietronigro DD, Seligman ML. The free radical pathology and the microcirculation in the major central nervous system disorderes. Acta Phisiol Scand Suppl 492:91-,1980.

10. Dobkin B, Fowler E, Gregor R. A strategy to train locomotion in patients with chronic hemiplegic stroke. Ann Neurol 30:278,1991.

11. Endoh M, Maiese K, Wagner JAK, Pulsinelli WA. Reactive astrocytes express NADPH diaphorase in vivo after transient ischemia. Neurosci Lett 154:125-128,1993.

12. Stein J. Acidentes Vasculares Cerebrais (AVCs) p 268-283 in: Exercício Físico e Reabilitação. Ed Frontera, RW; Dawson, DM; Slovik, DM. Editora Artmed, Porto Alegre, 2001.

13. Gillum RF, Mussolino ME, Ingram DD. Physical activity and stroke Incidence in Women and Men. The NHANES I Epidemiologic Follow-up study. Am J Epidemiol 143:860-9, 1996.

14. Ginsberg MD, Lin B, Morikawa E, Dietrich WD, Busto R, Globus MY. Calcium antagonists in the treatment of experimental cerebral ischemia. Arzeimittelforschung 41:334-337, 1991.

15. Halliwell B. Reactive oxygen species and the central nervous system. J Neurochem 59:1609-,1992.

16. Horn M, Schlote W. Delayed neuronal death and delayed neuronal recovery in the human brain following global ischemia. Acta Neuropathologica, 85:79-87,1992.

17. Inoue T, Kato H, Araki T, Kogure K. Emphasized Selective Vulnerability after repeated non lethal cerebral ischemic insults in rats. Stroke 13:739-745,1992.

18. Kennedy MB. Regulation of neuronal function by calcium. Trends Neurosci 12:417-420,1989.

19. Kirino T, Sano K. Selective vulnerability in the gerbil hippocampus following transient ischemia. Acta Neuropathol (Berl) 62:209-218,1984a.

20. Kirino T. Delayed neuronal death in the gerbil hippocampus following ischemia. Brain Res 239:57-69,1982.

21. Kitagawa K, Matsumoto M, Ninobe M, Hata R, Handa N, Fukunaga R, Isaka R, Kimura K, Maeda H, Mikoshiba and Kamadat. Free radical generation curing brief period of cerebral ischemia may trigger delayed neuronal death. Neuroscience. Vol 35, n° 3, pp 551-558,1990.

22. Knowles RG, Palacios M, Palmer RM, Moncada S. Formation of nitric oxide from L-arginine in the central nervous system:a transduction mechanism for stimulation of the soluble guanylate cyclase. Proc Natl Acad Sci USA 86:5159-5162,1989.

23. Koh J, Peters S, Choi DW. Non - NMDA receptor mediated neurotoxicity in cortical culture. J Neurosci 10:693-705, 1990.

24. Kontos HA. Oxigen radicals in CNS damage. Chem Biol Interact 72:229-,1989.

25. Lodge D, Aram JA, Church J. Excitatory amino acids and phencyclidine like drugs. Neurol Neurobiol 24:83-90, 1987.

26. Maiese K, Wagner J, Boccone L. Nitric oxide: a downstream mediator of calcium toxicity in the ischemic cascade. Neurosci Lett 166:43-47,1994.

27. Mayer ML, Miller RJ. Excitatory amino acid receptors, second mensagers and regulation of intracellular Ca^{++} in mammalian neurons. Trends Pharmacol Sci 11:254-260, 1990.

28. Meldrum B. Excitotoxicity in ischemia: an overview. In: Ginsberg MD, Dietrich WD, eds. Cerebrovascular diseases-Sixteenth Research (Princeton) Conference. New York: Raven Press, 1989:47-60.

29. Mita S, Schmit B, Schon EA, Dimauro S, Bonilla E. Detection of 'deleted' mitochondrial genomes in cytochrome C oxidase-deficient muscle fibers of a patient with Keans-Sayre syndrome. Proc Natl Acad Sci USA 86:9509-9513,1989.

30. Morikawa E, Huang Z, Moskowitz MA. L-arginine decreases infarct size caused by middle cerebral arterial occlusion in SHR. Am J Phisiol 263:H1632-1635,1992.

31. Nelson DL, Konosky K, Fleharty K, Webb R, Newer K, Hazboun VP, Fontane C, Licht BC. The effects of an ocupationally embedded exercise on bilaterally assisted supination in persons with hemiplegia. Am J Occup Ther 50:639-46, 1996.

32. Neufer PD. The effect of detraining and reduced training on the physiological adaptations to aerobic exercise training. Sport Med 8:302,1989.

33. Paschal BM, Shpetner HS, Vallee RB. MAP1C is a microtubule-activated ATPase which translocates microtubules in vitro and has dynein-like properties. J Cell Biol 105:1273-1282, 1987.

34. Pellegrini-Gianpietro DE. Free radicals and the pathogenesis of neuronal death: Cooperative the role of excitatory amino acids. Adv Exp Med Biol 366:59-71,1994.

35. Petito CK, Feldman E, Pulsinelli WA, Plum F. Delayed hippocampal damage in humans following cardiorespiratory arrest. Neurology 37:1281-1286,1987.

36. Picone CM, Grotta JC, Earls R, Strong R, Dedman J. Immunohistochemical determination of calcium-calmodulin binding predicts neuronal damage after global ischemia. J Cereb Blood Flow Metab 9:805-811,1989.

37. Sacco RL, Gan R, Bodem-Albala, Feng Lin, Kargman DE, Hauser A, Shea S, Myunghee C, Paik. Leisure Time Physical Activity and Ischemic Stroke Risk the Northern Manhattan Stroke Study. Stroke 29:380-387,1998.

38. Salinska E, Pluta R, Puka M, Lazarewicz JW. Blockade of N-methyl-D-aspartate-sensitive excitatory amino acid receptors with 2-amino-5-phosphonovalerate reduces ischemia-evoked calcium redistribution in rabbit hippocampus. Exp Neurol 112:89-94,1991.

39. Schnapp BJ, Reese TS. Dynein is the motor for retrograde axonal transport of organelles. Proc Natl Acad Sci USA 86:1548-1552,1989.

40. Siesjö BK, Bengtsson F. Calciun fluxes, Calcium antagonists, and calcium-related pathology in brain ischemia, hypoglycemia, and spreading depression: a unifying hypothesis. J Cereb Blood flow metabol 9:127-140,1989.

41. Smith JB, Dangelmaier C, Mauco G. Measurement of arachidonic acid liberation in Thrombin-stimulated human platelets use of agents that inhibit both cyclookigenase and lipoxygenase enzymes. Biochim Biophys Acta 835:344-951.1985.

42. Taub E, Miller NE, Novack TA, Cook EW, Fleming WC, Nepomuceno CS, Connell JS, Crago JE. Technique to improve chronic motor deficit after stroke. Arch Phys Med Reabil 74:347-54,1993.

43. Wallace DC. Mitochondrial genetics: a paradigma for aging and degenerative diseases? Science 256:628-632,1992.

44. Wallace DC, Zheng X, Lott MT, Shofner JM, Hodge JA, Kelly RI, Epstein CM, Hopkins LC. Familial Mitochondrial encefalophathy (MERRF): genetic, pathophysiologic, and biochemical characterization of a mitochondrial DNA disease. Cell,55:601-610,1988.

45. Wannamethee SG, Shaper AG. Physical activity and the prevention of stroke. J Cardiovasc Risk 6:213-216,1999.

46. Ward A, Taylor PA, Ahlquist L. Exercise and exercise intervention. In: Ockene, J.K. Eds. Prevention of coronary heart disease. Boston: Little, Bron and Company, 267-298,1992.

47. Wolf PA. Prevention of Stroke. Lancet. 352(3),1998.

22 Epilepsia e atividade física

Ricardo Mário Arida
Fulvio Alexandre Scorza

Epilepsia

As epilepsias constituem um grupo de desordens crônicas que se caracterizam pela recorrência de crises epilépticas espontâneas e usualmente imprevisíveis. Uma crise epiléptica isolada, portanto, não enseja o diagnóstico de epilepsia. A crise epiléptica pode ser definida como o resultado de uma disfunção transitória (paroxística) do encéfalo, causada por uma descarga elétrica hipersíncrona, anormal e autolimitada dos neurônios corticais (Pedley e col., 2000). Quando as crises não apresentam curso autolimitado são denominadas crises contínuas e configuram o quadro de "status epilepticus".

Classificação das epilepsias

Segundo a Classificação Internacional das Crises Epilépticas de 1981 há 3 grupos de crises: as parciais ou focais, as generalizadas e as crises não classificáveis. As crises parciais são caracterizadas pela ativação de uma parte do cérebro, sendo subdivididas em crises parciais simples, quando há preservação da consciência e crises parciais complexas, quando há comprometimento da mesma. As crises generalizadas são aquelas em que há envolvimento, desde o início, de amplas áreas de ambos os hemisférios cerebrais. São consideradas não classificáveis, as crises que não se enquadram nos dois subtipos acima (*Commission on Classification and Terminology of the ILAE*, 1981). De acordo com a nova proposição da ILAE (*International League Against Epilepsy*) de 2001 (Engel, 2001) as crises epilépticas são classificadas em 3 subtipos: crises auto-limitadas (crises generalizadas e crises focais), as repetidas ou contínuas (status epilepticus) e os fatores precipitantes envolvidos nas crises reflexas que podem desencadear crises focais ou generalizadas.

Epilepsia e atividade física

Apesar do efeito favorável da atividade física sobre a saúde ser inquestionável, a prescrição de programas de exercício físico para portadores de epilepsia é ainda assunto de controvérsia (Bennett, 1981). Uma atitude superprotetora em relação aos portadores de epilepsia normalmente evita sua participação em atividades esportivas. Esta relutância dos portadores de epilepsia e de seus familiares é normalmente devida, em parte, pelo medo de que o exercício possa causar crises (Williams e col., 1991) e, em parte, pelo medo de ocorrência de lesões durante o exercício (Bjorholt e col., 1990). Portanto, a principal preocupação dos portadores de epilepsia em relação ao exercício físico tem sido a possibilidade deste atuar como fator indutor de crises ou aumentar a freqüência das mesmas depois de iniciado um programa de treinamento físico. As crises podem ocorrer durante o exercício, mas infreqüentemente ou em casos específicos (Korczyn, 1979; Ogunyemi e col., 1988; Nakken e col., 1990; Roth e col., 1994).

Pessoas com epilepsia podem ter os mesmos benefícios de um programa de treinamento físico que qualquer outra pessoa: aumento da capacidade aeróbia máxima, aumento da capacidade de trabalho, freqüência cardíaca reduzida para um mesmo nível de esforço, redução de peso com redução de gordura corporal e aumento da auto-estima (Nakken e col., 1990).

Possíveis efeitos benéficos do exercício físico sobre as crises epilépticas

Alguns estudos têm sugerido que o exercício aumenta o limiar de crises e confere um efeito protetor em pacientes com epilepsia. Muitos experimentos mostram que o exercício físico reduz a atividade epiléptica no EEG e reduz o número de crises em muitos pacientes durante a atividade física mas retornam com o abandono do exercício (Gotze e col., 1967; Kuijer, 1980). Tem sido também observado que estas pessoas estão propensas a terem menos crises quando estão ativamente ocupadas e que poucas crises ocorrem durante a atividade mental e física comparado com períodos de repouso. Durante o exercício físico, um fator não quantificável poderia também reduzir a freqüência ou a indução de crises: o limiar de vigilância. Alerta e vigilância são fatores que podem prevenir crises. Toda atividade física necessita de uma certa quantidade de alerta. Este fator tem sido justificado como possível contribuinte em evitar crises durante o exercício (Kuijer, 1980). De fato, Lennox (1941) sabiamente relata: A atividade física e mental parecem ser antagonista das crises. A epilepsia prefere atacar quando o paciente está desprevenido, em repouso ou dormindo.

O exercício físico pode reduzir a ansiedade e outras reações de estresse simplesmente por distração, porém existe também evidências que atribuem a redução do estresse e ansiedade ao metabolismo das monoaminas e/ou liberação de endorfinas (Morgan, 1985). A associação entre exercício e sensação de bem-estar tem sido freqüentemente atribuída a aumentos de beta-endorfinas no sistema nervoso central. O aumento das endorfinas pelo exercício físico tem sido também sugerida em atuar como um anticonvulsivante (Albrecht, 1986).

Possíveis fatores desencadeantes de crises epilépticas durante o exercício físico

Alguns fatores são presumidos em influenciar ou provocar crises durante atividades esportivas ou exercício físico, apesar desta relação ser meramente especulativa:

a) **Estresse** - O estresse físico e mental são geralmente aceitos como fatores precipitantes de crises (Temkin & Davis, 1984). Em esportes de competição este estresse pode induzir crises em pacientes sensíveis ao estresse (McLaurin, 1973; Cordova e col., 1993).

b) **Fadiga** - Apenas alguns relatos demonstram a fadiga física como fator indutor de crises (Laidlaw & Richens, 1982; O'Donohoe, 1985).

c) **Hipóxia** - A hipóxia não ocorre durante atividades esportivas normais, apesar dela poder ocorrer em atividades como alpinismo ou ski em altas altitudes (2000m) (Boucharlat e col., 1973; McLaurin, 1973).

d) **Hiperhidratação** - A hiperhidratação resultante de uma grande ingestão de água ou de uma extrema perda de sódio é um fator conhecido em provocar crises (Gates & Spiegel, 1993). Hiperhidratação pode ocorrer durante exercício físico prolongado como em corrida de maratona e triatlon. Alguns estudos demonstraram que uma superingestão de líquidos isotônicos ou hipotônicos podem levar à hiponatremia (Bennett & Wagner, 1983; Noakes e col., 1984). Entretanto a perda de água (desidratação) pode ter um efeito protetor em relação a ocorrência de crises (Laidlaw & Richens, 1982).

e) **Hipertermia** - Existem relatos de que o exercício prolongado (maratona, triatlon) em altas temperaturas (hipertermia) e sob condições de alta umidade podem aumentar o risco de crises epilépticas (Millington, 1985; van Willigen, 1988).

f) **Hipoglicemia** - A hipoglicemia é uma ocorrência comum no exercício muscular prolongado em pessoas normais. A depleção das reservas de glicogênio muscular ocorre mais ou menos depois de 90 minutos de um exercício aeróbio (60% VO_2 máx), com conseqüente produção inadequada de glicose em relação a sua demanda. Existem registros de casos de que a hipoglicemia induzida por corrida de maratona provocaram crises epilépticas (French, 1983).

g) **Hiperventilação** - O fato de que a hiperventilação possa provocar descargas epilépticas no EEG e crises, especialmente de ausência, tem levado alguns pesquisadores a acreditar erroneamente que a ventilação aumentada que ocorre durante o exercício poderia provocar o mesmo efeito. Entretanto, a ventilação aumentada durante a atividade física é um mecanismo homeostático para manter a demanda de oxigênio aumentada e a alcalose observada durante a hiperventilação não ocorre (Esquivel e col., 1991).

Aspectos fisiológicos

Vários aspectos da química da epilepsia devem ser considerados em relação a participação em atividades esportivas ou exercício físico. O metabolismo da glicose no cérebro começa com a glicólise (quebra da glicose em piruvato), que por sua vez entra no ciclo de Krebs. A energia produzida pela glicólise pelo ciclo de Krebs e pelo sistema de citocromo mantém o potencial elétrico de repouso da membrana do neurônio. Na hipoglicemia (durante o exercício prolongado), a reação glicolítica diminui e o resultado final é uma diminuição da quantidade de piruvato entrando no ciclo de Krebs. Glicose insuficiente produz alterações no metabolismo oxidativo que são capazes de manter a atividade metabólica a um nível reduzido por um breve período de tempo. O cérebro hipóxico ou hipoglicêmico não produz energia suficiente para manter a função neuronal estável e a instabilidade resultante poderia desencadear crises (McLaurin, 1973).

Estudos bioquímicos têm mostrado que, em células excitáveis, mudanças no pH influenciam a atividade elétrica da membrana da célula afetando as propriedades dos canais iônicos (Moody, 1984; Kaila & Voipio, 1987), sugerindo que a hiperexcitablidade de neurônios pode ser induzida por um aumento do pH e a hipoexcitabilidade por uma diminuição do pH (Esquivel e col., 1991).

A ativação da hiperventilação é comumente usada para provocar anormalidades no EEG. A hiperventilação produz uma lentidão do EEG em muitos pacientes e é conhecido como precipitante de crises de ausência (descargas bilaterais sincrônicas, em forma de ponta-onda, na freqüência de 3 Hz). Esta técnica é freqüentemente usada para confirmar o diagnóstico das crises de ausência e para verificar o controle de crises em pacientes que recebem drogas antiepilépticas (Wirrel e col., 1996). A resposta eletroencefalográfica à hiperventilação consiste de um aumento na voltagem e uma diminuição na freqüência; fato mais marcado entre crianças e adolescentes e menos observado entre adultos (Gibbs e col., 1943). A hiperventilação voluntária induz a uma alcalose respiratória através da redução da pCO_2, uma vez que o volume de ar expirado é muito maior do que o metabolicamente produzido. Esta hipocapnia causa uma redução do fluxo sanguíneo cerebral através de uma vasoconstricção reflexa cerebral (Esquivel e col., 1991). Entretanto, a ventilação aumentada durante o exercício é um mecanismo compensatório para evitar a hipercapnia e aumentar a demanda de oxigênio. A hiperventilação involuntária (que ocorre durante a atividade física) não induz alterações significantes na pCO_2 arterial e conseqüentemente não provoca mudanças dos valores do pH plasmático (Wasserman e col., 1973).

Embora muito seja desconhecido sobre a epileptogênese, uma redução da inibição pode ser um dos mecanismos básicos deste processo. O ácido gama aminobutírico (GABA) tem sido considerado inibidor da atividade elétrica do sistema nervoso. Ele funciona como um neurotransmissor inibitório em várias vias do sistema nervoso central. A concentração de GABA no cérebro é enzimaticamente controlada. O pH ótimo para as funções enzimáticas da descarboxilase e transaminase (enzimas envolvidas no metabolismo do GABA) é afetado pela acidose e alcalose, sendo que a acidose aumenta a concentração de GABA e a alcalose diminui sua concentração (Gotze e col. 1967). Considerando que o exercício possa aumentar o nível de acidose e aumentar a concentração de GABA, alguns pesquisadores (Gotze e col., 1967; Nakken e col., 1990) sugerem este fenômeno como um efeito inibitório sobre as descargas epilépticas.

Esportes/atividades físicas que podem ser praticados

Para muitos esportes, o risco na sua participação não é documentado. Portanto, é necessário ter cautela na indicação ou contra-indicação da atividade esportiva para o indivíduo epiléptico. Alguns autores consideram que quase todas as atividades esportivas são adequadas para portadores de epilepsia que apresentam 1 a 2 crises por ano. Entretanto, as principais organizações médicas como a Academia Americana de Pediatria e a Associação Médica Americana têm mudado seus conceitos em relação a participação de esportes de uma forma muito mais liberal (*American Academy of Pediatrics Committee on Children with Handicaps and Committee on Sports Medicine*, 1983; *American Medical Association Committee on the Medical Aspects of Sports*, 1974). Apesar disso, é importante observar que cada indivíduo deve ser considerado separadamente. A **Tabela 22.1** mostra os esportes contra-indicados e com algumas restrições para portadores de epilepsia (van Linschoten e col., 1990).

TABELA 22.1

Esportes contra-indicados para portadores de epilepsia
Pára-quedismo
Mergulho
Boxe
Alpinismo
Motociclismo
Aviação
Esportes com algumas restrições para portadores de epilepsia
Natação
Canoagem
Ciclismo
Esqui aquático
Windsurfe
Esportes de contato
(Futebol, voleibol, basquetebol, handebol, etc..)
Outros

Estudos que analisam o efeito do exercício físico sobre as crises epilépticas

A principal preocupação dos pacientes com epilepsia em relação ao exercício físico tem sido o exercício físico como fator indutor de crises ou um aumento da freqüência de crises depois de iniciado um programa de exercícios físicos. Estudos em humanos tem mostrado vários efeitos positivos do exercício físico em indivíduos com epilepsia. Nakken e col. (1990), não notaram diferenças significativas na freqüência de crises antes, durante e depois de um período de 4 semanas de exercício físico, porém variações individuais foram observadas. As crises ocorreram durante os períodos de repouso, depois ou entre as sessões de exercícios. Livingston (1978), não registrou nenhum caso de crise durante o exercício em 15.000 jovens com epilepsia acompanhados por um período de 36 anos. Em outro estudo (Kuijer, 1980), foi observado pouca alteração epileptiforme no EEG durante o exercício, mas um marcado aumento nesta anormalidade pós-exercício.

Alguns estudos sugerem que o exercício exaustivo pode induzir crises somente em raros casos (Ogunyemi e col., 1988). O exercício de curta duração que leva a exaustão (exercício anaeróbio) tem mostrado provocar uma normalização no EEG (Gotze e col., 1967; Horyd e col. 1981). Nakken e col., (1990), mediram o VO_2 máx de 11 pacientes com epilepsia para confirmar a validade do teste ergométrico em bicicleta e não registrou crises durante esta atividade intensa. Isto poderia ser justificado pelo fato de que a atividade de curta duração e alta intensidade aumenta os níveis de lactato sanguíneo provocando uma acidose metabólica. Gotze e col. (1967), sugeriu que a atividade epileptiforme reduzida durante o exercício poderia ser causada por um aumento na concentração de GABA como conseqüência da acidose metabólica. Resultados similares foram também encontrados por Esquivel e col. (1991), que estudaram a relação entre exercício físico e hiperventilação demonstrando que quanto mais baixo o pH, menor a ocorrência de crises de ausência.

Estudos em modelos experimentais de epilepsia

Vários estudos foram desenvolvidos para esclarecer este assunto comparando a atividades física e social entre pacientes com epilepsia baseado em questionários e/ou estudos clínicos. A relação entre o exercício físico e freqüência de crises tem sido também avaliada por meio de testes de avaliação física ou testes de esforço. Poucos estudos aplicam um programa de treinamento físico em pessoas com epilepsia. Estudos recentes têm mostrado a relação entre epilepsia e exercício físico através de dois modelos experimentais de epilepsia do lobo temporal: o modelo do abrasamento (kindling) e o modelo da pilocarpina. Estes estudos (Arida e col., 1998/1999) mostraram que o programa de treinamento físico aeróbio exerceu uma influência positiva em animais com epilepsia. Estudos de metabolismo, eletrofisiológico e imunohistoquímico em animais com epilepsia submetidos ao treinamento físico foram realizados para esclarecer os possíveis mecanismos envolvidos nesse processo (Arida e col., 2003).

Conclusão

Pelo fato de se encontrar um efeito positivo nos estudos experimentais analisando o efeito do exercício físico na epilepsia, parece que a atividade física em geral não pode ser considerada um fator indutor de crises nas epilepsias do lobo temporal. Além da discussão sobre a influência da atividade física sob a freqüência de crises, conhecendo que a atividade física proporciona efeitos benéficos físico e psicológico em pessoas portadoras de epilepsia, parece justificável encorajar a maioria das pessoas com epilepsia a participarem de um programa de exercício físico regular.

Referências

1. Albrecht H. Endorphins, sport, and epilepsy: getting fit or having one. N Z Med J, 99:915,1986.
2. American Medical Association Committee on the Medical Aspects of Sports. Epileptics and contact sports. JAMA 229:820-821,1974.
3. American Academy of Pediatrics Committee on Children with Handicaps and Committee on Sports Medicine. Sports and the child with epilepsy. Pediatrics 72:884-885,1983.
4. Arida RM, Vieira AJ, Cavalheiro EA. Effect of physical exercise on kindling development. Epilepsy Res 30:127-132, 1998.
5. Arida RM, Scorza FA, Santos NF, Peres CA, Cavalheiro EA. Effect of physical exercise on seizure occurrence in a model of temporal lobe epilepsy in rats. Epilepsy Res 37(1):45-52, 1999.
6. Arida RM, Fernandes MJS, Scorza FA, Preti SC and Cavalheiro. Physical training does not influence intericatal LCMRglc in pilocarpine-treated rats with epilepsy. Epilepsia 4(suppl 8):68,2003.
7. Bennett DR. Sports and epilepsy: to play or not to play. Semin Neurol 1:345-357,1981.
8. Bennett HT & Wagner T. Acute hyponatremia and seizures in an infant after a swimming lesson. Pediatrics 72:125-127, 1983.
9. Bjorholt PG, Nakken KO, Rohme K, Hansen H. Leisure time habits and physical fitness in adults with epilepsy. Epilepsia 31:83-87,1990.
10. Boucharlat J, Maitre A, Ledru J. Sport et epilepsy de l'enfant. Ann. Med-psychol 131:392-401,1973.
11. Commission on Classification and Terminology of the International League Against Epilepsy. Proposal for revised clinical and electroencephalographic classification of epileptic seizures. Epilepsia 22:489-501,1981.
12. Cordova F. Epilepsy and sport. Australian Family Physician, 22(4):558-562,1993.
13. Engel J Jr. ILAE Commission Report. A proposed diagnostic scheme for people with epileptic seizures and with epilepsy: Report of the ILAE Task Force on Classification and Terminology. Epilepsia 42(6):796-803,2001.
14. Esquivel E, Chaussain M, Plouin P, Ponsot G, Arthuis M. Physical exercise and voluntary hyperventilation in childhood absence epilepsy. Electroenceph. Clin Neurophysiol 79:127-132,1991.
15. French JK. Hypoglycaemia-induced seizures following a marathon. N Z Med J 96:407,1983.
16. Gates JR Spiegel RH. Epilepsy, Sports and Exercise. Sports Med 15:1-5,1993.
17. Gibbs FA, Gibbs EL, Lennox WG. Electroencephalographic response to overventilation and its relation to age. J Pediat 23:497-505,1943.
18. Gotze W, Kubicki St, Munter M, Teichmann J. Effect of physical exercise on seizure threshold. Dis. Nerv. Syst., 28:664-667,1967.
19. Horyd W, Gryziak J, Niedzielska K, Zielinski JJ. Exercise effect on seizure discharges in epileptics. Neurol Neurochir Pol 6:545-552,1981.
20. Kaila K, Voipio J. Postsynaptic fall in intracellular pH induced by GABA-activated bicarbonate conductance. Nature 330:163-165,1987.
21. Korczyn AD. Participation of epileptic patients in sports. J Sports Med 19:195-198,1979.
22. Kuijer A. Epilepsy and exercise, electroencephalographical and biochemical studies. In: Wada, J.A. & Penry, J.K., ed. - Advances in Epileptology: The 10th Epilepsy International Symposium. New York, Raven Press, 1980, p.543.
23. Laidlaw J, Richens A. A textbook of epilepsy. 2 ed. Churchill Livingston, Edinburgh, 1982.
24. Lennox WG. Science and Seizures. New York, Harper and Bros., 1941. p.134.
25. Livingston S. Epilepsy and Sports. JAMA 224:239,1978.
26. McLaurin R. Epilepsy and contact sports: factors contraindicating participation. JAMA 225:285-287,1973.
27. Millington JT. Should epileptics scuba dive? Correspondence. JAMA 254(22):3182-3183,1985.
28. Moody W. Effects of intracellular H+ on the electrical properties of excitable cells. Annu Rev Neurosc 7:257-278,1984.
29. Morgan WP. Affective beneficence of vigorous physical activity. Med Sci Sports Exerc 17:94-100,1985.
30. Nakken KO, Bjorholt PG, Johannesen SL, Loyning T, Lind E. Effect of physical training on aerobic capacity, seizure occurrence, and serum level of antiepileptic drugs in adults with epilepsy. Epilepsia 31:88-94,1990.

31. Noakes ID, Goodwin N, Raymer BL, Branken T, Taylor RKN. Water intoxication, a possible complication during endurance exercise. Med Sci Sports Exerc 17:370-375,1984.

32. O'Donohoe NV. Epilepsies of childhood. 2 ed. Butterworth, London, 1985.

33. Ogunyemi AO, Gomez MR, Klass DW. Seizures induced by exercise. Neurology 38:633-634,1988.

34. Pedley TA, Bazil CW, Morrel MJ. Epilepsy. In:LP Rowland (ed) Merritt's Neurology. Philadelphia, Lipincott Williams & Wilkins, 663-641, 2000.

35. Roth DL, Goode KT, Williams VL, Faught E. Physical exercise, stressful life experience, and depression in adults with epilepsy. Epilepsia 35(6):1248-1255,1994.

36. Temkin NR, Davis GR. Stress as risk factors for seizures among adults with epilepsy. Epilepsia 25:450-456,1984.

37. van Linschoten R, Backx FJG, Mulder OGM, Meinardi H. Epilepsy and Sports. Sports Med 10(1):9-19,1990.

38. van Willigen J. Hardlopers en doodlopers; oververhitting in een gematigd klimaat (Running and exhaustion; hyperthermia in a moderate climate). Nederlands Tijdschrift voor Geneeskunde 132:437-440,1988.

39. Wasserman K, Wipp B, Koyal S, Beaver W. Anaerobic threshold and respiratory gas exchange during exercise. J Appl Physiol., 35:236-243,1973.

40. Williams VL, Roth DL, Ruiz LL. Barriers to exercise in adults with epilepsy. Poster presented at the annual meeting of the American Psychological Association, San Francisco, 1991.

41. Wirrell EC, Camfield PR, Gordon KE, Camfield CS, Dooley JM, Hanna BD. Will a critical level of hyperventilation-induced hypocapnia always induce an absence seizure? Epilepsia 37(5):459-462,1996.

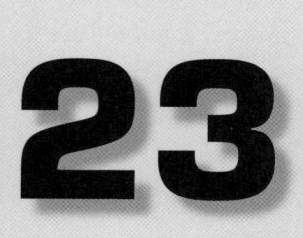

23 O exercício na terapia da osteoartrose, artrite reumatóide e fibromialgia

Mauro Walter Vaisberg
Érico Caperuto

O aumento de informações relacionadas à etiopatogênese das doenças reumatológicas possibilitou o desenvolvimento de novos recursos terapêuticos, permitindo ao clínico atuar de maneira mais efetiva na evolução destas moléstias, bloqueando ou retardando sua história natural. Deste modo, é possível proporcionar ao paciente condição de desempenhar as atividades do cotidiano normalmente ou com o mínimo de desconforto, embora, muitas vezes estas doenças possam provocar seqüelas graves (Sanders, 2002).

No entanto, por melhor que seja a indicação da terapia medicamentosa, na grande maioria das patologias reumáticas será de grande ajuda a associação da terapia física, que deve ser vista e compreendida não só do ponto de vista da fisioterapia clássica, que proporciona imenso benefício ao paciente, mas também entendida como exercício físico, pois a atividade física programada do sistema musculoesquelético gera repercussões positivas, sob vários aspectos, sobre outros sistemas, como cardiovascular, pulmonar, musculoesquelético e imunológico, além de benefícios do ponto de vista psicológico (Kettunen, 2004).

A manutenção do equilíbrio do sistema musculoesquelético, considerando músculos, tendões, ossos e cartilagem, depende de vários fatores, entre eles, da carga mecânica ao qual ele é submetido. São bem conhecidos os efeitos benéficos do exercício no tratamento da osteoporose, ao lado da terapia medicamentosa, ou mesmo de maneira isolada. Do mesmo modo, a manutenção da musculatura em um estado de tônus e trofismo normais é fundamental no tratamento das patologias articulares em função da importância da musculatura na dinâmica articular, cuja manutenção associada ao equilíbrio funcional do tecido cartilaginoso é essencial para o bom funcionamento das articulações (Kettunen, 2004).

Na articulação normal, as propriedades de elasticidade e resistência à tensão da cartilagem, se devem principalmente aos proteoglicans e colágeno da matriz extracelular. A cartilagem é uma estrutura avascular e a nutrição dos condrócitos em seu interior depende de processos de difusão e convecção. Assim sobrecargas cíclicas induzidas pelas atividades diárias produzindo deformação, gradientes de pressão e fluxo de fluidos para dentro do tecido, são fundamentais para a manutenção de seu trofismo (Seedhom, 1979). Estudos experimentais demonstraram que o estresse mecânico tem efeito ativador na atividade sintética dos condrócitos, de modo que a sobrecarga articular de moderada a forte, pode ter efeito benéfico em juntas congruentes (Slowman, 1986; Arokoski, 2000).

No entanto, sobrecargas de alto impacto como evento único ou, eventos menos traumáticos, porém repetitivos, podem levar à degeneração articular. De maneira distinta, porém com o mesmo resultado, a falta de sobrecarga, pelo desuso, pode ter efeitos adversos, sobre a cartilagem. Sobrecargas anormais podem acelerar a degeneração de articulações já lesadas e mesmo articulações normais, quando forçadas além da capacidade de dissipação da força mecânica, inerente à função da cartilagem (Dekel, 1978).

Osteoartrose

A osteoartrose (OA) também denominada doença articular degenerativa é a forma mais comum de comprometimento articular. As propriedades biomecânicas da cartilagem articular se baseiam na sua composição e integridade. Ela é composta por uma matriz sólida e água intersticial. A matriz extracelular é composta pela rede de colágeno, predominando a cartilagem hialina o colágeno tipo II além de moléculas de proteoglicans, macromoléculas às quais um ou mais tipos de cadeias de glicosaminoglicans estão ligados, principalmente condroitin sulfato e queratan sulfato. A correta disposição destes elementos permite a função de amortecimento de cargas (Jurvelin, 1997; Arokoski, 1999).

A etiopatogênese da osteoartrose não é conhecida. Sabemos que as primeiras alterações observadas são a diminuição da concentração dos proteoglicans superficiais, aumento do conteúdo de água e desorganização das fibrilas de colágeno superficial, enquanto no quadro avançado, se observa dano das fibrilas de colágeno tipo II, perda de proteoglicans e perda da espessura da cartilagem (Muir, 1986). Uma hipótese aceita atualmente para explicar esta seqüência de alterações, relaciona o desencadeamento da patologia com aumento de síntese e ativação de proteinases extracelulares, principalmente metaloproteinases, à qual se associa produção insuficiente de novas macromoléculas de matriz talvez em decorrência de estimulação deficiente por fatores de crescimento. Embora por definição a OA não seja considerada uma doença primariamente inflamatória, citocinas pró-inflamatórias como interleucina-1 (IL-1) foram implicadas como mediadores importantes na doença, de maneira que em resposta a esta citocina, condrócitos aumentam a produção de óxido nítrico e prostaglandina E2, fatores que parecem induzir muitas das alterações celulares associadas com OA (Pelletier, 2001).

Deste modo, a OA se caracteriza por erosão progressiva da cartilagem articular e crescimento exagerado do osso das bordas articulares. A intergridade da cartilagem requer um balanço entre síntese e degradação dos componentes da matriz. Os condrócitos reagem a vários agentes estressantes na tentativa de estabilizar e restaurar a cartilagem e, na falha destes mecanismos condroprotetores ocorre ruptura do tecido e conseqüente doença articular degenerativa. Condrócitos presentes na cartilagem articular normal de adulto apresentam baixa taxa metabólica. Entretanto, na osteoartrose, ocorrem ativação e diferenciação destas células. Ativação envolve vias anabólicas como na expressão aumentada de colágeno tipo II bem como de padrões catabólicos como o já citado aumento de expressão de metaloproteinases de matriz. Este distúrbio de vias metabólicas acarreta em uma arquitetura cartilagínea insuficiente e incapaz de preencher os requerimentos para uma estabilidade mecânica e compensação de cargas (Schnitzer, 2004).

Do ponto de vista morfológico a OA se caracteriza por uma perda contínua de matriz cartilaginosa, aumento da densidade de osso sub-condral e envolvimento parcial do compartimento sinovial. A perda de coloração histoquímica dos proteoglicans reflete a lesão a nível molecular, enquanto a destruição supramolecular da matriz leva ao aparecimento de fissuras e finalmente à perda da cartilagem (Radin, 1982).

Os fatores responsáveis pela ativação dos condrócitos para a liberação de mediadores da inflamação e das metaloproteinases ainda são desconhecidos, porém algumas condições estão claramente associadas com o estabelecimento do quadro de artrose em função das alterações biomecânicas que provocam. Entre estas podemos citar traumas articulares, sobrecargas anormais, como em juntas neuropáticas, desarranjos internos da articulação, incongruências das juntas, doenças metabólicas e atrofia muscular, principalmente no idoso (Schnitzer, 2004).

O quadro de osteoartrose pode ser primário ou secundário. O primeiro acomete as articulações dentro de um padrão bem definido afetando principalmente joelhos, quadris e mãos, acometendo nesta última interfalangeanas proximais e distais além da articulação trapézio - metacarpiana. A osteoartrose secundária pode ocorrer em função da influência de diferentes fatores, sendo mais comuns causas metabólicas e traumáticas. Neste caso, o padrão de acometimento articular se estabelece em função do fator predisponente (Schnitzer, 2004).

O quadro clínico se apresenta com sintomas de dor, rigidez ao início do movimento e em alguns casos restrição da mobilidade. Os principais sinais são a crepitação articular, limitação do movimento e episodicamente sinais inflamatórios discretos. Estes sintomas e sinais variam de acordo com a articulação comprometida e com o estágio evolutivo. Completando o diagnóstico, temos as alterações radiológicas, caracterizadas pelo aparecimento de cistos subcondrais, eburneização do osso subcondral e finalmente aparecimento de osteófitos e diminuição progressiva do espaço articular (Schnitzer, 2004).

A terapêutica medicamentosa da OA se baseia no uso de antiinflamatórios não hormonais e analgésicos, com ação principalmente sintomática e novas classes de drogas como a diacereína com ação nos mecanismos patogenéticos. A terapia física é feita pelo uso de calor superficial e profundo sobre as articulações comprometidas e reforço muscular.

A proposta de exercício para OA deve ser dividida em exercícios gerais e específicos. Exercícios gerais devem ser prescritos levando-se em consideração que portadores de osteoartrose muitas vezes são indivíduos sedentários e idosos, o que acaba por provocar um grande déficit funcional nestes pacientes, assim Gussoni (1990) comparando o custo energético de marcha em esteira de portadores de OA com controles constatou um aumento de 50 a 70% nos pacientes com acometimento de quadril.

Estudos mostram que exercícios aeróbios e programas de treinamento de fortalecimento muscular melhoram importantes parâmetros fisiológicos relacionados à capacidade funcional. Um achado consistente na literatura é que o treinamento por exercício não piora a dor nem acelera a progressão da doença (Fisher, 1999).

Os exercícios voltados para o fortalecimento da musculatura do segmento afetado pela artrose ajudando na estabilização da articulação, tanto colaboram na diminuição do quadro doloroso como evitam estresse mecânico sobre a junta afetada. Os estudos se baseiam principalmente no tratamento do acometimento de joelho e quadril.

Exercícios em orteoartrose

O principal objetivo na intervenção por exercícios em osteoartrose é a prevenção da perda de função da articulação (Fisher, 1993). Muitas vezes nos deparamos simultaneamente com duas condições que requerem cuidados no manuseio do paciente, a atrofia causada pelo desuso e a necessidade de cuidados para não agravar uma lesão já estabelecida.

Vários estudos longitudinais demonstram que exercícios cuidadosamente orientados são benéficos, o que é demonstrando pelo aumento da mobilidade articular, aumento de força, diminuição de dor, redução da necessidade de medicação, melhora da propriocepção, aumento da capacidade de performance e diminuição da limitação. Deste modo, estudos controlados com número significativo de pacientes e controles, demonstraram que exercícios aeróbios, associados a exercícios suaves de alongamento e fortalecimento muscular, melhoram significativamente parâmetros que avaliam a qualidade de vida dos pacientes submetidos a exercícios em relação a controles não exercitados ou que recebiam apenas sessões educacionais (Van Baar, 1999).

A adesão dos pacientes depende de vários fatores, incluindo um programa educacional consistente, encorajamento e acompanhamento constante. Deve-se ressaltar que lesões e complicações decorrentes do exercício podem ocorrer, dando ênfase à necessidade de supervisão cuidadosa e instruções de modo a minimizar o risco de lesão pelo exercício. Além da melhora do ponto de vista físico, os pacientes demonstram melhora do ponto de vista psicológico, tanto em função da sociabilização que o exercício permite, como da melhora de sua capacidade funcional.

O exercício

Uma avaliação detalhada é o passo inicial para desenhar um programa de atividade física para pacientes portadores de OA. O primeiro passo é determinar quais problemas funcionais são prioritários para o paciente, esta definição de prioridades, enfatizando a questão do ganho funcional, aumenta o envolvimento do paciente com o programa de exercício (King, 1998).

Embora seja importante iniciar o programa de exercícios visando o reforço da musculatura das articulações afetadas, é muito importante instituir, de maneira concomitante, um programa de exercícios gerais, tanto de resistência como exercícios suaves de força, pois a melhora do bem-estar físico aumenta a chance de aderência ao programa de exercícios.

O objetivo básico é a melhora da flexibilidade, força e resistência. Como orientação geral podemos estabelecer o esquema descrito a seguir.

O treino de flexibilidade visa o aumento da elasticidade dos músculos e tecidos periarticulares, diminuindo a rigidez e melhorando a mobilidade articular. Este trabalho deve ser precedido de um pequeno aquecimento que pode ser obtido através de uma caminhada leve ou mesmo pelo aquecimento com calor superficial. O alongamento com os grupos musculares relacionados à articulação deve ser feito cuidadosamente até surgir sensação de que o músculo está sendo "esticado". Deve-se manter a posição até a diminuição da percepção. É importante que o alongamento não provoque dor, apenas uma sensação de resistência.

O segundo passo é o fortalecimento muscular. A osteoartose causa atrofia localizada decorrente de inatividade provocada pela dor. Além do quadro local, muitas vezes o paciente tem um quadro de sarcopenia pela idade ou por outras patologias associadas. Os objetivos dos exercícios devem ser aumento de massa muscular global e ganho da musculatura que sustenta a articulação a ser tratada. Os exercícios devem ser indicados de acordo com a estabilidade articular, grau de dor e inflamação, devem ser suaves e não devem causar desconforto.

Em caso de juntas agudamente inflamadas ou instáveis, devemos iniciar por exercícios isométricos, que são feitos contraindo a musculatura em torno da articulação, porém sem movimentá-la. Estes, reforçando a musculatura, dão uma melhor condição para exercícios dinâmicos posteriores.

O passo seguinte é a indicação de exercícios isotônicos. Estes devem envolver os grupos musculares que sustentam a articulação. O exercício deve ser indicado individualmente de acordo com a capacidade do paciente e devemos evitar fadiga ou dor. Podemos, por exemplo, iniciar com 40% da resistência máxima do paciente, com cinco repetições de cada exercício. A freqüência inicial deve ser duas a três vezes por semana, aumentando gradualmente intensidade e volume.

O treinamento aeróbio deve ser escolhido em conjunto com o paciente, podendo ser caminhada, ciclismo, natação, alguma modalidade de dança que não cause impacto na articulação ou exercícios aquáticos, que podem ser uma excelente opção, desde que o paciente não se apóie no piso da piscina, mas fique flutuando e obviamente que não tenha medo do ambiente aquático. O exercício pode ser adaptado ao cotidiano, de modo que a caminhada não precisa ser necessariamente feita com intuito de caminhar como exercício, mas pode ser associada às atividades da rotina do paciente. A intensidade deve ser moderada, ou seja, 50 a 70% da freqüência cardíaca máxima. O volume de exercício deve ser inicialmente baixo, de 15 a 20 minutos por sessão, aumentando progressivamente até 30 a 40 minutos por dia. A freqüência pode variar de três a quatro vezes por semana. A progressão deve ser lenta.

Artrite reumatóide

A artrite reumatóide é uma patologia que evolui como poliartrite inflamatória crônica, envolvendo tanto as pequenas articulações de mãos e pés de forma simétrica, como as médias e grandes articulações. Além do quadro articular pode ocorrer comprometimento de múltiplos órgãos, em decorrência do quadro inflamatório sistêmico associado à doença auto-imune.

Embora sua causa ainda seja desconhecida, estudos recentes sugerem que fatores liberados por monócitos sinoviais estimulam a secreção local de fatores inflamatórios, além de transformação dos fibroblastos sinoviais em células produtores de mediadores que provocam a destruição da cartilagem articular. Por sua vez, linfócitos T atuam no desencadeamento do processo imunológico que resulta na cronificação da artrite erosiva (Vanderborght, 2001).

A membrana sinovial normal é constituída por sinoviócitos tipo A que são monócito - símile e sinoviócitos tipo - B, fibroblasto - símile, tecido conectivo frouxo e capilares. Na artrite reumatóide, esta membrana apresenta processo de hiperplasia acentuado, com infiltrado constituído principalmente por monócitos, fibroblastos, linfócitos T e B. As células da linhagem monócito/macrófago expressam MHC classe II, estrutura de membrana que funciona na apresentação de antígenos, mantendo estreito contato com linfócitos T e provavelmente ativando estas células. Além disso, secretam citocinas pró-inflamatórias, quimiocinas e ativam processos de adesão necessários para a atração e retenção das células que participam do processo inflamatório. As células da série monócito/macrófago, ainda estimulam a produção de ciclooxgenase e prostaglandinas, induzem osteoclastogênese, resultando em erosão óssea e osteopenia e finalmente amplificam a produção de enzimas proteolíticas que destroem a cartilagem (VanderBorght, 2001).

Trabalhos atuais sugerem que fibroblastos da sinóvia, os sinoviócitos tipo B, também teriam importância na patogênese, participando do processo destrutivo de cartilagem e ossos. A transformação histológica que estas células sofrem, adquirindo forma em fuso com núcleo grande e descorado, e características como crescimento anômalo lembram crescimento tumoral. Finalmente, fibroblastos sinoviais de artrite reumatóide sofrem menos apoptose que células sinoviais normais (Firestein, 2004).

Linfócitos T da sinóvia reumatóide têm primariamente o fenótipo CD4+CD45RO+, caracterizando células auxiliadoras de memória. São encontrados clones auto-reativos ocorrendo alta freqüência de receptores de célula T específicos, implicando uma estimulação dirigida, antígeno - específica, no entanto, as evidências atuais sugerem que células T exercem uma ação modulatória na resposta inflamatória sinovial (VanderBorght, 2001).

Citocinas pró-inflamatórias têm papel importante na patogênese da doença reumatóide, principalmente aquelas produzidas por macrófagos e fibroblastos. Atualmente IL-1 e TNF-alfa parecem representar as citocinas responsáveis pela reação inflamatória e pela destruição articular (Jenkins, 2002).

Clinicamente a artite reumatóide se caracteriza por poliartrite simétrica, erosiva e crônica que muitas vezes leva à destruição articular. Pode ocorrer também acometimento orgânico sistêmico, além de vasculite.

O tratamento da artrite reumatóide tem por objetivo a supressão do processo inflamatório que além de provocar destruição articular, causa grande desconforto ao paciente, de modo que procuramos bloquear o processo imune-inflamatório e aliviar os sintomas. Para isto, usamos drogas antiinflamatórias não hormonais, às quais em alguns momentos da evolução, associamos corticosteróides em doses baixas. O tratamento do processso patogêncio é feito com o uso de drogas capazes de modificar a evolução da doença, como a cloroquina, sais de ouro, imunossupressores, mais recentemente a leflunomida e as terapias biológicas, como uso de anticorpos anti-TNF (Jenkins, 2002).

O exercício em artrite reumatóide

O exercício físico apresenta vários efeitos benéficos na evolução da artrite reumatóide, tais como melhor condicionamento cardiovascular, aumento da força muscular, aumento da mobilidade articular, melhora da capacidade funcional e prevenção à perda de massa óssea. A manutenção da musculatura que apresenta atrofia, tanto em decorrência do processo patológico como pelo desuso, é fundamental pela sua função na preservação da mecânica articular. Os mecanismos patogênicos próprios da artrite, combinados com atrofia muscular, imobilização articular e uso de corticosteróides, aumentam muito o risco do paciente desenvolver osteoporose (Westby, 2000). O Colégio Americano de Medicina de Esporte, independentemente da alteração estar relacionada à patologia primária, sugere que forças aplicadas ao osso através de atividades diárias e exercícios contribuam para a manutenção da capacidade de suportar cargas (ACSM, 1995).

Vários autores descrevem melhora da condição clínica de pacientes portadores de artrite reumatóide após período de exercícios controlados (Minor e colaboradores, 1989; Lyngberg e colaboradores, 1994; Daltroy e colaboradores, 1995; Noreau e colaboradores, 1995). Westby (2000) estudando pacientes portadores de artrite reumatóide classe I e II, caracterizando doença moderada, comparou grupos controle a grupos submetidos a exercícios três vezes por semana durante um ano, consistindo de período de aquecimento, exercício aeróbio na forma de dança, fortalecimento muscular e alongamento. O autor pode demonstrar efeitos benéficos na atividade física, tanto na habilidade funcional, como nos níveis de atividade, condicionamento cardiovascular e massa óssea, sem qualquer sinal de reativação da doença.

Hakkinen em estudo de 2001 avaliou grupo submetido a atividade física com especial ênfase a treinamento de reforço muscular, tendo como resultado uma melhora significativa dos índices de atividade da doença. O autor concluiu que exercícios dinâmicos de reforço muscular, quando associados a exercícios tipo "*endurance*" melhoravam tanto a força muscular como a capacidade funcional dos pacientes. Este estudo nos leva a conclusão que um programa de atividade física dinâmico com pesos é um componente crítico do conjunto compreensivo de cuidados a serem ministrados a pacientes portadores de artrite reumatóide, em especial mulheres, sobretudo aqueles submetidos a terapia com esteróides.

Van Den Ende e colaboradores (2004), em revisão de literatura tentaram estabelecer o efeito de exercícios dinâmicos em relação a parâmetros definidos, tais como mobilidade articular, força muscular, capacidade aeróbia e desempenho das funções do cotidiano. Revisaram também possíveis efeitos colaterais, como aumento da dor, reativação da doença e progressão radiológica. Os resultados sugerem que a terapia por exercícios dinâmicos é efetiva no aumento da capacidade aeróbia, da força muscular e da mobilidade articular. Os efeitos na capacidade funcional foram pequenos e pouco significativos e quanto à progressão radiológica, foram inconclusivos. O que chama atenção como achado consistente entre todos os estudos se refere à segurança de exercícios dinâmicos vigorosos para pacientes portadores de artrite reumatóide.

Entre os vários estudos publicados, a grande maioria utiliza exercícios aeróbios em especial bicicleta estática e em alguns casos exercícios na água, com resultados excelentes, variando o acompanhamento de dois meses a dois anos. A freqüência também foi bastante variada, de duas a cinco vezes por semana, sendo maior quanto mais curto o estudo. Os vários trabalhos estudam exercícios de reforço muscular, isométricos e isotônicos.

A nossa experiência vem do acompanhamento de pacientes tratados em regime ambulatorial. Procuramos orientar exercícios aeróbios, de alongamento e reforço muscular. Embora nossos resultados não sejam controlados estatisticamente, nossa observação nos permite afirmar que o paciente habitualmente apresenta uma melhor condição para exercer atividades do cotidiano. Além desta melhora física, o maior ganho se refere à sensação do paciente de que está readquirindo a plenitude de sua condição de saúde, mesmo naqueles casos em que houve um pequeno ganho, do ponto de vista objetivo. O paciente nesta condição relata uma grande sensação de liberdade que lhe havia sido tirada pelas restrições impostas pela doença. Em minha experiência e de acordo com o descrito na literatura, não ocorreu qualquer piora da doença.

Fibromialgia

A síndrome da fibromialgia se caracteriza clinicamente por dor difusa, que piora com o repouso e ao início do movimento, contratura difusa ou localizada, presença de pontos dolorosos denominados pontos gatilho, fadiga e distúrbio do sono. Embora possa estar associada a doenças orgânicas, na grande maioria dos casos é um distúrbio funcional que freqüentemente se apresenta em associação com outras alterações desta natureza, como síndrome do colon irritável, síndrome da bexiga irritável, tensão pré-menstrual, cefaléia tensional, dor torácica atípica, alergia a múltiplos antígenos e síndrome da fadiga crônica (Buskila, 2001).

A Organização Mundial de Saúde reconheceu a fibromialgia como entidade nosológica distinta há pouco mais de uma década, de modo que muitos profissionais têm tomado contato com o quadro mais recentemente. Mesmo entre especialistas o conhecimento do quadro vem se firmando somente nos últimos anos. A incidência na população, relatada há dez anos, era de 0,6% e atualmente este número sobe para mais de 10% (Krsnich-Shriwise, 1997).

Embora sua causa seja desconhecida, os fatores relacionados com seu aparecimento são divididos em locais e sistêmicos. Alguns autores apontam alterações locais do fluxo sanguíneo e do metabolismo muscular como causas primárias, apesar de grande maioria dos autores relacionar a patogênese da síndrome com alterações sistêmicas. Provavelmente o distúrbio mais bem relacionado com fibromialgia é o distúrbio do sono descrito por Moldofsky (1975), onde constatamos intrusão de ondas alfa, que normalmente aparecem no estado vigil, durante as fases de sono de ondas lentas. Tal alteração reproduzida em voluntários provocava o aparecimento de quadro similar a fibromialgia. Outra alteração se refere à baixa de serotonina, que pode contribuir para uma percepção aberrante da dor por interação com substância P, ao nível da medula espinal (Buskila, 2001). Ainda é sugerido que traumas, especialmente da coluna cervical podem estar relacionados ao desencadeamento de fibromialgia (Buskila e colaboradores, 1997).

O fator psicológico parece ser de grande importância, em especial quadros de ansiedade e depressão. Alteração tanto do sistema nervoso central, como do sistema nervoso autônomo no ramo simpático com hipersecreção de catecolaminas também parece estar envolvida com esta patologia. Anormalidades hormonais englobando alterações do Fator Liberador de Corticotrofina, do Hormônio do Crescimento e da somatomedina C podem estar relacionadas à gênese da fibromialgia (Krsnich-Shriwise, 1997).

Embora exista um consenso entre especialistas quanto aos efeitos benéficos do uso de antidepressivos tricíclicos no tratamento medicamentoso da fibromialgia, por sua ação na recaptação da serotonina, muitas vezes o resultado é frustrante. Frente à complexidade da patogênese é possível compreender que provavelmente uma abordagem terapêutica única está fadada ao insucesso. Neste contexto o uso de terapia física tem sido de grande utilidade segundo relato de vários autores, experiência que compartilhamos em nossa vivência. Exercícios físicos aeróbios, associados a alongamentos e técnicas de relaxamento têm demonstrado grande eficácia sendo possível inclusive interrupção da terapia medicamentosa (Krsnich-Shriwise, 1997).

Vários autores relatam efeitos benéficos do exercício físico no tratamento da fibromialgia. Martin (1995) adota um programa que inclui exercícios aeróbios, de flexibilidade e reforço muscular durante seis semanas. Wigers (1996) propõe um esquema de treinamento de 14 semanas com exercícios aeróbios e alongamentos, que se mostraram superiores à terapia do estresse. Ambos os autores obtiveram melhora significativa com diminuição da contratura, da dor nos pontos gatilho e da fadiga.

Em minha prática tenho experiência similar. No entanto é importante ressaltar alguns detalhes que podem fazer grande diferença entre um programa bem e mal-sucedido.

Um aspecto primordial, diz respeito ao tempo de início da atividade física. É fundamental que o paciente esteja sem dor ou com um mínimo tolerável para iniciar o exercício, caso contrário em poucos dias ele abandonará a terapia, pois a atividade física realizada com a musculatura contraída, característica da fibromialgia, certamente será causa de piora da sintomatologia. Portanto, a terapia física destes pacientes, sempre deve ser iniciada na vigência de medicação.

Outro ponto diz respeito à orientação de alongamentos e do exercício aeróbio, pois ambos são importantes e o paciente quase sempre não tem noção de como realizá-los, de maneira que a orientação de um profissional habilitado é muito importante. A intensidade do exercício também deve ser estudada cuidadosamente, pois se é nossa intenção a aderência do paciente ao programa de treinamento este deve ser gradual, adaptado àquele paciente de modo que ele não seja submetido a sobrecargas que fatalmente provocarão lesão muscular e a conseqüente desistência.

Um aspecto que começa timidamente a ser abordado se relaciona à questão da prática de relaxamento. Nos parece que tais procedimentos são fundamentais no tratamento de pacientes que têm boa parte da manifestação clínica decorrente da contratura. Deste modo adotamos no tratamento da fibromialgia, rotineiramente, a orientação para a prática de técnica de relaxamento, citando as técnicas de Jacobson, Shultz e outras, sempre que possível, orientadas por profissional habilitado. Além disso, temos usado técnicas de meditação, descritas em outro capítulo, com resultados promissores.

A seguir detalhamos programa de exercícios para portadores de fibromialgia.

Exercício em fibromialgia

O programa deve ter cinco fases, aquecimento, alongamento, exercício aeróbio, fortalecimento e relaxamento.

Os programas devem ser individualizados ou devemos procurar agrupar os pacientes de acordo com o grau de acometimento e capacidade aeróbia, de maneira que o trabalho em grupo seja cooperativo. Embora o trabalho individual permita uma maior atenção por parte do educador físico, o trabalho em grupo tem a vantagem da socialização, que nestes pacientes, por si, já tem função terapêutica.

O aquecimento deve durar de 5 a 15 minutos, consistindo de movimentos lentos, nos quais procuramos iniciar trabalho de movimento da musculatura, sem repetições e sem carga.

O alongamento deve ser apresentado ao paciente como parte importante da terapia. A sua realização necessariamente é feita de maneira tranqüila, mantendo-se o alongamento até o ponto em que o paciente tem a sensação de que o músculo "soltou", o que pode ocorrer em alguns segundos ou até em minutos, ao contrário do que muitas vezes é feito quando o paciente é orientado a contar alguns segundos. Nesta fase devemos ficar muito atentos para o grau de contratura do paciente e para os cuidados para evitar uma distensão ou contratura muscular.

O exercício aeróbio deve ser realizado três a quatro vezes por semana numa intensidade que permita ao indivíduo "falar" sem ficar ofegante, durante a atividade. Isso corresponde a 50 a 60% da freqüência cardíaca máxima calculada através da fórmula 220 – idade (em anos) e que corresponde a um índice de 10 a 12 na escala de esforço subjetivo de Borg. O exercício pode ser uma caminhada, natação, hidroginástica, ciclismo, ou outra atividade aeróbia, fundamental orientar os exercício de acordo com as possibilidades e limitações do paciente. O indivíduo deve se exercitar durante 20 a 30 minutos de forma contínua, caso não consiga, podem ser feitas quatro a seis sessões de 5 minutos com intervalos.

Também tem grande valor o trabalho de fortalecimento, pois muitos pacientes portadores de fibromialgia, como conseqüência da dor, limitam sua movimentação, apresentando atrofia muscular por desuso. As cargas devem ser sempre submáximas (40 a 80% de uma repetição máxima – RM) e o indivíduo deve conseguir completar de quatro a seis repetições. Os exercícios devem ser gerais, procurando englobar toda musculatura e devem ser feitos após o alongamento e o trabalho aeróbio. Caso seja feita a opção de separar as atividades, devemos fazer o alongamento da maneira habitual, um trabalho aeróbio breve e o reforço muscular.

Na fase final, de relaxamento, podem ser feitas atividades de alongamento suaves, de maneira a aproveitar o aquecimento da musculatura e articulações promovido pelo trabalho aeróbio, que ajudam a diminuir a rigidez e melhorar a mobilidade articular, além de caminhadas leves, de maneira a diminuir progressivamente o trabalho muscular, até sua interrupção, durante esta atividade de 5 a 10 minutos.

Referências

1. American College of Sports Medicine Position Stand on Osteoporosis and Exercise. Med Sci Sports Exerc 1995,27:1-7.

2. Arokoski JP, Hyttinen MM, Helminen HJ, Jurvelin JS. Biomechanical and structural characteristics fof canine femoral and tibial cartilage. J Biomed Mater Res 1999;48:99-107.

3. Arokoski JP, Jurvelin JS, Väätäinen U, Helminen HJ. Scand J Med Sci Sports 2000;10:186-98.

4. Buskila D. Fibromyalgia, chronic fatigue syndrome, and myofascial pain syndrome. Curr Opin Rheumatol 2001;13:117-127.

5. Buskila D, Neumann L, Vaisberg G, Alkalay D, Wolfe F. Increased rates of fibromyalgia following cervical spine injury: A controled study of 161 cases of traumatic injury. Arthritis Rheum 1997;40:446-52.

6. Dekel S, Weissman SL. Joint Changes after overuse and peak overloading of rabbit knees in vivo. Acta Orthop Scand 1978;49:519-28.

7. Daltroy LH, Robb-Nicholson C, Iversen MD, Wright EA, Liang MH. Effectiveness of minimally supervised home aerobic training in patients with systemic rheumatic diseases. Br. J. Rheumatol. 1995; 34 :1064- 69.

8. Firestein GS. The T cell cometh: interplay between adaptive immunity and cytokine networks in rheumatoid arthritis. J Clin Invest 2004;114(4):471-74

9. Fisher NM, Gresham GE, Abrams M. Quantitative effects of physical therapy on muscular and functional performance in subjects with osteoarthritis of the knee. Arch Phys Med Rehabil 1993;74:840-47.

10. Gussoni M, Margonato V, Ventura R. Energy costs of walking with hip joint impairments. Phys Ther 1990. 70:295-301.

11. Hakkinen A, Hakkinen K, Hannonen P. Effects of strength training ouromuscular.
12. Jenkins JK, Hardy KJ. Biological modifier therapy for the treatment of rheumatoid arthritis. Am J Med Sci 2002;323(4):197-205.
13. Jurvelin JS, Buschman MD, Hunziker EB. Optical and mechanical determination of Poisson's ratio of adult bovine humeral articular cartilage. J Biomech 1997;30:235-41.
14. Kettunen JA, Kujala UM. Exercise therapy for people with rheumatoid arthritis and osteoarthritis. Scand J Med Sci Sports 2004;14:138-142.
15. King AC, Rejeski WJ, Buchner DM. Physical activity interventions targeting older adults. Acritical review and recomendations. Am J Prev Med 1998;15:316-33.
16. Krsnich-Shriwise S. Fibromyalgia Syndrome: an Overview. Phys Ther 1997;77:68-75.
17. Lyngberg KK, Harreby M, Bentzen H, Frost B, Danneskold-Samsoe B. Elderly rheumatoid arthritis patientson steroids treatment tolerate physical training without an increase in disease activity. Arch Phys Med Rehabil 1994;75:1189-95.
18. Martin L, Nutting A, Macintosh BR, Edworthy SM, Butterwick D, Cook J. An exercise kprogram in the treatment of fibromyalgia. J Rheumatol 1996;23(6):1050-1053.
19. Minor MA, Hewett JE, Webel RR, Anderson SK, Kay DR. Efficacy of physical conditioning exercise in patients with rheumatoid arthritis and osteoarthritis. Arthritis Rheum 1989;32:1396-1405.
20. Moldofsky H, Scarisbrick P, England R, Smythe H. Musculoskeletal symptoms and non- REM disturbance in patients with "fibrositis syndrome" and healthy subjects. Psychosomat Med 1975;37:341-51.
21. Muir H, Carney SL. Pathological and biochemical changes in cartilage and other tissues of canine knee resulting from induced joint instability. In: Helminen HJ, Kirivanta I.
22. Noreau L, Martineau H, Roy L, Belzile M. Effects of a modified dance- based exercise program on cardiorespiratory fitness, psychological state and health status of persons wit rheumatoid arthritis. Am J Phys Med Rehab 1995,74:19-27.
23. Säämänen AM, Tammi M, Pukkonen K, Jurvelin J eds. Joint Loading Biology and Health of Articular Structures. Bristol: Wright, 1986:47-63.
24. Pelletier PJ, Pelletier JM, Abramson, SB. Osteoarthritis an inflammatory disease. Arthritis & Rheum 2001;44:1237-47.
25. Radin EL, Orr RB, Kelman JL, Paul IL, Rose RM. Effect of prolonged walking on concrete on the knees of sheep. J Biomech 1982;15:487-92.
26. Sanders S, Harisdangkul V. Leflunomide for the tratment of rheumatoid arthritis and autoimmunity. Am J Med Sci 2002;323(4):190-93.
27. Schnitzer TJ, Lane NE. Osteoarthritis. In: Goldman L & Ausiello DA, eds. Cecil textbook of Medicine 22nd ed., 2004, Saunders, Philadelphia.
28. Slowman SD, Brandt KD. Composition and glycosaminoglycan metabolism of articular cartilagefrom habitually loaded and habitually unloaded sites. Arthritis & Rheum 1986;29:88-94.
29. Van Baar ME, Assendelft WJJ, Decker J, Oostendorp RAB, Bijlsma JW. Effectivness of exercise therapy in patients with osteoarthritis of the hip or knee. A systematic review of randomized clinical trials. Arthritis Rheum 1999;42:1361- 69.
30. Van den Ende CHM, Viet Vlieland TPM, Munneke M, Hazes JMW. Dynamic exercise therapy for treating rheumatoid arthritis (Cochrane review). In: The Cochrane Library. Issue 1. Chicester, UK: John Wiley & Sons, Ltd, 2004
31. VanderBorght A, Geusens P, Raus J, Stinissen P. The autoimmune pathogenesis of rheumatoid arthritis: role of autoreactive T cells and new immunotherapies. Sem Arthritis Rheum 2001;31:160-75.
32. Westby MD, Wade JP, Rangno KK, Berkowitz J. A randomized controlled trial to evaluate the effectivness of an exercise program in women with rheumatoid arthritis talking low dose prednisone. J Rheumatol 2000;27(7):1674-80.
33. Wigers SH, Stiles TC, Vogel PA. Effects of aerobic exercise versus stress management treatment in fibromyalgia. Scand J Rheumatol 1996;25:77-86.

24 Osteoporose e exercício físico

Fernanda Lima
Natália Oliveira

A osteoporose é uma síndrome caracterizada por uma diminuição da massa óssea e deterioração da microarquitetura do tecido ósseo, levando a um aumento na fragilidade óssea e susceptibilidade a fraturas. A osteoporose é, portanto, clinicamente importante porque pode provocar fraturas. As fraturas mais comuns decorrentes da osteoporose acontecem nas vértebras, no rádio distal e na região proximal do fêmur, embora outros locais possam ser afetados.

A Organização Mundial da Saúde definiu osteoporose como a densidade mineral óssea (DMO) superior a 2,5 desvios-padrão abaixo da média do adulto jovem na densitometria por raios X. A osteopenia é definida como a DMO entre 1 e 2,5 desvios-padrão abaixo da média do adulto jovem.

Morbidade e mortalidade

Nas últimas décadas, a osteoporose foi amplamente reconhecida como um importante problema de saúde pública em termos de morbidade, mortalidade e custos financeiros. É a doença ósteo-metabólica mais comum. Uma vez que a população brasileira está ficando mais velha, estima-se que até o ano 2000, 15 milhões de brasileiros estejam propensos a desenvolver esta doença.

A diminuição de massa óssea associada à osteoporose é a principal responsável pela alta incidência de fraturas em mulheres na pós-menopausa e nos idosos de ambos os sexos. O risco de fratura de quadril durante toda a vida é estimado em 17% para mulheres brancas, 6% para homens brancos, 5,6% para mulheres negras e 2,8% para homens negros. Em vista do aumento da idade média da população estima-se que o número de fraturas por osteoporose deve aumentar exponencialmente nas próximas décadas. A população mundial de 323 milhões de indivíduos com 65 anos ou mais crescerá para 1555 milhões no ano 2050. O crescimento será especialmente maior na Ásia, América Latina, Oriente Médio e África. Um exemplo do provável aumento do número de fraturas de quadril é a projeção norte-americana de dobrar as 238 mil fraturas ocorridas em 1986 para 512 mil no ano.

Em termos de mortalidade, as fraturas do colo de fêmur originam uma redução do tempo de vida da ordem dos 20%, ocorrendo a maioria das mortes nos primeiros seis meses após o episódio de fratura. As fraturas vertebrais também são uma importante causa de morte. Assim, cinco anos após a fratura a sobrevida é da ordem dos 61% nestes doentes, quando o esperado para a mesma idade e sexo era de 76%. Nos Estados Unidos, dados estatísticos mostram que 7% dos pacientes que sobrevivem a todos os tipos de fraturas osteoporóticas apresentam algum grau de déficit funcional. Fraturas vertebrais múltiplas podem resultar em dorsalgia e lombalgia crônicas, redução da atividade física, cifose progressiva e perda de peso. Essa limitação funcional é um fator de risco importante para a depressão.

Tendo em vista todas as complicações resultantes da osteoporose, percebe-se a importância de se conhecer mais sobre sua prevenção, diagnóstico e fatores de risco associados.

Fatores de risco associados à fratura osteoporótica

Existem vários fatores que podem predispor à fratura por osteoporose:
- **Genética:** estudos com gêmeos revelaram que por volta de 50% do pico da massa óssea é determinado geneticamente. Acredita-se que essa herança seja poligênica. Esses fatores genéticos parecem interferir mais na coluna lombar que no colo femoral ou rádio distal.
- **Densidade mineral óssea:** quanto mais baixa, maior o risco de fratura.
- **Peso corporal:** já foi demonstrada correlação negativa entre o índice de massa corpórea (IMC) e o pico de massa óssea. Além disso, o IMC e o baixo peso corporal estão associados a um risco aumentado de fratura.
- **Tabagismo:** existe uma relação inversa entre o tabagismo e a DMO. Os fatores associados ao tabagismo que contribuem para a osteoporose possivelmente são o baixo peso corporal, a menopausa precoce e o aumento da taxa metabólica de estrógeno no caso das mulheres.
- **Etilismo:** o consumo de grandes quantidades de álcool pode ser deletério para o esqueleto. Isto se deve aos possíveis efeitos adversos no metabolismo da proteína e do cálcio, na função gonadal e no efeito tóxico do álcool sobre os osteoblastos.
- **Nutrição:** meta-análises mostram que uma ingesta pobre em cálcio e vitamina D está associada a uma DMO mais baixa e risco maior de fratura.
- **Deficiência dos hormônios sexuais:** o hipogonadismo primário está associado a uma baixa DMO em ambos os sexos. Nas mulheres com amenorréia secundária, observa-se uma redução do pico de massa óssea e aumento do risco de fratura.
- **Outros fatores associados:** endocrinopatias (hiperparatiroidismo, hipertiroidismo, hipotiroidismo, doença de Cushing), neoplasias (linfomas, mielomas) e drogas (corticosteróides, heparina).

Prevenção e tratamento da osteoporose

O objetivo do tratamento da osteoporose é o de evitar a ocorrência de fraturas. O tratamento consiste em mudança de hábitos de vida, suporte, medicamentos e exercícios:
- **Mudança de hábitos de vida:** dieta rica em cálcio e vitamina D, redução do tabagismo e álcool e evitar sedentarismo. Nos pacientes idosos, retirar tapetes e degraus, bem como iluminar melhor o ambiente para evitar quedas.
- **Suporte:** analgésicos, fisioterapia e abordagem ortopédica, se necessário, em caso de fraturas.
- **Medicações:** suplemento com cálcio e vitamina D, bisfosfonatos e calcitonina, paratormônio, terapia de reposição hormonal (TRH) (só no sexo feminino) e raloxifeno (só no sexo feminino) são as opções disponíveis no mercado. O algoritmo na **Figura 24.1** mostra em que situação os medicamentos devem ser introduzidos.
- **Exercícios:** tema principal desse capítulo, será discutido com detalhes em item abaixo.

Exercício físico e osteoporose

Mecanismo de resposta do tecido ósseo ao exercício

Quando uma força é aplicada no osso, este é temporariamente deformado. A extensão desta deformação é medida como "tensão" e depende da magnitude e direção da força aplicada, da distância do ponto de aplicação da força e do eixo de curvatura (braço de alavanca). A regulação da força óssea é uma função das forças mecânicas ou cargas às quais o esqueleto é constantemente exposto.

A resposta do osso às cargas mecânicas é imediata, específica ao osso sobrecarregado, e envolve uma reação celular e tecidual imediata. As células ósseas mecani-

OSTEOPOROSE E EXERCÍCIO FÍSICO

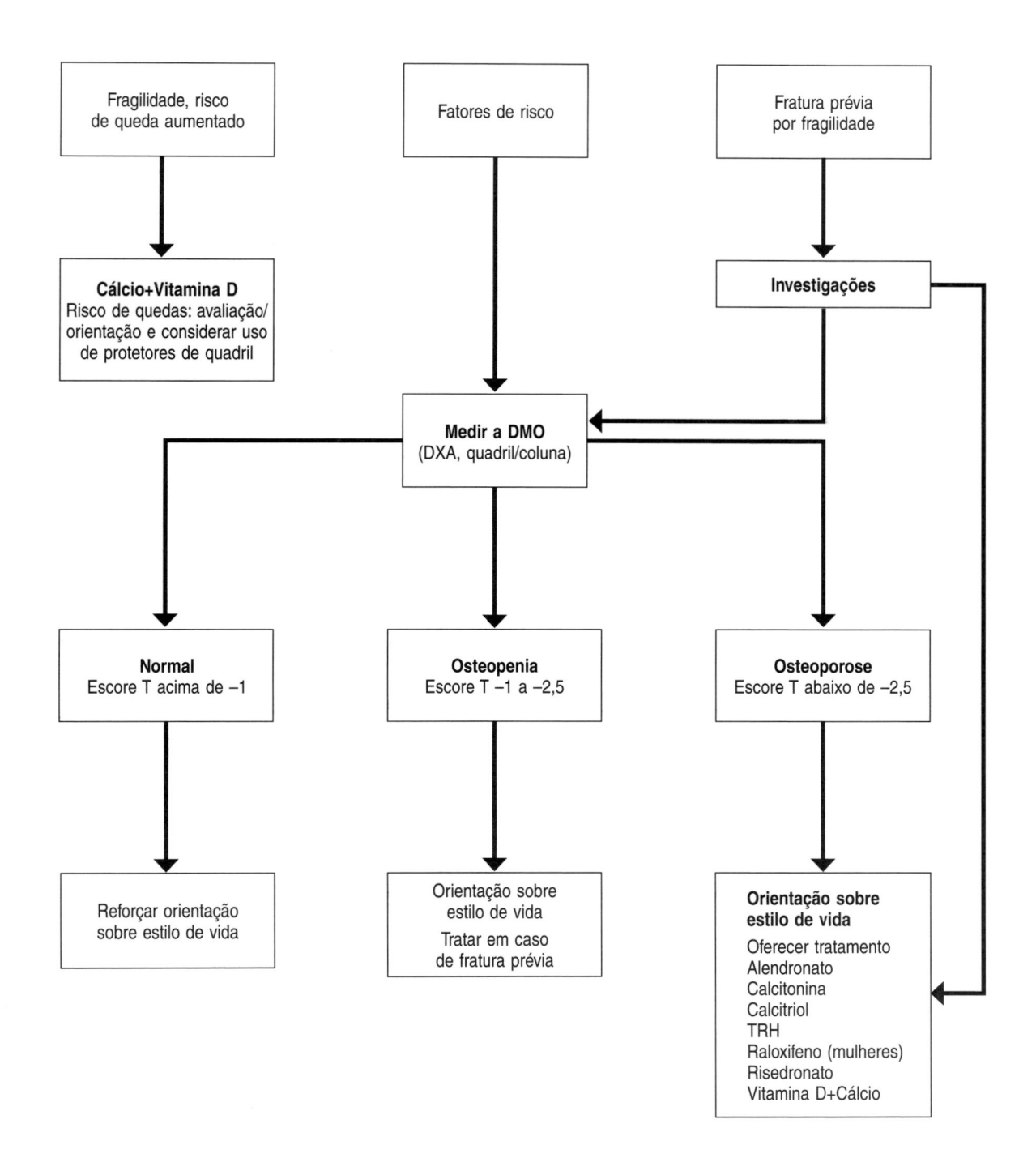

```
┌─────────────────────┐      ┌─────────────────┐      ┌─────────────────────┐
│ Fragilidade, risco  │      │ Fatores de risco│      │  Fratura prévia     │
│ de queda aumentado  │      │                 │      │  por fragilidade    │
└──────────┬──────────┘      └────────┬────────┘      └──────────┬──────────┘
           │                          │                          │
           ▼                          │                          ▼
┌─────────────────────┐               │               ┌─────────────────────┐
│  Cálcio+Vitamina D  │               │               │    Investigações    │
│ Risco de quedas:    │               │               └──────────┬──────────┘
│ avaliação/          │               │                          │
│ orientação e        │               ▼                          │
│ considerar uso      │      ┌─────────────────┐                 │
│ de protetores       │      │   Medir a DMO   │◄────────────────┘
│ de quadril          ├─────►│ (DXA, quadril/  │
└─────────────────────┘      │    coluna)      │
                             └────────┬────────┘
       ┌──────────────────────────────┼──────────────────────────────┐
       ▼                              ▼                              ▼
┌─────────────┐              ┌─────────────────┐            ┌─────────────────┐
│   Normal    │              │   Osteopenia    │            │   Osteoporose   │
│ Escore T    │              │  Escore T -1    │            │   Escore T      │
│ acima de -1 │              │     a -2,5      │            │  abaixo de -2,5 │
└──────┬──────┘              └────────┬────────┘            └────────┬────────┘
       ▼                              ▼                              ▼
┌─────────────┐              ┌─────────────────┐        ┌──────────────────────┐
│  Reforçar   │              │ Orientação sobre│        │  Orientação sobre    │
│ orientação  │              │  estilo de vida │        │  estilo de vida      │
│ sobre estilo│              │                 │        │                      │
│  de vida    │              │  Tratar em caso │        │ Oferecer tratamento  │
└─────────────┘              │ de fratura prévia│       │ Alendronato          │
                             └─────────────────┘        │ Calcitonina          │
                                                        │ Calcitriol           │
                                                        │ TRH                  │
                                                        │ Raloxifeno (mulheres)│
                                                        │ Risedronato          │
                                                        │ Vitamina D+Cálcio    │
                                                        └──────────────────────┘
```

Fig. 24.1
Algoritmo de conduta para homens e mulheres acima de 45 anos que têm ou apresentam risco de osteoporose (Christodoulau C & Cooper C, 2003).

camente estimuladas aumentam, em minutos, a síntese de PGI2 (prostaciclina), PGE2 (prostaglandina E2), G6PD (glicose-6-fosfatase desidrogenase) e de RNA. Portanto, após uma exposição a uma carga externa, os osteoblastos, osteócitos e osteoclastos são submetidos a uma cascata de eventos bioquímicos que refletem a adaptação imposta pelo meio ambiente. Frost sugeriu que existe uma tensão mínima efetiva para o modelamento e remodelamento. As forças que são impostas dentro deste limiar de tensão implicariam em manutenção da massa óssea. Entretanto, forças que excedessem este limiar de modelamento/remodelamento iriam promover um aumento massa óssea, enquanto forças abaixo deste limiar induziriam a um aumento no remodelamento e, conseqüentemente, a uma diminuição da massa óssea.

Didaticamente, as forças às quais os ossos são submetidos podem ser apresentadas como:
- **força de compressão:** o peso do corpo, por exemplo, atua como uma tensão compressiva sobre o esqueleto e decorre da força gravitacional.
- **força de tração:** é uma força de estiramento aplicada sobre um objeto gerando uma tensão, no caso um segmento ósseo, quando os músculos nele inseridos se contraem.
- **força de deslizamento:** é uma força que atua paralelamente ou tangencialmente a uma superfície. Esta tende a causar um deslocamento de uma parte do objeto sobre a outra. É a força que pode gerar a fratura traumática aguda.
- **força de inclinação:** decorre de uma força excêntrica e não-axial aplicada em uma extremidade óssea, gerando um estresse compressivo de um lado e de tração no outro.
- **força de torção:** ocorre quando um osso é contorcido ao redor do seu eixo longitudinal, quando uma das extremidades é fixa.

Na pratica esportiva, constantemente os atletas estão submetidos a estas forças acima citadas de maneira simultânea ou alternada, durante a execução dos movimentos técnicos ou durante os movimentos involuntários ou traumas.

Entretanto, os esportes podem ser classificados de acordo com o padrão predominante de força ao qual o esqueleto é submetido. Os que produzem força gravitacional maior ou igual a 3 vezes o peso corpóreo são classificados como esportes com carga de impacto, onde o predomínio é da força de compressão, combinada com as demais forças. Alguns exemplos são a ginástica olímpica e a corrida. Por outro lado, os esportes onde não há o predomínio da força de compressão ou gravitacional, são classificados como esportes com carga ativa ou dinâmica, pois o predomínio da força sobre o osso passa a ser a tração da musculatura esquelética. Os esportes de carga ativa são os praticados na água, como a natação, mas também o ciclismo e o esqui, onde não há alto impacto sobre o sistema ósseo.

Vários estudos transversais realizados demonstraram o efeito positivo dos exercícios sobre a massa óssea:
- **Estudos populacionais:** estudos observacionais demonstraram uma associação entre densidade óssea, atividade física na infância, atividade física atual e atividade física ao longo da vida. Pesquisadores norte-americanos investigaram relações familiares entre a densidade mineral óssea, ingestão de cálcio e exercício físico em adolescentes, suas mães e avós. Um dos principais resultados obtidos foi que a prática de exercícios, independente da ingestão de cálcio, foi um forte preditor da densidade mineral óssea para as adolescentes e suas mães. Já foi demonstrado que uma profissão fisicamente ativa também é importante. Profissões de trabalho manual ao longo da vida estão associadas com taxas reduzidas de perda óssea nos metacarpos de homens, quando comparados com homens de profissões sedentárias. Foram estudadas 84 mulheres saudáveis pré e pós-menopausa, com idades entre 20 e 75 anos. Os autores concluíram que o VO_2 máximo estava associado com a densidade mineral óssea na cabeça do fêmur e na coluna vertebral.
- **Atletas versus controles:** inúmeros estudos transversais em atletas já demonstraram o efeito da atividade física regular sobre a massa óssea. Um dos desenhos mais freqüentes são os estudos com exercícios unilaterais, tendo o próprio atleta como controle. Como exemplo, tenistas apresentam uma massa óssea maior no antebraço dominante quando comparado com o não-dominante. Existem evidências demonstrando que os atletas de elite e os atletas recreativos de longa data apresentam uma massa óssea e DMO maior que sedentários pareados pela idade. A grande maioria destes estudos tem os corredores como grupo estudado, em vista da carga a que são submetidas as regiões que sustentam o peso do corpo. Em um estudo com corredores com mais de 50 anos de idade, de longa distância de ambos os sexos, a massa óssea lombar foi maior tanto nos homens como nas mulheres, comparados com controles sedentários. Outros esportes com suporte de peso também estão associados com DMO aumentada. Estudo com atletas universitárias demonstrou que a DMO do calcâneo e da coluna lombar era mais alta em jogadoras de voleibol e basquete e significativa-

mente maior que nas sedentárias do grupo controle. Da mesma forma, um estudo realizado com atletas infanto-juvenis brasileiros demonstrou que atletas praticantes de modalidades que implicam tanto em impacto como tração muscular apresentaram massa óssea mais alta que o grupo controle sedentário.

Embora os estudos intervencionais realizados até o momento não apresentem um desenho ideal, sem randomização e tamanho de amostra adequados, a maioria deles demonstrou aumento da DMO nos sítios específicos estudados com o estímulo do exercício físico.

Friedlander estudou mulheres de 20 a 35 anos, designadas para um programa de exercício aeróbio de alto impacto ou para um programa de alongamento ou para a manutenção de suas atividades diárias. As participantes do grupo de exercício de impacto aumentaram sua DMO na coluna vertebral, cabeça do fêmur, trocânter maior e calcâneo, comparadas com o grupo controle. Efeitos parecidos foram obtidos com programas de corrida e treinamento com pesos, onde a DMO aumentou 1,3% nos corredores e 1,2% nos levantadores de peso em comparação com os controles. Em pacientes com osteoporose estabelecida, podem ocorrer melhoras significativas na massa óssea lombar como resultado de exercício de baixo impacto. Efeitos similares podem ser observados em mulheres com baixa DMO que participam de treinamento de força. Exercícios de alto impacto também podem aumentar a DMO, entretanto, é necessário que esta atividade seja mantida para que os benefícios não se percam.

Estudos epidemiológicos demonstram que mulheres fisicamente ativas têm uma menor incidência de fraturas de quadril. Um programa de atividade física enfatizando força, flexibilidade e coordenação podem indiretamente reduzir o risco de fraturas osteoporóticas pela diminuição do risco de quedas e pela capacidade destes indivíduos permanecerem ativos, evitando deste modo a perda óssea decorrente do sedentarismo.

Programa de exercícios para prevenção e tratamento coadjuvante da osteoporose

A posição atual do *American College of Sports Medicine* (1995) em relação aos programas de exercício para pessoas com osteoporose é de que:

- a atividade física com sustentação do peso é essencial para o desenvolvimento e a manutenção de ossos sadios;
- atividades centradas no aumento da força muscular também trazem benefícios, particularmente para os ossos que não têm a função de sustentação do peso corporal;
- é possível aumentar a massa óssea com a atividade física, porém, o principal benefício consiste em evitar a perda óssea que naturalmente ocorre com o sedentarismo;
- um programa de atividade física não substitui o tratamento médico da doença;
- é sugerido que o programa contenha atividades para a melhora da força, da flexibilidade e da coordenação, que indiretamente pode reduzir a incidência de quedas e de fraturas osteoporóticas.

Exercícios resistidos e exercícios com suporte do peso corporal são os mais benéficos para prevenir e tratar a osteoporose, uma vez que contribuem para a preservação ou aumento da massa óssea. Além deste benefício, o exercício regular também traz o fortalecimento muscular e a melhora da coordenação, que auxiliam na prevenção de quedas. Exemplos incluem musculação, subir escadas, step, dança e outras atividades que exigem um trabalho muscular contra a gravidade, sem adicionar um estresse muito alto aos ossos e articulações.

Conclusão

O exercício físico com impacto é essencial para o desenvolvimento normal e manutenção da saúde esquelética. Da mesma forma, o exercício regular, especialmente atividades de alto impacto, contribui para o desenvolvimento de um alto pico de massa óssea e pode reduzir o risco de fraturas em indivíduos mais velhos. A prevenção das fraturas deve ser a meta primária do tratamento de pacientes com osteoporose. O *American College of Sports Medicine* reconhece que diversos tratamentos reduzem o risco de fraturas, incluindo as intervenções que contribuem para o aumento da massa óssea e redução do risco ou conseqüência das fraturas.

Referências

1. American College of Sports Medicine. Osteoporosis and exercise. Medicine and Science in Sports and Exercise. 27:4, p.i-vii, 1995.

2. Chan KM, Anderson M, Lau EMC. Exercise interventions: defusing the world's osteoporosis time bomb. Bulletin of the World Health Organization, v.81, n.11, p.827-830, 2003.

3. Chien MY, Wu YT, Hsu AT et al. Efficacy of a 24-week aerobic exercise program for osteopenic postmenopausal women. Calcified Tissue International, v. 67, p.443-448, 2000.

4. Chow R, Harrison JE, Dornan J. Prevention and rehabilitation of osteoporosis program: exercise and osteoporosis. International Journal of Rehabilitation Research, v.12, p.49-56, 1989.

5. Christodoulau C, Cooper C. What is osteoporosis? Postgraduate Medical Journal, v.79, p.133-138, 2003.

6. Drinkwater B, Grimston SK, Raab-Cullen DM, Snow-Harter CM. ACSM position stand on osteoporosis and exercise. Medicine and Science in Sports and Exercise, v.27, p.1-7, 1995.

7. El Haj AJ, Minter SL, Rawlinson SCF, Suswillo R, Lanyon LE. Cellular response to mechanical loading in vitro. Journal of Bone Mineral Research, v.5, p.923-932, 1990.

8. Fehling PC, Alekel L, Clasey A, Stillman RJ. A comparison of bone mineral densities among female athletes in impact loading and active loading sports. Bone v.17, p.205-210, 1995.

9. Friedlander AL, Genant HK, Sadowsky S et al. A two-year program of aerobics and weight training enhances bone mineral density of young women. Journal of Bone Mineral Research, v.10, p.574-585, 1995.

10. Frost HM. Structural adaptations on mechanical usage (SATMU). Redefining Wolff's law. The Anatomical Record, v.226, p.403-422, 1990.

11. Grimston SK, Morrison K, Harder JA, Hanley DA. Bone mineral density during puberty in western Canadian children. Bone and Mineral, v.19, p. 85-96, 1992.

12. Hall SJ. A biomecânica do crescimento e do desenvolvimento ósseo. In: HALL, S.J., Biomecânica Básica, Rio de Janeiro, Editora Guanabara, p.40-55, 1993.

13. Hartard M, Haber P, Ilieva D et al. Systematic strength training as a model of therapeutic intervention. A controlled trial in postmenopausal women with osteopenia. American Journal of Physical Medicine & Rehabilitation, v. 75, p.21-28, 1996.

14. Iwamoto J, Takeda T, Ichimura S. Effect of exercise training and detraining on bone mineral density in postmenopausal women with osteoporosis. Journal of Orthopaedic Science, v.6, p.128-132, 2001.

15. Lane N, Bloch DA, Jones HH et al. Long-distance running, bone density, and osteoarthritis. JAMA, v.225, p.1147-1151, 1986.

16. Lima FR, Caparbo VF, Baima J, Carazzato JG, Pereira RMR. Effect of impact load and active load on bone metabolism and body composition of adolescent athletes. Medicine and Science in Sports and Exercise, v.33, n.8, p.1318-1323, 2001.

17. Pocock NA, Eisman JA, Yeates MG et al. Physical fitness is a major determinant of femoral neck and lumbar spine bone mineral density. The Journal of Clinical Investigation, v.78, p.618-621, 1986.

18. Rawlinson SCF, El Haj AJ, Minter SL, Bennet A, Tavares A, Lanyon LE. Loaded-related release of prostaglandins in cores of cancellous bone culture - a role of prostacyclin in adaptative bone remodeling. Journal of Bone Mineral Research, v.6, p.1345-1351, 1991.

19. Risser WL, Lee EJ, Leblanc A et al. Bone density in eumenorrheic female college athletes. Medicine and Science in Sports and Exercise, v.22, p.570-574, 1990.

20. Runyan SM, Stadler DD, Bainbridge CN, Miller SC, Moyer-Mileur LJ. Familial resemblance of bone mineralization, calcium intake, and physical activity in early-adolescent daughters, their mothers, and maternal grandmothers. Journal of the American Dietetic Association, v.103, n.10, p.1320-1325, 2003.

21. Skrobak-Kacynski J, Andersen KL. Age dependent osteoporosis among men habituated to a high level of physical activity. Acta Morphologica Neerlando-Scandinavica, v.12, p.283-292, 1974.

22. Snow-Harter C, Bouxsein ML, Lewis BT et al. Effects of resistance and endurance exercise on bone mineral status of young women: a randomized exercise intervention trial. Journal of Bone Mineral Research, v.7, p.761-769, 1992.

23. Todd JA, Robinson RJ. Osteoporosis and exercise. Postgraduate Medical Journal, v.79, p.320-323, 2003.

25 Reumatogia pediátrica

Ana Lúcia de Sá Pinto

Introdução

A Artrite Reumatóide Juvenil (ARJ) é a doença mais comum na reumatologia pediátrica. Em alguns pacientes, ela se apresenta como uma doença crônica e progressiva caracterizada por dor, lesão óssea e perda da capacidade funcional articular.

O termo Artrite Reumatóide Juvenil é utilizado para descrever um grupo heterogêneo de artrites inflamatórias crônicas com início na infância. Estudar ARJ tem sido difícil, pela heterogeneidade das manifestações clínicas da doença, pela dificuldade em recrutar pacientes em número suficiente que sirvam como modelos de tratamento clínico e, principalmente, pela dificuldade em uniformizar a classificação e a nomenclatura da doença.

Classificação

A classificação da artrite crônica na infância continua se desenvolvendo; ótimo seria se tivéssemos uma doença homogênea, com fatores etiológicos e patogênicos bem definidos, mas isso não é possível pela própria expressão fenotípica da doença influenciada por inúmeros fatores, incluindo determinantes genéticos.

O termo ARJ foi adotado em 1972 pela *American Rheumatism Association* (atualmente *American College of Rheumatology*). Definia o início da doença antes dos 16 anos, a duração da artrite em, no mínimo, seis semanas, e em uma articulação. A classificação da doença - dependendo da evolução clínica dos primeiros seis meses - incluía três subtipos: sistêmico, poliarticular e pauciarticular. A *European League Against Rheumatism* (EULAR), estabeleceu em 1977 o termo "Artrite Crônica Juvenil". O diagnóstico requeria três meses de artrite crônica e também definia o início antes dos 16 anos de idade. O que o diferenciava da outra classificação é que acrescentava as espondiloartropatias, como a artrite psoriática. Em resposta a essas discrepâncias, o Comitê Pediátrico da *International League of Association for Rheumatology* (ILAR) propôs o termo "Artrite Idiopática Juvenil" (AIJ), o que tem sido recentemente mais adotado (**Tabela 25.1**).

TABELA 25.1 - ILAR CRITÉRIOS DE CLASSIFICAÇÃO PARA AIJ, DURBAN (1997).

Artrite Sistêmica
- febre por pelo menos duas semanas; - *rash* eritematoso; - linfoadenopatia; - hepatomegalia ou esplenomegalia; - serosites.
Oligoarticular
- artrite acometendo uma a quatro articulações. **Exclusão** - história familiar confirmada de psoríase; - história familiar confirmada de HLA-B27; - Fator Reumatóide (FR) positivo; - HLA-B27 positivo em meninos com artrite antes dos 8 anos de idade; - artrite sistêmica.
Poliarticular FR negativo
- artrite acometendo cinco ou mais articulações. **Exclusão** - FR positivo; - artrite sistêmica.
Poliarticular FR positivo
- artrite acometendo cinco ou mais articulações. **Exclusão** - FR negativo; - artrite sistêmica.
Artrite Psoriática

- artrite e psoríase;
- artrite com pelo menos dois itens:
  a - dactilite;
  b - alterações nas unhas;
  c - história familiar de psoríase.
Exclusão
- FR positivo;
- artrite sistêmica.

Entesites

- artrite e/ou entesite, com pelo menos:
  a - sacroileíte e/ou lombalgia inflamatória;
  b - HLA-B27 positivo;
  c - história familiar HLA-B27 positivo;
  d - uveíte;
  e - meninos com artrite antes dos 8 anos de idade.
Exclusão
- psoríase confirmada;
- artrite sistêmica.

Outras artrites

- crianças com artrite de causa desconhecida, com pelo menos seis semanas de evolução que:
  a - não preencheram nenhum critério para as outras categorias
  b - preencheram critérios para mais de uma categoria

Epidemiologia

Estudos epidemiológicos mostram uma prevalência que varia de 0,07 - 4,01/1000 crianças, e uma incidência variando de 0,0008 - 0,226/1000 crianças. Um dos fatores que contribuem para essa grande variação é a dificuldade para a realização do diagnóstico e definição do grupo a ser estudado, a prevalência dos diferentes subtipos da AIJ e a variação entre os diferentes grupos geográficos e étnicos. A ARJ é mais comum nos europeus Caucasianos, tanto na Europa como nos Estados Unidos. Os Negros e determinados aborígenes canadenses têm maior incidência da forma poliarticular da ARJ. Constata-se que as crianças negras são significativamente mais velhas que as outras crianças no início da AIJ.

Etiopatogenia

Autores têm descrito a AIJ como uma doença auto-imune, com traços genéticos complexos e com diferentes combinações de genes induzindo ao desenvolvimento de diferentes formas da doença. Com a rápida evolução das tecnologias para o estudo da genética, a identificação de genes específicos envolvidos no processo da doença tem sido possível.

Enquanto os estudos para estudar o polimorfismo genético das citocinas e sua associação com a doença, assim como o caminho do processo inflamatório que vem se desenvolvendo, a evidência de um agente etiológico específico permanece desconhecida. Muitos estudos foram feitos no intuito de pesquisar a presença de um agente infeccioso, mas, até o momento, nenhuma clara relação com os subtipos da doença foi sugerida. No entanto, um dado interessante é que a artrite é mais comum nas crianças com alterações imunológicas, como a deficiência seletiva de IgA e a Síndrome de Down. Por isso, o foco das pesquisas atualmente está na identificação dos marcadores genéticos de suscetibilidade, na epidemiologia dos subtipos e na determinação dos fatores de prognóstico que devem ser identificados o mais precocemente possível, para que a terapia seja estabelecida.

Diagnóstico

A dor musculoesquelética é a queixa mais comum no ambulatório do reumatologista. Apesar da artrite estar freqüentemente associada a este sintoma, outras doenças devem ser consideradas, entre elas, o tumor ósseo. Os tumores ósseos em sua grande maioria são acompanhados de dor, mas apenas um terço deles apresentam uma massa palpável. Outro achado muito freqüente - com uma característica benigna em sua evolução - é a hipermobilidade articular, que algumas vezes pode vir acompanhada de um pequeno edema articular.

O diagnóstico da AIJ é eminentemente clínico, e, como a etiologia permanece desconhecida, limita um pouco as investigações laboratoriais. A determinação do Fator Reumatóide (FR), dos fatores anti-núcleo (FAN) e dos Antígenos de Histocompatibilidade (HLA) não são específicos e suas determinações são mantidas para estabelecer os subtipos da ARJ, a forma específica da AIJ ou o risco de complicações, como no caso da uveíte.

Os HLA estão associados a fatores de risco entre diferentes subtipos de ARJ. O HLA-B27 foi o primeiro a ser associado à forma pauciarticular da doença, predominantemente em meninos com presença de entesite. O HLA-DR4 tem sido associado ao subtipo poliarticular, FR IgM positivo da ARJ, reforçando a teoria que essa forma na criança representa a Doença Reumatóide no adulto. O HLA-DR1 está associado ao início pauciarticular da ARJ, que evolui para o subtipo poliarticular. O subtipo poliarticular – FR negativo da ARJ – está associado ao HLA-DP3.

Apesar das alterações descritas na artrite crônica não serem evidenciadas no início da doença, podendo levar até anos para ser evidenciada a diminuição do espaço articular, a alteração na cartilagem de crescimento, a erosão ou a destruição óssea, os exames de raios X ainda são utilizados na investigação, porque são úteis na determinação do diagnóstico diferencial da AIJ, como no caso de trauma, tumor ósseo e artrite por infecção.

A ultra-sonografia pode ser utilizada na determinação das efusões, especialmente em articulações profundas como o quadril e o ombro. Os tecidos inflamados têm a ecogenicidade aumentada, assim, a sinovite e a tenossinovite são bem demonstradas por esse método radiológico.

A ressonância magnética é um exame que mostra com detalhes toda a anatomia da articulação, incluindo a cartilagem e os tecidos moles. Essas alterações podem ser demonstradas precocemente, sendo que esse exame tem a capacidade de nos mostrar a presença da sinovite e a quantidade de tecido comprometido. Tem sido utilizado, também, para a detecção de lesão articular precoce, assim como para monitorar a resposta ao tratamento antes da resposta clínica ser evidente.

Diagnóstico diferencial

O diagnóstico da ARJ requer a exclusão de várias outras doenças, e os mais importantes diagnósticos diferenciais estão listados na **Tabela 25.2**.

TABELA 25.2 - DIAGNÓSTICO DIFERENCIAL DA ARJ

Monoarticular	Poliarticular	Doença sistêmica
Doenças reumatológicas 　ARJ monoarticular 　Artrite psoriática juvenil 　Doença inflamatória intestinal com artrite 　Espondilite anquilosante juvenil	Doenças reumatológicas 　ARJ poliarticular 　Artrite psoriática juvenil 　Doença inflamatória intestinal com artrite 　Espondilite anquilosante juvenil 　Lúpus eritematoso sistêmico (LES) 　Dermatomiosite	Doenças reumatológicas 　Lúpus eritematoso sistêmico (LES) 　Doença inflamatória intestinal com artrite 　Dermatomiosite 　Vasculite
Artrite relacionada à infecção 　Sinovite transitória 　Artrite reativa 　Artrite tuberculosa 　Doença de Lyme	Artrite relacionada à infecção 　Atrite séptica 　Artrite reativa 　Doença de Lyme	Artrite relacionada à infecção 　Atrite infecciosa 　Endocardite infecciosa 　Febre reumática 　Artrite reativa
Trauma e lesões por *overuse*	Leucemia	Leucemia
Tumor ósseo	Linfoma	Linfoma
Leucemia	Neuroblastoma	Neuroblastoma
Linfoma	Sarcoidose	Sarcoidose
Hemofilia	Anemia falciforme	
Neuroblastoma	Fibrose cística	
Granuloma eosinofílico	Diabetes	
Necrose avascular		
Epifisiólise		
Menisco discóide		

Tratamento

O objetivo do tratamento de qualquer doença reumatológica é controlar a atividade da doença, preservar o crescimento e o desenvolvimento físico, emocional e social, minimizar a incapacidade e as deformidades crônicas e promover a remissão da doença. Para atingir esse objetivo é fundamental a participação de equipe multidisciplinar, constituída por reumatologista pediátrico, ortopedista, oftalmologista, enfermeira, assistente social, fisioterapeuta, terapeuta ocupacional, nutricionista, psicólogo e educador físico.

É importante que o reconhecimento das alterações nutricionais, do desenvolvimento e do crescimento da criança, assim como atenção à possível toxicidade do tratamento seja feito pelo reumatologista que estiver acompanhando o paciente.

Entre os avanços no tratamento da AIJ podemos observar o uso mais precoce do corticosteróide intra-aticular, o estabelecimento da eficácia e segurança do methotrexate - uma droga de ação lenta - e, mais recentemente, o uso de agentes biológicos, nos casos de doença resistente ao tratamento inicial.

As drogas utilizadas podem ser divididas em:
- Antiinflamatórios Não Hormonais (AINH);
- Drogas de ação lenta;
- Corticosteróide;
- Imunossupressor;
- Agentes biológicos.

Antiinflamatórios Não Hormonais (AINH)

Normalmente, o tratamento inicial é com Antiinflamatórios Não Hormonais (AINH). Poucos AINH são aprovados para a utilização em crianças, como o ibuprofeno, o naproxeno e o tolmetin. No entanto, muitos outros são utilizados na prática clínica, como o diclofenaco e a indometacina (Tabela 25.3). O acido acetil salicílico tem sido utilizado com menos freqüência, devido à associação observada do seu uso com a Síndrome de Reye, pelo risco de encefalopatia e pela degeneração gordurosa do fígado. A indometacina pode ser utilizada no tratamento das serosites e da espondiloartropatias. Os inibidores seletivos de COX-2 estão associados a uma baixa incidência de toxidade gastrintestinal, e são bem utilizados nos adultos. No entanto, ainda não foram liberados para a utilização em pediatria.

TABELA 25.3 - AINH USADOS EM PEDIATRIA

Droga	Dose mg/Kg/dia	Máximo mg/dia	Doses/dia
Naproxeno	10-20	1000	2
Ibuprofeno	30-40	2400	3
Indometacina	1-3	200	3
Diclofenaco	2-3	200	2-3
Aspirina	15-20	500-1000	4

Drogas de ação lenta

Esse grupo de drogas tem como objetivo modificar a evolução da doença articular, mantendo os períodos de remissão mais prolongados e a doença menos ativa. O methotrexate tem sido utilizado desde 1983. Já foram aprovadas a sua eficácia e segurança, por vários estudos. Trata-se de uma droga de ação lenta, mais utilizada na ARJ de início poliarticular e sistêmico, e em outras apresentações da AIJ, bem como em outras patologias reumatológicas como dermatomiosite, sarcoidose, lúpus eritomatoso sistêmico e esclerodermia. Efeitos colaterais graves como a imunossupressão – observada pela diminuição dos glóbulos brancos – são raramente relatados, e os sintomas gastrintestinais são relatados com doses altas do medicamento. Outras drogas de ação lenta são a D-penicilamina, a hidrocloroquina, a sulfassalazina (Tabela 25.4).

Corticosteróide

É o mais potente dos antiinflamatórios, na ausência de outros medicamentos mais específicos, e continuam sendo o tratamento de escolha em manifestações severas de algumas doenças reumatológicas, incluindo o LES, a dermatomiosite juvenil e as várias vasculites. Quando sua utilização se faz necessária, deve ser com a duração e a dose limitadas, e o tempo suficiente para que as outras drogas comecem a fazer efeito. Na ARJ de início sistêmico, o corticosteróide é utilizado no tratamento das manifestações extra-articulares como a serosite.

TABELA 25.4 - OUTRAS DROGAS UTILIZADAS EM REUMATOLOGIA PEDIÁTRICA

Droga	Dose mg/kg/dia	Máximo mg/dia	Doses/dia
Methotrexate	0,3-1,1	50mg/2	1/semana
Sulfassalazina	40-60	2000	3
Hidroxicloroquina	6-7	200	1-2
Etanercept	0,4	25	2/semana
Azatioprina	0,5-2,5	-	1

O uso do corticosteróide intra-articular (triancinolona hexocetonida) é a segunda forma mais comum de tratamento, após os AINH na manifestação pauciarticular da ARJ. Essa forma de medicação proporciona uma resolução rápida dos sintomas e dos sinais da artrite.

Imunossupressores

Essas drogas são raramente utilizadas na AIJ. São indicadas em casos de doença severa, progressiva, com risco de vida, que não responderam às terapêuticas convencionais. Os imunosupressores mais utilizados em pediatria são a ciclofosfamida, a ciclosporina e a azatioprina.

Agentes biológicos

A introdução do agente anti-fator de necrose tumoral (anti-TNF) foi um importante fator de melhora no tratamento das doenças reumatológicas. Estudos feitos em pacientes com Doença Reumatóide evidenciaram a supressão da doença, a prevenção da erosão e a progressão da destruição articular.

O etanercept é o primeiro agente biológico aprovado pelo *Food and Drug Administration* (FDA) para as manifestações moderada e severa da ARJ de início poliarticular, refratária aos outros tratamentos convencionais.

Foi demonstrado que o uso de etanercept em pacientes com ARJ nas formas poliarticular e sistêmica, proporcionou uma melhoria significativa do status funcional, do bem-estar emocional e da qualidade de vida desses pacientes, e, o mais importante, com poucos efeitos colaterais.

Prognóstico

Apesar do índice estimado de mortalidade em crianças com ARJ ser menor que 0,3% – uma taxa consideravelmente baixa –, essa taxa é significativamente maior que as taxas de mortalidade na população geral, para a mesma faixa etária.

O prognóstico da AIJ depende de cada subtipo, e na realidade a AIJ não é uma doença benigna, do ponto de vista da evolução. A forma pauciarticular da ARJ está associada à melhor evolução articular. No entanto, as formas poliarticular e sistêmica da ARJ apresentam a pior evolução articular.

Um terço de todos os subtipos evolui com a doença em atividade, até a idade adulta, com limitações funcionais severas e alterações psicológicas importantes, como ansiedade e depressão, fatores que estão diretamente relacionados à qualidade de vida. A própria evolução da doença, o uso de medicamentos e a diminuição da atividade física diária aumentam o risco das comorbidades.

Portanto, é importante que o diagnóstico seja feito precocemente, que a terapêutica seja escolhida da forma mais adequada e, que além do controle da atividade da doença e da manutenção da aptidão física, as questões relacionadas ao desenvolvimento social, psicológico, econômico e educacional também sejam levadas em consideração durante o tratamento.

Exercício físico

O sedentarismo imposto pelos quadros crônicos de artrite desempenha um papel importante no status funcional e na qualidade de vida dos pacientes reumatológicos.

Os benefícios do aumento da atividade física para os adultos com artropatia estão bem estabelecidos, tanto com trabalhos que mostram a segurança e a eficácia dos testes de esforço máximo – ergométrico e ergoespirométrico – como na prescrição de programas de exercícios aeróbios e resistidos. Os benefícios incluem o aumento da capacidade aeróbia e da força muscular, o aumento da resistência e a maior independência na execução das atividades diárias.

A aptidão física de crianças com AIJ, é menor quando comparada à de crianças saudáveis. Essas crianças são freqüentemente menos ativas e participam pouco das atividades físicas intensas. Isso pode ser decorrente das manifestações articulares – dor crônica, sinovite e diminuição da mobilidade – e da fadiga, que contribuem para a manutenção de um círculo vicioso de hipoatividade e diminuição da aptidão física. Outros fatores que contribuem para uma menor tolerância à atividade física são a diminuição da flexibilidade, a fraqueza e a atrofia muscular normalmente encontradas nas crianças com AIJ.

Vários fatores fisiopatológicos específicos à doença – como a anemia e a atrofia muscular – podem limitar a capacidade aeróbia e aumentar o custo metabólico dos exercícios em crianças com AIJ.

A capacidade aeróbia dos pacientes com AIJ, medida em teste de esforço máximo em esteira, é cerca de 21,8% menor quando comparada a crianças saudáveis. Há uma correlação positiva da capacidade aeróbia com o tempo de evolução da doença; no entanto, nenhuma correlação foi encontrada com a gravidade e a atividade da doença. A diminuição da força muscular é maior nos músculos próximos às articulações acometidas, mas também é encontrada em músculos mais distantes, sugerindo uma fraqueza muscular generalizada em decorrência da falta de atividade física.

Embora poucos sejam os estudos correlacionando exercícios físicos específicos com a AIJ, esses já demonstram que tanto exercícios na água como os executados no solo promovem uma diminuição na atividade e na gravidade da doença, uma melhoria na aptidão física, na força muscular e na função articular, assim como na habilidade em executar tarefas diárias.

Em conseqüência da melhor evolução da doença e do aumento da aptidão física, esses pacientes apresentam uma diminuição no risco das co-morbidades, e, principalmente, maior auto-estima e melhor qualidade de vida.

Baseando-se nos estudos disponíveis, há algumas recomendações a serem consideradas para prescrever exercício para pacientes com AIJ:

- As crianças com AIJ podem realizar exercícios na água ou no solo com baixo impacto, sem que isso prejudique a evolução da doença.
- A participação em programas de exercício duas vezes por semana por, no mínimo, seis semanas, pode reduzir sintomas.
- O exercício em terra pode induzir a melhores adaptações na força muscular e na condição funcional dos pacientes.
- Exercícios que exijam sustentação do peso são necessários para o desenvolvimento ósseo durante a infância.
- Os exercícios resistidos individualizados e supervisionados parecem ser seguros e eficazes.
- A escolha da atividade específica dependerá das necessidades e preferências da criança.
- As crianças com doença leve são capazes de participar de esportes, desde que devidamente avaliadas.
- Os esportes competitivos com contato devem ser evitados nos períodos de atividade da doença, de forma a evitar o risco de danos à estrutura óssea e articular.

Lúpus eritematoso sistêmico juvenil

Introdução

O lúpus eritematoso sistêmico (LES) é uma patologia inflamatória crônica de caráter auto-imune, que acomete um em cada 2.000 indivíduos da raça branca e um em cada 250 da raça negra. O paciente mais comum é a mulher jovem em idade fértil. No entanto, essa doença também acomete pacientes de todas as idades e de ambos os sexos. Cerca de 20% dos casos de LES são diagnosticados nas primeiras duas décadas de vida. Apesar do diagnóstico e do tratamento serem similares em todos os pacientes com LES, há algumas considerações especiais para as crianças e os adolescentes. Essas particularidades incluem a gravidade e a apresentação da doença, o tratamento, a imunização, e as questões psicossocial e escolar.

Foi a partir da descoberta do auto-anticorpo anti-DNA de dupla hélice – altamente específico para o diagnóstico de LES –, que surgiu a classificação da doença, inicialmente em 1971. Posteriormente foi revisada por TAN *et al.* 1982 (**Tabela 25.5**). É necessário o preenchimento de quatro ou mais critérios para classificar um paciente como portador de LES.

TABELA 25.5 - CRITÉRIOS REVISADOS PARA CLASSIFICAÇÃO DE LES (TAN ET AL.)

"Rash" malar
Lesão discóide
Fotossensibilidade
Úlceras orais
Artrite
Não erosiva de duas ou mais articulações
Serosite
Pleurite   Pericardite
Renal
Proteinúria maior que 0,5 g/dl   Cilindros
Neurológico
Convulsão   Psicose
Hematológico
Anemia hemolítica   Leucopenia < 4.000 células/mm³   Linfopenia < 1.500 células/mm³   Plaquetopenia < 1000.000 células/mm³
Alterações imunológicas
Células LE   Anticorpos Anti-DNA   Anticorpos Anti-Sm   VDRL falso-positivo
Anticorpos antinucleares (FAN)

Patogênese

A patogênese do LES ainda não foi elucidada; apesar de vários progressos na identificação e caracterização dos auto-anticorpos que comprovam a existência de uma disfunção imunológica, as pesquisas tendem a supor uma teoria *multifatorial*. Essa teoria incluiria a predisposição genética e as influências ambiental e hormonal.

As alterações hormonais ocorridas no sexo feminino estão correlacionadas com o início da doença. A mudança na distribuição da doença, entre os sexos feminino e masculino, é de aproximadamente 4:1 na primeira década de vida, indo para 9:1 no começo da terceira década e para 2:1 na menopausa. Também uma maior incidência de LES em homens com Síndrome de Klinefelter aumenta a possibilidade da influência dos hormônios femininos.

Manifestações clínicas

Os sintomas e sinais no início do LES costumam ter apresentações diferentes em adultos e crianças. O início do Lúpus eritematoso sistêmico juvenil (LESJ) tende a ser mais grave e com uma evolução mais agressiva, necessitando muitas vezes de doses mais altas de corticosteróide para controlar a atividade da doença.

Os pacientes pediátricos tendem a correr um risco maior de óbito no início da doença, enquanto os adultos vão a óbito mais em razão das complicações como infecção, insuficiência renal, infarto e câncer. O maior risco de mortalidade e morbidade está relacionado à dificuldade em fazer o diagnóstico e iniciar o tratamento.

O comprometimento renal ocorre em 67% a 82% das crianças, e em 33% a 53% dos adultos com LES. Outras manifestações como as neurológicas, cardíacas e pulmonares também são descritas com uma maior incidência em crianças. No entanto, não são observadas diferenças entre adultos e crianças com relação às alterações hematológicas. Um outro dado que diferencia as manifestações entre as duas faixas etárias é que os adultos têm uma incidência maior de Síndrome de Sjögren.

Sintomas gerais e constitucionais

A anorexia, o mal-estar, a fadiga e a perda de peso ocorrem em praticamente todos os casos de LESJ. A febre associada aos sintomas consuptivos é observada com maior freqüência no início da doença, principalmente em crianças e adolescentes. A febre combinada a linfadenopatia e a hepatoesplenomegalia impõe a pesquisa de doenças infecciosas e linfoproliferativas, sendo indispensável a biopsia do linfonodo para esclarecimento do diagnóstico.

Mucocutâneas

O Lupus eritematoso discóide (LED) e a lesão cutânea isolada como manifestação da doença são raros na população pediátrica. A incidência de LED em faixa etária menor de 15 anos é de 2% a 3%, e é estimado que cerca de 7% desses casos podem evoluir para LES.

A alopécia e as úlceras, que podem não ser dolorosas, em mucosa oral, palato duro e nariz são as manifestações cutâneas mais comuns na infância. O *rash* malar acomete a região malar e dorso do nariz de forma simétrica em asa de borboleta. É uma lesão fotossensível, com base eritematosa e aspecto edematoso que pode iniciar como uma discreta mácula ou pápula, e posteriormente, se tornar confluente e hiperqueratósica.

Musculoesqueléticas

A artrite ocorre em mais de 90% dos casos e, geralmente, se apresenta como uma poliartrite simétrica, envolvendo tanto as grandes como as pequenas articulações. A artrite normalmente é de fácil tratamento e responde bem a terapia.

Ao contrário da artrite da ARJ, a artrite associada ao LESJ é muito dolorosa, e muitas vezes o quadro doloroso não é proporcional ao achado clínico. Além disso, as deformidades, quando ocorrem, são tardias e provêm de alterações na estrutura que envolve as articulações, como ligamentos, tendões e cápsula articular, sendo redutíveis e denominadas artropatia do tipo Jaccoud. O exame radiológico normalmente mostra osteopenia e ausência de erosão óssea.

Hematológicas

As alterações hematológicas podem ser observadas em fases precoces do LESJ. Essas alterações constituem uma das formas mais comuns na infância, principalmente a trombocitopenia e a anemia hemolítica. A anemia está presente em 50% das crianças, a trombocitopenia em 75%, e a leucopenia em até 65% delas. Esses parâmetros devem ser monitorizados, porque são úteis no acompanhamento da doença, já que a diminuição do número dessas células costuma refletir, de forma precoce e precisa, a atividade do lúpus.

Cardiovasculares

A pericardite como primeira manifestação do LESJ pode ser observada em 25% dos casos e, raramente, leva ao tamponamento. A miocardite é uma manifestação grave da doença e pode levar à insuficiência cardíaca congestiva. A endocardite de Libman-Sacks é uma lesão clássica do LES, caracterizada por vegetações verrugosas localizadas próximas às bordas valvares. Na presença de sopros valvares, o diagnóstico diferencial com a cardite de origem reumática se faz necessário. A arterosclerose precoce e acelerada, o uso de corticosteróide e as alterações vasculares são fatores que levam ao infarto agudo do miocárdio - uma importante causa de mortalidade nas crianças com lúpus.

Pulmonares

A pleurite e a pneumonite intersticial podem ser assintomáticas. No entanto, a hemorragia pulmonar é uma das causas principais de óbito nas crianças. As crianças com LESJ são mais susceptíveis às infecções bacterianas e oportunistas; portanto, deve ser feito o diagnóstico diferencial entre atividade da doença e infecção.

Gastrintestinal

A dor abdominal é uma queixa freqüente e pode ser decorrente de uma serosite, pancreatite, sepsis com peritonite bacteriana associada ou vasculite grave. Também é comum a dor abdominal refletir o efeito colateral de alguma medicação utilizada.

Ciclos menstruais

As alterações menstruais, tais como amenorréia, dismenorréia, oligomenorréia são comuns nas adolescentes lúpicas. São quase sempre associadas ao uso de medicamentos ou à atividade da doença. A *anticoncepção* indicada é com agentes contendo progesterona. A gravidez deve ser planejada, preferencialmente para um período em que a doença esteja totalmente inativa e a paciente não esteja necessitando de drogas potencialmente deletérias para o feto.

Renal

A nefrite é uma das maiores preocupações no acompanhamento do paciente com lúpus, já que o envolvimento renal é um dos fatores determinantes de sobrevida. Aproximadamente 66% das crianças e adolescentes com lúpus têm comprometimento renal durante o curso da doença, e cerca de 90% dos pacientes apresentam alteração renal no primeiro ano da doença. A Organização Mundial da Saúde subdivide a patologia renal em seis classes com padrões histológicos definidos: Classe I, em que a biopsia renal é normal, e a Classe VI ou esclerose glomerular, que é a fase final da evolução da doença renal.

A Classe IV ou a glomerulonefrite proliferativa difusa acomete cerca de 40-50% dos pacientes. A Classe II ou glomerulonefrite mesangial, cerca de 15 a 20%. A Classe III ou glomerulonefrite proliferativa focal, cerca de 10 a 15%, e a Classe V ou glomerulonefrite membranosa, cerca de 20%. Recentemente, a incidência da Classe V tem aumentado nos pacientes pediátricos. Essas crianças da Classe V podem evoluir com síndrome nefrótica e proteinúria persistente, aumentando o risco de doença cardiovascular.

A glomerulonefrite proliferativa difusa - a forma mais comum de nefrite em criança - é o tipo mais grave e está normalmente associada à perda da função renal e ao óbito. A glomerulonefrite mesangial tem uma boa resposta ao tratamento, e é a classe histológica com melhor prognóstico.

A avaliação do comprometimento renal deve ser feita em toda criança, com o objetivo de iniciar a terapêutica específica o mais precocemente possível, e assim, evitar a perda da função renal.

Sistema nervoso central

De 20 a 30% das crianças e adolescentes com lúpus apresentam envolvimento do sistema nervoso central (SNC), que pode se constituir de alterações neurológicas ou psiquiátricas. Durante o primeiro ano de evolução da doença, o comprometimento do SNC pode ocorrer em até 80% dos pacientes. Os sintomas podem variar de uma disfunção cerebral global, levando a uma paralisia ou convulsão, a sintomas como cefaléia e perda da memória. Os sintomas psiquiátricos estão presentes de 33% a 60% dos pacientes adultos que têm envolvimento do SNC.

Muitos sinais clínicos são similares entre crianças e adultos, como a psicose, a depressão e a disfunção cognitiva. No entanto, as alterações do movimento - como a coréia - são mais freqüentes nas crianças. A cefaléia é normalmente associada à tensão e à fadiga, mas deve ser diferenciada da cefaléia decorrente da patologia intracraniana. Essa cefaléia pode ser secundária a uma trombose ou à hipertensão intracraniana, sendo que esses quadros são mais freqüentemente vistos em crianças que adultos, e estão associados à presença de anticorpos antifosfolípides.

Alguns trabalhos associam a presença de anticorpos-Sm no líquor, com o comprometimento do SNC em decorrência da atividade da doença, mas em crianças esses anticorpos são positivos em porcentagem igual, tanto nos casos com comprometimento do SNC, como nos que não têm. O diagnóstico do comprometimento do SNC no lúpus é complexo, porque deve ser feita uma correlação entre a sorologia, a imagem obtida pelo método diagnóstico, e a apresentação clínica. Acrescido a isso, freqüentemente é difícil diferenciar a doença primária do SNC, das complicações secundárias ao tratamento do lúpus.

Tratamento

Os pacientes com LESJ devem ser tratados de forma geral como os pacientes com AIJ, com o acréscimo dos protetores solares. Os AINH são indicados para o controle de sintomas leves como a atralgia, a atrite, a mialgia e a febre.

A hidroxicloroquina e o difosfato de cloroquina são utilizados de forma rotineira no LESJ. São indicados quando estão presentes as lesões cutâneas e as manifestações articulares. Como efeitos colaterais podem ser observadas a lesão ocular - que ocorre por acúmulo da droga na retina -, a hipo ou hiperpigmentação cutânea, e as alterações do SNC como insônia, confusão mental, cefaléia e disfunção vestibular.

O corticosteróide controla a maioria das manifestações da doença. Estão indicados quando há comprometimento do SNC, do coração, do rim, ou qualquer outra manifestação grave. Ou, ainda, quando há resposta inadequada aos AINH. Os efeitos colaterais pelo uso crônico são: osteopenia, atraso no crescimento, alterações na aparência física, necrose avascular, labilidade emocional e hipertensão arterial.

Várias formas de tratamento como a monoterapia com corticosteróide, ou a associação com a ciclosporina, a ciclofosfamida, a aztioprina ou o clorambucil, têm sido preconizadas, principalmente, nos casos de doença grave ou quando é necessário diminuir a dose do corticosteróide.

O aumento do risco de infecção, da infertilidade e de doenças malignas com o uso crônico da ciclofosfamida ou de outros imunossupressores, tem sido motivo de preocupação. Além disso, há uma porcentagem de crianças que não apresentam uma resposta adequada ao tratamento tradicional. Nesse sentido, novas terapias têm sido testadas como o micofenolato mofetil e o LIP 394 - imunomodulador específico de linfócito B -, mas ainda estão em fase de estudos e ainda não foram liberadas para uso em crianças e adolescentes.

Morbidade e mortalidade

Estudos realizados entre 1950 e 1960 mostravam uma sobrevida de 17,5% a 69% dos pacientes com LESJ em 5 anos. No entanto, trabalhos mais recentes mostram uma sobrevida de 76% a 85% em 10 anos. O aumento das taxas de sobrevida provavelmente está relacionado ao diagnóstico mais precoce, e a terapêutica, com medicamentos mais efetivos, feita de maneira mais precoce e mais agressiva. Como resultado dessa maior expectativa de vida, as crianças e os adolescentes têm que lidar com os efeitos colaterais das medicações, com o maior risco de co-morbidades, como infecção recorrente, alterações no crescimento, necrose avascular, aterosclerose e hipertensão. Essas co-morbidades podem afetar a qualidade de vida dessas crianças e adolescentes, aumentando os problemas de adaptação física e psicológica.

Os pacientes com manifestação musculoesquelética ou aqueles que receberam altas doses de corticosteróide, apresentam um risco maior de osteopenia. A perda óssea significativa está associada com uma menor habilidade para manter as tarefas do dia-a-dia e realizar um programa de exercícios físicos, assim como com um maior risco para o sobrepeso. O ganho de massa óssea nesse período é fundamental como fator de proteção para a osteoporose. Portanto, medidas preventivas para esses pacientes com LESJ devem incluir dietas com altas taxas de cálcio, e suplementação de cálcio e vitamina D, caso seja necessário. Outras medidas importantes são diminuir o uso do corticosteróide e aumento de massa muscular, bem como estabelecer um programa de exercícios físicos regular.

Exercício

Poucos estudos foram realizados nos últimos anos envolvendo a prática de exercícios físicos em pacientes com LESJ. Existe alguma evidência de que o exercício regular, assim como a suplementação com cálcio e vitamina D, possam ajudar a aliviar complicações ósseas decorrentes do tratamento utilizado. Os exercícios aeróbios e os de fortalecimento muscular agem de forma positiva aumentado o turnover ósseo.

Alguns estudos feitos em pacientes adultos com lúpus já mostraram a eficácia dos exercícios aeróbios e de fortalecimento muscular, com relação à melhora de fadiga, ao status funcional, à aptidão cardiovascular e à força muscular, sem desencadear a atividade da doença.

Como os pacientes com LES apresentam alterações vasculares, e, conseqüentemente, a perfusão do miocárdio, é recomendável que a prescrição do exercício aeróbio siga a mesma recomendação dos pacientes com insuficiência cardíaca, ou seja, treinar 10% abaixo do limiar anaeróbio. Esse limiar deve ser estabelecido pelo teste ergoespirométrico.

O sintoma mais difícil de controlar em pacientes com LES é a fadiga. Adultos portadores de LES têm a capacidade aeróbia reduzida, e esses níveis podem ser tão baixos que podem até limitar as atividades do dia-a-dia. A prática regular de exercícios físicos contribui para a melhoria do condicionamento físico e dos sintomas dessas pacientes, sobretudo com relação à fadiga.

Um programa de exercício físico levando em consideração o treinamento da capacidade aeróbia, do fortalecimento muscular, da flexibilidade (o que, conseqüentemente, acarretará uma mudança na composição corporal), deve ser instituído aos pacientes com LESJ. Assim, diminuímos o risco das co-morbidades e melhoramos a qualidade de vida desses pacientes, que têm que conviver com uma doença crônica e grave.

Referências

1. Groh BP. Current concepts in pediatric rheumatology Curr Opin Orthop 14:385-391,2003.

2. Cron RQ. Current treatment for chronic arthritis in childhood. Curr Opin Pediatr 14:684-687,2002.

3. Munro JE, Murray KJ. Advances in paediatrics rheumatology: Beyond NSAIDs and joint replacement. J Paediatr Child Health 40:161-169,2004.

4. Schneider R, Passo MH. Juvenile rheumatoid arthritis. Rheum Dis Clin Am 28:503-530,2002.

5. Milojovec DS, Ilowite NT. Treatment of rheumatic diseases in children: special considerations. Rheum Dis Clin Am 28:461-482,2002.

6. Gitelman MK, Reiff A, Silverman ED. Systemic lupus erithematosus in childhood. Rheum Dis Clin Am 28:561-577, 2002.

7. Kiss MHB, Pereira RMR. Artrite Reumatoide Juvenil. In: Yoshinari NH & Bonfá ESDO. Reumatologia para o Clínico. 1ª ed. São Paulo, ROCA, pp. 77-86, 2000.

8. Pereira RMR, Goldenstein-Shainberg C. Lupus Eritematoso Sistêmico Juvenil. In:Yoshinari NH & Bonfa ESDO. Reumatologia para o Clínico. 1ª ed. São Paulo, ROCA, pp. 88-91, 2000.

9. Borba EF, Bonfá ESDO. Lupus Eritematoso Sistêmico. In: Yoshinari NH & Bonfa ESDO. Reumatologia para o Clínico. 1A ed. São Paulo, ROCA, pp. 25-33, 2000.

10. Takken T, Van Der Net J, Kuis W, Helders PJ. Physical activity and health related physical fitness in children with juvenile idiopathic arthritis patients. Annals of the rheumatic diseases 62:885-889,2003.

11. Takken T, Van Der Net J, Helders PJ. Relationship between function ability and physical fitness in juvenile idiopathic arthritis patients. Scandinavian journal of rheumatology 32:174-178,2003.

12. Takken T, Van Der Net J, Helders PJ. Do juvenile idiopathic arthritis patients benefit from an exercise program? A pilot study. Arthritis and rheumatism 45:81-85,2001.

13. Pool AJ, Whipp BJ, Skasick AJ, Alavi A, Bland JM, Axford JS. Serum cortisol reduction and abnormal prolactin and CD4+/CD8+ T-cell response as a result of controlled exercise in patients with rheumatoid arthritis and systemic lupus erythematosus despite unaltered muscle energetics. Rheumatology (Oxford) 43:43-48,2004.

14. Klepper S. Exercise and fitness in children with arthritis: evidence of benefits for exercise and physical activity. Arthritis and rheumatism 49:435-443,2003.

15. Arkachaisri T, Lehman TJ. Systemic lupus erythematosus and relates disorders of childhood. Current opinion in rheumatology 11:384-392,1999.

16. Gazarian M, Feldman BM, Benson LN, Gilday DL, Laxer RM, Silverman ED. Assessment of myocardial perfusion and function in childhood systemic lupus erythematosus. The journal of pediatrics 132:109-116,1998.

17. Ramsey-Goldman R, Schilling EM, Dunlop D, Langman C, Greenland P, Thomas RJ, Chang RW. A pilot study on the effects of exercise in patients with systemic lupus erythematosus. Arthritis care and research 13:262-269,2000.

18. Keyser RE, Rus V, Cade WT, Kalappa N, Flores RH, Handwerger BS. Evidence for aerobic insufficiency in women with systemic lupus erythematosus. Arthritis and rheumatism 49:16-22,2003.

19. Tench C, Bentley D, Vleck V, Mccurdie I, White P, D'Cruz D. Aerobic fitness, fatigue and physical disability in systemic lupus erythematosus. The journal of rheumatology 29:474-481,2002.

20. Daltroy LH, Robb-Nicholson C, Iversen MD, Wright EA, Liang MH. Effectiveness of minimally supervised aerobic training in patients with rheumatic disease. British journal of rheumatology 34:1064-1069,1995.

21. Tench CM, NcCarthy J, McCurdie I, White PD, D'Cruz DP. Fatigue in systemic lupus erythematosus: a randomized controlled trial of exercise. Reumathology (Oxford) 42:1050-1054,2003.

26 A coluna na prática esportiva

Ari Stiel Radu

Introdução

A abordagem dos problemas da coluna em praticantes de atividade física, recreativa ou competitiva, merece considerações especiais. Por um lado exercícios de fortalecimento muscular e o condicionamento físico têm um papel reconhecidamente importante no tratamento dos problemas crônicos da coluna. Porém, por outro lado, a própria atividade física pode se relacionar com um processo doloroso da coluna. Assim sendo, ao lidar com atletas em geral, é necessário conhecer a epidemiologia das doenças da coluna nos esportes, bem como compreender a fisiopatologia dos diversos processos que podem lesar a coluna.

Neste texto não serão abordadas as lesões traumáticas agudas diretas sobre a coluna (principalmente região cervical) comum em algumas práticas esportivas, porém bem menos freqüentes que as lesões relacionadas ao esforço repetitivo presente em praticamente todas atividades físicas regulares. Neste sentido, ao se deparar com um paciente o médico se encontra frente a várias possibilidades:
1. O problema foi causado por uma atividade física qualquer;
2. O problema não foi causado, mas piora com a atividade física;
    2.1. a atividade física deve ser contra-indicada;
    2.2. a atividade física deve ser modificada;
    2.3. a atividade física deve ser mantida;
3. O problema não tem qualquer relação com a atividade física.

A prática de atividade física tem aumentado muito em todas as faixas etárias. Isto vale tanto para atividades recreativas quanto para atletas competitivos que treinam várias horas, todos os dias. Assim sendo, o estudo das patologias da coluna nos esportes envolve uma grande variedade de situações clínicas distintas, afetando crianças, adolescentes e adultos, inclusive os extremos de idade. Neste sentido, é importante ressaltar a alta prevalência de problemas da coluna na população adulta e a importante relação destes problemas com aspectos ergonômicos, trabalhistas, sociais e psicológicos. Mais ainda, é preciso lembrar da íntima relação existente entre dor referida na coluna, e várias doenças sistêmicas.

Em resumo, não é possível abordar a coluna isoladamente. É sempre necessária uma avaliação global do paciente, inclusive suas características individuais, hábitos de vida, antecedentes mórbidos... No entanto, quando o paciente é um atleta, o médico deve reconhecer ainda, as características próprias da atividade física praticada e os aspectos técnicos dos treinamentos daquele atleta em particular.

Epidemiologia

A dor lombar é atualmente um dos principais motivos de consulta médica em todo o mundo. Trata-se da principal queixa relacionada ao sistema musculoesquelético. Dados de países industrializados revelam que cerca de 80% de toda a população vai apresentar pelo menos um episódio de dor lombar no decorrer da vida[1]. Muito embora se acredite que a grande maioria dos casos evolua bem, estudos mais recentes têm demonstrado uma história natural não tão favorável com períodos de recuperação relativamente longos e uma alta taxa de recidiva[2]. Menos freqüente que a anterior, dor cervical pode acometer até 10% da população, particularmente depois dos 30 anos de idade[3].

Desta forma, com a prática generalizada de atividades físicas em todas as idades, não é surpreendente que a prevalência de dor na coluna tenha aumentado também no meio esportivo. É preciso lembrar que, enquanto um adolescente suporta horas e horas de treinamento sem lesões, adultos são freqüentemente acometidos por lombalgias de causa degenerativa afetando as articulações facetarias e discos[4]. Vale ressaltar novamente que muitos estudos demonstram que uma boa força muscular, condicionamento físico e flexibilidade são protetores contra lombalgias de diferentes causas, inclusive hérnias discais[5]. Por este motivo, certos tipos de atividade física são freqüentemente recomendados para portadores de dor crônica nas costas. No entanto, atividades físicas têm sim o potencial de provocar lesões na coluna. Neste sentido, dor na coluna tem se tornado uma preocupação crescente entre os praticantes de esportes competitivos, mesmo aqueles tradicionalmente considerados seguros, como, por exemplo, a natação. Uma revisão da literatura médica permite observar que muito embora estudos mais antigos indiquem uma incidência em torno de 10% dos nadadores de elite com queixas relacionadas à coluna, estudos mais recentes tem mostrado números bem mais expressivos[20]. Isto poderia ser explicado pela intensificação progressiva dos treinamentos entre atletas de elite uma vez que, em qualquer situação relacionada com estresse repetitivo sobre alguma estrutura anatômica, a incidência de lesão aumenta proporcionalmente com o aumento na duração do estresse aplicado[6].

No entanto, apesar do que foi descrito acima, faltam ainda dados epidemiológicos definitivos sobre a real incidência e prevalência de problemas da coluna em praticantes de atividades físicas. Ainda neste sentido, estudos epidemiológicos têm demonstrado degeneração discal mais freqüentemente nos atletas do que em não atletas. No entanto não está claro se este achado radiológico relaciona-se com uma maior prevalência de dor nas costas. Por outro lado, a prevalência de espondilólise e espondilolistese é significativamente maior em atletas participantes de esportes que envolvam hiperextensão da coluna (ginastas, lutadores e outros), enquanto que fraturas de estresse do sacro ocorrem exclusivamente em corredores de elite de longa distância[7]. Finalmente é preciso ressaltar que a prevalência das diversas doenças da coluna varia com a idade do atleta. Como exemplos, a estenose do canal é observada praticamente apenas em pessoas mais idosas enquanto que a espondilolise é um problema típico de atletas adolescentes[8,9].

Desta forma, estudos epidemiológicos devem ser individualizados para os diferentes tipos de população. Dados referentes aos esportistas de elite não se aplicam obrigatoriamente a praticantes eventuais, assim como dados da população adolescente não se aplicam à população mais idosa. Inicialmente é preciso ressaltar que dados epidemiológicos da população geral não podem ser transportados para a população praticante de qualquer esporte. A etiologia específica da lombalgia na população geral é obscura e geralmente não diagnosticada com testes convencionais[10]. Embora lesões de tecidos moles, discos e articulações facetarias, estejam entre as causas mais comuns (raramente causas mais graves como infecções, tumores e doenças sistêmicas podem estar por trás de uma lombalgia simples), fatores não orgânicos, sociais e psicológicos, interferem de maneira considerável nos casos crônicos. Além disso, muitos atletas evitam relatar o problema, particularmente no ambiente do esporte profissional. Ao contrário, na população geral ocorre exatamente o oposto, em estreita relação com o pagamento de compensações trabalhistas e outros ganhos sociais ou psicológicos[2]. Da mesma forma a motivação do atleta de voltar a jogar é bem diferente da motivação do trabalhador de voltar a trabalhar.

Na população geral, acredita-se que 6% a 13% dos casos de lombalgia tenham um mecanismo relacionado ao esporte[8]. Estudos específicos na população de esportistas demonstram que a lombalgia é responsável por cerca de 10% a 15% das lesões. Casos de comprometimento neurológico chegam a ser responsáveis por quase 1% das lesões. Porém, neste sentido é preciso ressaltar que alguns esportes são mais freqüentemente relacionados com problemas da coluna e com comprometimento neurológico do que outros. Por este motivo, numerosos estudos têm sido realizados para reconhecer padrões de risco específicos para cada esporte. Eles têm sido úteis na identificação de certas atividades de alto risco, mas devem ser vistos com cautela, pois a maioria dos casos tem uma história natural favorável.

Em geral, quando se fala no diagnóstico de lombalgia, dorsalgia ou cervicalgia em praticantes de atividades físicas, devemos incluir uma gama extensa de diagnósticos diferenciais incluindo patologias próprias das diferentes faixas etárias. Entre as causas mais freqüentes estão a doença de Scheuermann, a discopatia degenerativa, a hérnia discal, as lesões das articulações facetárias, a espondilólise e espondilolistese, a síndrome do desfiladeiro torácico e outras. Síndromes específicas como as citadas acima serão abordadas individualmente. No entanto, a maioria das dores na coluna se enquadra dentro do conceito de lombalgia/cervicalgia mecânica comum[10], uma situação clínica com um substrato anatômico não tão bem estabelecido. Neste sentido, particularmente em relação à prática de atividade física, é mais importante ressaltar fatores predisponentes que possam ser abordados de maneira preventiva ou terapêutica.

Fatores predisponentes

A coluna está sujeita à injúria tanto nos esportes de contato quanto naqueles sem contato. A coluna atua absorvendo e transmitindo força entre as extremidades superiores e inferiores. Além disso, mantém suporte e balanço durante a atividade física. Assim sendo, movimentos específicos e posições corporais que são necessários em diferentes tipos de esportes predispõem a lesões específicas. Por exemplo, a maior incidência de espondilólise é bem documentada nas ginastas que freqüentemente colocam a coluna em hiper-extensão. Conseqüentemente, para se estabelecer um padrão de risco, é mais importante estudar o movimento do esporte do que a modalidade esportiva propriamente dita. Um mesmo movimento pode se repetir freqüentemente em diversos esportes, ou ser praticado em alguns esportes de maneira esporádica devido a erros técnicos ou características individuais do atleta.

A maioria dos autores concorda em afirmar que alteração nos regimes de treinamento, com aumento de intensidade ou da freqüência de treinamento, principalmente no início da temporada ou logo antes de uma competição, estão entre aos fatores desencadeantes mais freqüentes para o desenvolvimento de dor na coluna. Outros autores relatam que a razão entre a força de flexão e extensão do tronco estaria significativamente reduzida em atletas com lombalgia[11]. Vale lembrar que atletas não têm a priori uma musculatura dorsal mais forte do que não atletas, de onde decorre a necessidade de um fortalecimento direcionado especificamente para esta musculatura[12]. Igualmente, encurtamento dos ísquio-tibiais, freqüentemente associado à lombalgias na população geral, também é fator importante na prática esportiva. Este encurtamento aumenta a lordose lombar enquanto que uma falta de flexibilidade dos extensores do quadril atua contrariamente, limitando a curvatura lordótica normal. Assim sendo, um balanço adequado entre os dois permite a coluna uma maior resistência ao estresse axial, transferindo a atividade muscular das extremidades superiores para as inferiores via coluna e pélvis[13]. Em outras palavras, baixa mobilidade pélvica aumenta carga na região lombar.

Outro aspecto que deve ser analisado é a diferença entre a população de adolescentes e pré-adolescentes da população adulta praticando atividades físicas. Adolescentes estão sujeitos a condições relacionadas com o processo de crescimento. Durante o estirão de crescimento os músculos paraspinais e tecidos moles não crescem na mesma proporção que o osso. Como resultado, a fáscia lombo-dorsal se torna excessivamente tensa estressando a coluna e podendo causar dor[14]. Adicionalmente encurtamento dos ísquio-tibiais com o crescimento dos membros inferiores também pode favorecer dor nas costas. Outro fator que deve ser ressaltado no adolescente é a fragilidade da placa cartilaginosa em relação ao núcleo pulposo. Conseqüentemente, forças compressivas em excesso podem levar à fratura da placa e herniações do núcleo pulposo para dentro do corpo vertebral. Da mesma forma, como foi dito anteriormente, fraturas de estresse agudas do pars interarticularis são comuns em atletas jovens.

Fisiopatologia

A maioria dos casos de dor nas costas de atletas tem como origem entorses e estiramentos agudos que podem ser manuseados de maneira conservadora habitual com boa evolução. Casos crônicos têm geralmente como causa um trauma repetitivo nas costas. No entanto, particularmente na população adulta, a combinação de doença discal degenerativa, redução do espaço discal, artrose facetaria e subluxação facetaria altera o funcionamento biomecânico normal da coluna[6] podendo levar a quadros de dor crônica na coluna, radiculopatia ou claudicação neurogênica.

Portadores de canal lombar estreito tendem a piorar seus sintomas em situações de acentuação da lordose lombar. A hiper-extensão lombar diminui o diâmetro do canal medular e foraminal podendo causar sintomas radiculares e/ou claudicação neurogênica[15]. Por outro lado, portadores de hérnia discal lombar (e discopatia degenerativa em geral) pioram seus sintomas com a hiper-flexão lombar. Movimentos de rotação da coluna, como os que são observados no golfe, sobrecarregam particularmente as articulações facetarias enquanto que movimentos repetidos de rotação cervical tendem a piorar casos de radiculopatias cervicais crônicas.

Entidades clínicas específicas

Cervicalgia

Existem muitas informações publicadas referentes às lesões traumáticas da coluna cervical e suas complicações neurológicas nos esportes de contato, particularmente nos portadores de estenose do canal cervical. Muito embora potencialmente graves, estas lesões são raras na maioria dos esportes.

Por outro lado, dados referentes à doença cervical degenerativa na população esportiva são escassos[16]. Na verdade, dor cervical é uma queixa freqüente na população, principalmente a partir da terceira década de vida. Mesmo assim, todas as faixas etárias podem ser acometidas. Além disto, têm sido demonstrado que a prática na juventude de certas atividades físicas como luta e futebol americano, aumenta a prevalência de discopatia cervical degenerativa no decorrer da vida.

Muito embora a maioria dos estudos não tenha revelado aumento na incidência de patologias discais nos praticantes recreativos de várias atividades físicas, alguns estudos demonstram uma relação positiva entre a prática de levantamento de peso ou mergulho e hérnias discais cervicais, principalmente em pessoas acima dos 30 anos[5,17]. Da mesma forma existem evidências de maior risco de discopatia cervical com movimentos repetidos de flexão/extensão.

Na população adulta, o disco é uma fonte comum de dor cervical com a maioria das hérnias ocorrendo nos níveis C5-C6 e C6-C7[16-17]. Uma dor radicular pode ocorrer em duas situações distintas: compressão por hérnia discal (hérnia mole) e compressão por estruturas ósseas (hérnia dura). O termo hérnia discal é utilizado quando há uma herniação aguda do núcleo pulposo através do ânulo fibroso, geralmente acompanhada de cervicalgia aguda, espasmo muscular e irradiação da dor para o braço ou região escapular. Sintomas neurológicos como déficit de sensibilidade, diminuição de força e abolição de reflexos, podem ou não estar presentes. Trata-se de uma situação aguda, sem história prévia de dor, geralmente acometendo pacientes mais jovens com fator desencadeante evidenciado na maioria das vezes (mas não sempre). O fator desencadeante pode ser um trauma de alta energia sobre a região cervical e cabeça ou uma torção brusca do pescoço, praticada em atividades rotineiras. No entanto, a forma mais freqüente é a segunda (hérnia dura), que representa uma degeneração progressiva do disco conjuntamente com um processo de espondilose. Este processo se inicia com a degradação do disco intervertebral o qual leva, em última análise, à perda de altura do espaço discal. Secundariamente ocorre a formação de osteófitos na interface disco/osso ou nas articulações facetarias e uncovertebrais. Nestes casos os sintomas tendem a ser mais insidiosos geralmente começando com episódios de rigidez e dor cervical que pioram progressivamente. Sintomas neurológicos são bem menos freqüentes, mas podem ocorrer em certas situações.

Nos atletas de elite, a queixa mais comum é de dor relacionada com treinamento intenso. A dor, geralmente em queimação, irradia-se pela região posterior do pescoço até a junção cérvico-torácica e região interescapular[6]. Atletas com doença discal cervical pré-existente tendem a piorar da dor quando colocam a coluna cervical em hiper-rextensão enquanto que a rotação cervical repetida tende a piorar quadros dolorosos relacionados às facetas.

A maioria dos casos de cervicalgias em atletas é abordada conservadoramente com sucesso. Na fase aguda, restrição parcial ou total das atividades esportivas e tratamento medicamentoso é necessária. Com a melhora dos sintomas, deve ser iniciado um tratamento fisioterápico visando restabelecer a amplitude de movimentos cervicais e o fortalecimento da musculatura. No entanto, casos de mielopatia, deficit neurológico progressivo ou radiculopatia persistente podem necessitar de tratamento cirúrgico.

Não existem guias padronizados orientando o retorno às atividades esportivas nos casos de discopatia cervical tratada cirúrgica ou conservadoramente. Assim sendo cada caso deve ser analisado individualmente levando em consideração a presença de sintomas neurológicos, dor cervical em repouso e dor ou limitação dos movimentos cervicais.

Síndrome do desfiladeiro torácico

Muito embora a síndrome do desfiladeiro torácico não possa ser considerada uma patologia da coluna, seus sintomas podem ser confundidos com os de uma radiculopatia cervical, motivo pelo qual também serão abordados. A síndrome do desfiladeiro torácico (SDT) é caracterizada pela compressão separada ou (raramente) em conjunto, da artéria braquial, veia braquial e plexo nervoso braquial, causando síndrome vascular ou neurogênica. Ocorre principalmente em esportes de arremesso e menos freqüentemente na natação[18].

A síndrome neurogênica é causada pela compressão do plexo braquial inferior. Existem dois subtipos: a forma clássica e a forma duvidosa. Na forma clássica, geralmente existe uma banda fibrosa congênita que se origina na ponta de uma costela cervical rudimentar e que se insere na primeira costela levando a sinais objetivos clínicos e eletrofisiológicos. Esta forma ocorre mais comumente em mulheres jovens com fraqueza da mão evoluindo com hipotrofia tênar, dor em graus variáveis de intensidade e parestesias do lado medial do braço. Nestes casos sempre é documentada a presença de costela cervical, um processo transverso de C7 alongado ou evidências radiológicas de uma banda que se estende de C7 até a primeira costela. Os achados eletroneuromiográficos são característicos e o tratamento é cirúrgico. A forma duvidosa é muito mais freqüente. O quadro clínico de dor e sintomas sensoriais subjetivos, não é acompanhado de achados eletrofisiológicos objetivos. Nestes casos, inúmeros sítios de compressão diferentes têm sido relatados. Neste sentido, músculo escaleno hipertrofiado parece ser uma causa comum, particularmente em nadadores (síndrome do escaleno).

Dorsalgia

Lesões da coluna torácica nos atletas são bem mais raras e mais facilmente tratadas do que as cervicais e lombares. A causa de lesão mais freqüente nos atletas adultos é a dor de origem facetaria secundária à sobrecarga repetitiva, em esportes que envolvam sobrecarga para o músculo grande dorsal, escapular e extensores da coluna torácica. Nos atletas mais jovens a constatação de uma cifose dorsal exagerada pode indicar o diagnóstico da doença de Scheuermann.

A doença de Scheuermann, ou epifisite vertebral do crescimento, é uma situação freqüente e geralmente assintomática. No entanto, às vezes pode provocar uma dorsalgia moderada que tipicamente piora com certos esforços. Apesar disto, a prática de esportes não deve ser contra-indicada exceto talvez, certas atividades como o nado borboleta[6]. O quadro clínico se caracteriza pela presença de uma hiper-cifose torácica, associada com dor na região escapular e dorsal alta. O diagnósticos depende da constatação de uma cifose superior a 35 graus, com pelo menos uma vértebra apresentando um acunhamento de 5 graus ou mais e a presença freqüente de outras irregularidades vertebrais tais como nódulos de Shmorl, irregularidades das placas cartilaginosas, serrilhamento da borda anterior das vértebras e outras. O tratamento inclui a necessidade do uso contínuo de coletes por pelo menos 6 meses, mas a permissão de retirada dos coletes para os treinamentos e competições tem se mostrado segura e extremamente positiva na melhora do bem-estar do atleta[19].

Lombalgia

A coluna lombar é uma área vulnerável a lesões em diferentes tipos de atividades esportivas, particularmente aquelas envolvendo movimentos rápidos de flexão-extensão (natação), arqueamento excessivo (ginastas) ou movimentos de rotação e flexão (golfe).

Estudos com jovens praticantes de diversos esportes demonstram que lombalgias ocorrem em 10% a 15% dos atletas com uma prevalência atingindo até 75% dos atletas de alta performance. Muito embora, na imensa maioria das vezes sejam situações autolimitadas de abordagem simples, é preciso reconhecer os fatores únicos à prática dos esportes que afetam os padrões de resposta à lombalgia. Particularmente, em atletas adolescentes e pré-adolescentes, todas as queixas de lombalgia devem ser investigadas no sentido de afastar espondilólise e outras situações bem mais raras como tumores e infecções.

Um estudo de 1995 comparou as principais causas de lombalgia em 100 atletas adolescentes e 100 adultos. Os autores ressaltaram a ocorrência de lombalgia em qualquer esporte que envolvesse movimentos repetitivos de flexão, extensão ou rotação da coluna. Na população jovem a principal causa de lombalgia foi a espondilólise e/ou espondilolistese observada em 46% dos casos. A segunda causa mais importante foi diagnosticada como lombalgia mecânica hiper-lordótica observada em 26% dos casos. Em conjunto estas duas situações clínicas, ambas relacionadas com a hiper-extensão da coluna lombar, foram responsáveis por quase dois terços de todos os casos. Na população adulta, uma causa discogênica foi observada em 48% dos casos, seguida de entorses simples em 27% dos casos. Nesta faixa etária, ao contrário da população jovem, movimentos rotacionais foram a principal causa de dor lombar[9].

Vale ressaltar novamente que vários estudos com atletas têm demonstrado uma relação importante entre lombalgia e fraqueza de certos grupos musculares, particularmente abdominais e extensores do quadril[26]. Fadiga muscular, estresse repetido, erros técnicos, encurtamento isquio-tibial e desequilíbrio muscular entre flexores e extensores atuam favorecendo lesões nos esportistas.

Assim sendo, estresse rotatório compressivo sobre a coluna lombar pode causar lesão do ânulo fibroso caracterizadas por dor aguda intensa associada com espasmo muscular. Da mesma forma, as articulações facetárias também podem estar comprometidas levando a um quadro crônico de dor para-vertebral lombar. Por outro lado, nos casos típicos de hérnia discal lombar, geralmente após evento desencadeante, surge uma dor aguda, irradiada para a perna e com trajeto característico. No caso de atletas com mais de 50 anos, o processo degenerativo progressivo da coluna pode levar a um quadro crônico de dor lombar e radiculopatia, particularmente aos movimentos de extensão da coluna, e eventualmente claudicação, característicos da estenose de canal lombar.

A imensa maioria dos casos de lombalgia e lombociatalgia responde bem ao tratamento conservador que inclui uma associação de medidas medicamentosas e não medicamentosas. Drogas anti-inflamatórias, analgésicos e relaxantes musculares são usados com freqüência. Em geral um certo grau de repouso ou de mudança de atividades é necessário antes do retorno progressivo às atividades esportivas habituais, na dependência de uma correção dos fatores predisponentes descritos como desequilíbrios musculares, encurtamentos e erros técnicos.

Espondilólise

A espondilólise e espondilolistese são freqüentes em atletas jovens praticantes de atividades que envolvam hiperextensão da coluna lombar[7,20] como mergulhadores, levantadores de peso, lutadores, ginastas e bailarinas. Acredita-se que os movimentos repetidos envolvidos nestes esportes sejam a causa da lesão, particularmente envolvendo atletas de elite ainda em fase de imaturidade do esqueleto. O quadro clínico se caracteriza por uma dor lombar de início incidioso, exacerbada pela extensão e rotação. A dor pode ser bastante leve dificultando o diagnóstico precoce[14]. A presença de um espasmo isquiotibial também é típica, muito embora freqüentemente mascarada pela hiper-flexibilidade comum aos atletas.

Nos casos com radiografias simples normais o diagnóstico depende da cintilografia óssea acoplada à tomografia (Spect Scan) ou da ressonância magnética. Nos casos sintomáticos de diagnóstico precoce, o uso de coletes tipo Boston por três a seis meses está indicado.

Paralelamente deve ocorrer modificação das atividades esportivas e terapia física, proporcionando uma boa evolução na grande maioria dos casos.

Escoliose

A presença de uma deformidade na coluna é uma preocupação comum entre atletas adolescentes. A escoliose idiopática do adolescente é observada em 2% da população geral. Nos atletas esta prevalência parece estar aumentada apesar de dados conflitantes da literatura. Fatores de risco conhecidos para o desenvolvimento de escoliose incluem história familiar e menarca tardia (situação comum nas atletas adolescentes). Em geral, esportes que aumentam a incidência de escoliose são aqueles que envolvem extremos de torque com desenvolvimento muscular potencialmente assimétrico. Exemplos citados incluem além da natação, a dança, o tênis e certos esportes de arremesso.

Ainda assim não está claro se o exercício pode realmente acelerar a progressão de uma curva de escoliose (ou retardá-la). Desta forma não parece existir nenhuma contra-indicação à prática de esportes[6]. Segundo alguns autores, certas atividades como a natação pode até mesmo ser recomendada como tratamento da escoliose. Muito embora exercícios não tenham efeito benéfico comprovado sobre a curvatura, um aumento no tônus muscular geral teria certamente um efeito benéfico. No caso específico da natação, a falta da gravidade na água proporcionaria ainda, um relaxamento maior da musculatura do tronco, melhorando a amplitude de movimentos praticados[21].

Por outro lado, parece existir um aumento pequeno, porém significativo, de escoliose entre nadadores adolescentes e pré-adolescentes, principalmente nas meninas[22]. Esta poderia ser uma evidência do efeito direto que forças externas provocadas pelo treinamento intenso poderiam ter sobre o crescimento esquelético da vértebra.

O tratamento clássico de esportistas com escoliose segue as recomendações convencionais. Cirurgias de fusão tóraco-lombar não contra-indicam o retorno à prática de esportes mesmo em atletas competitivos. Em todo caso esta é uma decisão individual que deve ser tomada caso a caso.

Referências

1. Hadler NM. editorial. Workers with disabling back pain. The New England Journal of Medicine 337:5,1997,341-43.

2. Waddell G. 1987 Volvo award in clinical sciences- A new clinical model for the treatment of low back pain. Spine 12:7, 1987.

3. Borenstein DG. Epidemiology of neck pain. in Neck Pain. Medical Diagnosis and Comprehensive Management, WB Saunders Company, 1996.

4. Liemohn W. Exercise and the back. Rheumatic Dis Clin North Am 16(4):945-70,1990.

5. Mundt DJ. An epidemiologic study of sports and weight lifting as possible risk factors for herniated lumbar and cervical discs. The northeast Collaborative Group on Low Back Pain. Am J Sport Med 21(6): 854-60,1994.

6. Andrew J Cole, David R Campbell, Dvera Berson, et al.: Swimming em The Spine in Sports - Robert G Watkins Mosby,1996

7. Bono CM. Low Back Pain in Athletes. The Journal of Bone & Joint Surgery 86-A(2),382-396,2004.

8. Trainor TJ, Wiesel S: Epidemiology of Back Pain in the athlete Clinics in sports medicine 21(1):93-104,2002.

9. Micheli LJ, Wood R. Back pain in young athletes:Significant differences from adults in causes and patterns. Arch pediatr Adolesc Med 149:15-18,1995.

10. Radu AS. Abordagem terapêutica das algias vertebrais comuns. Em Coluna Vertebral Conhecimentos Básicos, pg 133-142 organizado por Appel F AGE editora, Porto Alegre 2002.

11. Adams M, Mannion A, Dolan P. Personal risk factors for first-time low back pain. Spine 24:2497-2505,1999.

12. Nadler S, Malanga G, Rubbani M, Prybicien M, Feinberg J. Functional deficits in athletes with a history of low back pain: A pilot study. Arch Phys Med Rehabil 83:1753-8, 2002.

13. Nadler S, Malanga G, Feinberg J, Prybicien M, Stitik T, DePrince M. Relationship between hip muscle imbalance and occurence of low back pain in collegiate athletes: a prospective study. Am J Phys Med Rehabil 80:572-7,2001.

14. Sassmannshausen G, Smith BG Back Pain in the young athlete Clinics in Sports Medicine 21(1):121-132,2002.

15. Radu AS, Menkes CJ. "Update on Lumbar Spinal Stenosis. Retrospective study of 62 patients and review of the literature. Rev Rhum Eng Ed 65(5):337-345,1998.

16. Scherping Jr SC. Cervical disc disease in the athlete. Clinics in Sports Medicine 21(1):37-48, 2002.

17. Kelsey JL, Githens PB, Walter SD et al. An epidemiological study of acute prolapsed cervical intervertebral disc. J Bone Joint Surg Am 66(6);907-914,1984.

18. Katirji B, Hardy RW. Classic neurogenic thoracic outlet syndrome ina competitive swimmer: a true scalenus anticus syndrome. Muscle Nerve 18(2):229-233,1995.

19- Wilson FD, Lindseth RE. The adolescent "swimmer's back". The American J of Sports Medicine 10(3):174-176,1982.

20- Nyska M, Constantini N, Cal-Benzoor M, Back Z, Kahn GM. Spondylosis as a cause of low back pain in swimmers. Int J sports Med 21(5):375-379,2000.

21- Ferrel MC. The spine in swimming. Clinics in Sports Medicine 18(2):3890394,1999.

22- Wood KB. Spinal deformity in the adolescent athlete. Clinics in Sports Medicine 21(1):77-92,2002.

27 Sono e exercício físico

Marco Túlio de Mello
Marcio Vinícius Rossi
Priscila Bueno
Rita Aurélia Boscolo
Sérgio Tufik

Atividade física e exercício físico

A atividade física, segundo Caspersen *et al.* (1985), é qualquer movimento que resulta em um gasto energético. O exercício físico é um subtipo de atividade física, caracterizado por um conjunto de movimentos corporais planejados, que tem como objetivo melhorar ou manter a saúde corporal, podendo ser utilizado para aprimorar a aptidão física (Caspersen *et al.*, 1985; McArdle *et al.*, 1999; Foss & Keteyian, 1998). Desta forma, manter-se fisicamente ativo significa exercitar-se regularmente, de maneira que se aumente o gasto energético corporal, no trabalho, nas atividades da vida diária ou em ocasiões de lazer (Foss & Keteyian, 1998).

Somente na década de 90, a atividade física planejada foi reconhecida como fator essencial no controle de doenças e no aprimoramento da saúde (ACSM, 1994; Foss & Keteyian, 1998; Wilmore & Costill, 2001). Mesmo assim, aproximadamente 66% da população americana não se exercita regularmente (ACSM, 1994; Foss & Keteyian, 1998). No Brasil, mais especificamente, na cidade de São Paulo, 33% da população está engajada em algum tipo de atividade física, e desse grupo de indivíduos somente 36,4% possuem supervisão de um profissional qualificado (Mello *et al.*, 2000).

Diversos estudos têm ressaltado a importância do comportamento humano relativos à saúde, pois grande parte da população considera-se saudável até que apresente sintomas de doença (ACSM, 1994; Wilmore & Costill, 2001). Porém, a saúde é mais abrangente e está relacionada a várias condutas e hábitos, como por exemplo a prática regular de atividade física e uma boa qualidade de sono (Sharkey, 1998).

O exercício físico não exerce influência somente nos aspectos patológicos, mas também nos aspectos emocionais, intelectuais e sociais, proporcionando sensação de bem-estar ao indivíduo. A tendência é relacionar-se melhor com o meio social, produzindo mais intelectualmente. Portanto, a atividade física proporciona uma melhora global na qualidade de vida dos seres humanos (Ghorayeb & Barros Neto, 1999).

São inúmeros os fatores que determinam a qualidade de vida de uma população. E, segundo Nahas (2001) qualidade de vida é o conjunto de fatores individuais e socioambientais que resultam em fenômenos ou situações, como estado de saúde, satisfação com o trabalho, lazer, disposição, longevidade e o nível de aptidão física (Guedes & Guedes, 1995). A obtenção de uma melhor qualidade de vida, exige a prática de atividade física (Guedes & Guedes, 1995). Pode-se dizer que possuir aptidão física é ter capacidade de realizar as atividades da vida diária com o menor nível de dificuldades possível, portanto evitando o aparecimento de distúrbios relacionados com a inatividade (Pate, 1988 apud Guedes & Guedes, 1995). Assim, admite-se que a aptidão física está diretamente ligada à melhora da saúde (Sharkey, 1998).

O exercício físico, praticado de maneira "moderada" e com freqüência regular, proporciona aos praticantes a melhoria da capacidade cardio-respiratória e muscular; controle de peso corporal; aumento de força e resistência muscular; melhoria da flexibilidade, coordenação e equilíbrio; redução de alguns tipos de depressão e ansiedade; melhoria das funções cognitivas (memória, atenção e raciocínio); e melhoria da qualidade e eficiência do sono (Biddle & Fox, 1989; Brandão & Matsudo, 1990; Van Boxtel et al., 1997).

Sono e exercício físico

O exercício físico sistematizado, segundo o *American Sleep Disorders Association*, é considerado uma intervenção não-farmacológica para a melhora da qualidade de sono (Driver & Taylor, 2000). Diversos estudos que serão relatados a seguir, sugerem que o exercício físico pode exercer importante influência sobre o sono humano.

As características individuais e o exercício físico podem influenciar no padrão de sono. Quanto ao nível de condicionamento sabe-se que pessoas fisicamente ativas e com boa forma física têm melhor qualidade de sono, enquanto pessoas inativas queixam-se de sono ruim e são mais estressadas (Buckworth & Disckman, 2002). Estudo realizado por Sherrill et al. (1998) indicaram que a prevalência de problemas do sono e sonolência diária são diminuídos em indivíduos fisicamente ativos, quando comparados a indivíduos sedentários. Youngstedt et al. (1997) e (1999) evidenciam que pessoas treinadas não apresentam alteração de qualidade no sono quando realizam exercícios agudamente, próximos ao VO_2 máx. Mas no estudo de Driver et al. (1988) que analisou o efeito crônico do exercício mostrou que o sono de ondas lentas (SOL) dos treinados foi significantemente maior que dos indivíduos sedentários.

Segundo O'Connor & Youngstedt (1995 apud Buckworth & Disckman, 2002) o sono de pessoas ativas é melhor que de pessoas inativas, com a hipótese de que, um sono melhorado proporciona menos cansaço durante o dia seguinte e melhor disposição para a prática de atividade física. Vuori et al. (1988) afirmam que o exercício físico melhora o sono da população em geral, principalmente sedentários.

Baekeland (1970 apud Buckworth & Disckman, 2002) sugere que interromper a prática regular de exercício físico leva a perturbações do sono. As pesquisas com treinamento contínuo de exercício, mostram que este altera variáveis do sono: diminui a latência de sono, diminui o sono REM e aumenta o tempo total de sono e do sono de ondas lentas (SOL) (Kubitz et al., 1996).

Segundo Lu et al. (2000), o exercício físico diminui a latência do sono, ou seja, facilita o disparo do início do sono. Assim, o exercício provoca o aquecimento corporal e conseqüentemente ativa os processos de dissipação de calor controlados pelo hipotálamo anterior e também os mecanismos indutores do sono desta mesma região (Driver & Taylor, 2000).

A hipótese de aumento do SOL é observada em diversos estudos: no estudo realizado com atletas, Baekeland & Lasky (1966) demonstrou que o SOL aumentou significativamente no dia em que os atletas realizaram exercício durante a tarde, comparado ao dia em que não houve exercício. Nos tratamentos para os distúrbios do sono, um com administração de drogas e outro com prática de exercícios, demostrou-se um aumento do SOL, porém os participantes desses estudos não demostraram uma melhora da eficiência do sono e nem uma redução da sonolência durante o dia (Youngstedt et al., 1999b apud Buckworth & Disckman, 2002; Landolt et al., 1998).

O padrão de SOL pode ser alterado dependendo da intensidade e duração do exercício e temperatura corporal (Horne & Moore, 1985). Para Montgomery et al. (1982) houve diferenças nos cinco experimentos realizados por eles, nos quais comparou-se variações do sono quanto à intensidade, duração e horário da prática dos exercícios, demonstrando assim, a relação com a teoria da conservação de energia. Outro estudo verificou que a condição de exercício leve (40% do VO_2 máx por 160 min.) não produziu mudanças no SOL, mas aumentou o tempo total de sono, a duração de sono NREM e diminuiu a latência de sono. Mas o mesmo estudo analisou o exercício vigoroso (80% do VO_2 máx por 80 min.) e também as condições passivas de calor (imersão em água quente a 42°C) e verificaram um aumento similar do SOL (Horne & Staff, 1983).

Admite-se que o SOL, principalmente o estágio 4 do NREM, é extremamente importante para a reparação fisiológica e de energia (Baekeland & Lasky, 1966). A alteração positiva nesse estágio de sono ocorre em função do aumento do gasto energético provocado pelo exercício durante a vigília alerta, o que propicia um sono mais profundo e restaurador fisicamente (Baekeland & Lasky, 1966; Horne & Moore, 1985; Driver & Taylor, 2000). Hobson (1968) sugere que aumentar o gasto energético durante o dia altera o balanço energético, de maneira que o sono restabelece as condições físicas, para um novo episódio de vigília alerta.

Dessa forma, o exercício influencia também o aumento do tempo total de sono, reforçando a necessidade de mais sono para restabelecer a homeostase perturbada pelo exercício (Driver & Taylor, 2000) e aumenta a latência de sono REM* e/ou diminui o tempo desse estágio de sono dependendo da relação volume e intensidade utilizados para nortear o exercício físico realizado (Horne & Moore, 1985; Youngstedt et al. 1997; 2000; Driver & Taylor, 2000).

Outros estudos mostram que o horário de realização dos exercícios pode representar um aspecto importante nas respostas do sono. A prática de exercícios próxima ao horário de dormir pode levar a um aumento na latência para o sono (Baekeland & Lasky, 1966; Youngstedt et al., 1997), enquanto a prática pela manhã não apresentou essa alteração (Baekeland & Lasky, 1966; Youngstedt et al., 2000). Apesar disso, o fator condicionamento físico é de extrema relevância, pois pessoas treinadas relataram não haver influências do exercício sobre o sono com a prática próxima ao horário de dormir (Youngstedt et al., 1999; Youngstedt et al., 2000 apud Buckworth & Disckman, 2002).

A duração e a intensidade do exercício, também, devem ser considerados. Exercícios que ultrapassam uma hora de duração podem influenciar na redução do sono REM, levando a um período de recuperação corporal inadequado (Youngstedt et al., 1997; Driver & Taylor, 2000). Em relação à intensidade do exercício, no estudo de Vuori et al. (1988) com participação de 1.200 entrevistados, verificou-se que as pessoas que praticavam no início da noite exercícios leves e moderados apresentaram uma melhora na qualidade do sono e um aumento na média do tempo de sono. Da mesma maneira, os entrevistados que realizavam exercícios vigorosos, após às 20:00 h., obtiveram efeitos positivos no sono. No entanto, existe desde observações sugerindo que a prática de exercício neste período possa ter aspectos negativos, como maior dificuldade para dormir, sono agitado e cansaço ao acordar.

Alguns estudos indicam que a intensidade do exercício não causa efeitos importantes ao sono, como é o caso do exercício com intensidade de 60% da capacidade aeróbia máxima e duração de 1 hora, proposto por O'Connor et al. (1998), achado que seria semelhante ao exercício exaustivo por 3 horas realizados por ciclistas a 70% da capacidade aeróbia máxima em estudo de Youngstedt et al. (2000 apud Buckworth & Disckman, 2002) e também o exercício com a mesma população por 3 horas a 65-75% da reserva de freqüência cardíaca (Youngstedt et al., 1999). Embora esses resultados demonstrem relação linear do sono com as características do exercício (Youngstedt et al., 1997; Driver & Taylor, 2000), a questão ainda é controversa (Youngstedt et al., 1997).

Em relação a distúrbios do sono existem evidências que a sua incidência pode prejudicar a performance física e o período de recuperação de atletas por acarretarem um sono insuficiente e de má qualidade (Martins et al., 2001). Além disso, atletas que somam os problemas do sono a uma dieta pobre em nutrientes essenciais, são mais propensos a apresentarem conseqüências danosas se treinarem excessivamente (Brandão et al., 1990).

Outros estudos sugerem que o exercício físico traz alterações positivas ao sono, se realizado, preferencialmente, pela manhã ou à tarde, com intensidade e duração "moderadas", resultando geralmente, em uma melhora na eficiência e qualidade do sono (Baekeland & Lasky, 1966; Youngstedt et al., 1997; 2000).

Relação entre melatonina, temperatura corporal, exposição à luz e ao exercício físico

Evidências indicam que a melatonina humana está fisiologicamente envolvida na regulação da temperatura corporal, de modo que o sinal de aumento da melatonina induz a diminuição da temperatura, sendo que este aumento precede e provoca a queda da temperatura corporal central (Cagnacc et al., 1992; 1997b). A administração de melatonina exógena em doses e condições adequadas, tende a diminuir a temperatura corporal central, além de induzir a uma breve sonolência (Arendt, 1998).

Estudos têm demonstrado que a melatonina é suprimida pela exposição à luz dependendo de sua intensidade. Verifica-se que a luz fraca produz pequenos efeitos, enquanto a luz forte produz efeitos maiores, mas não a completa inibição (Trinder et al., 1996). O horário de exposição à luz também pode influenciar os níveis de melatonina. Durante a noite, a exposição à luz forte em humanos induz uma resposta hipertérmica que não é evidente durante o dia, quando a secreção é ausente (Strassman et al., 1991; Cagnacci et al., 1993; Myers, 1995 apud Cagnacci et al., 1997b).

---

* Latência de sono REM é o intervalo de tempo entre o início de sono e o primeiro período de sono REM (Reimão, 1996).

Alguns estudos apresentam as influências da prática de exercício físico associado ou não à administração de luz, sobre os ritmos circadianos da temperatura corporal central e melatonina.

Estudo realizado por Theron et al. (1984), analisou os níveis de melatonina plasmática antes, imediatamente depois e 1 hora após um período de exercício físico sob luz de 54 ou 320 lux. Todos os sujeitos apresentaram um rápido e significante aumento desse hormônio imediatamente após o exercício, porém, no grupo que se exercitou em ambiente com luz à 54 lux, a melatonina foi significativamente maior que no grupo que se exercitou no ambiente à 320 lux.

Segundo Zhang & Tokura (1999) o programa de exercício a 60% do VO_2 máx em cicloergômetro no início da tarde (12:00 às 13:00 h) sob intensidade de 500 lux, após a exposição pela manhã a luz forte (5000 lux) ou luz fraca (50 lux) em condições de repouso, demonstrou que os níveis de melatonina salivar não tiveram diferenças significativas, antes ou após o exercício nas duas condições de luz, no entanto, a concentração de melatonina aumentou significativamente, durante o exercício, somente após a luz forte. A temperatura retal não alterou durante o repouso, quando comparado entre as duas intensidades de luz, porém, durante o exercício, a média foi significativamente menor após a luz forte do que na exposição à luz fraca. Admite-se, assim, que a intensidade da exposição à luz, anterior ao exercício, pode afetar os mecanismos termorregulatórios durante o exercício.

Uma outra investigação (Buxton et al., 1997) realizou três estudos: o primeiro estudo analisou o ritmo circadiano humano basal; o segundo analisou o efeito agudo de 3 horas de exercício de intensidade moderada (40% e 60% do VO_2 máx); e o último verificou o efeito agudo de 1 hora de exercício intenso (75% do VO_2 máx). Os resultados mostraram que o exercício intenso resultou no aumento da melatonina, enquanto o exercício leve causou o atraso desse hormônio.

No estudo de Monteleone et al. (1990), o padrão noturno da secreção de melatonina foi verificado em diferentes horários do dia e da noite, antes e após exercício físico (50% e 80% de capacidade máxima de trabalho) aplicado durante a noite (22:40 às 23:00 h) e comparado com os valores de repouso. O exercício abrandou significativamente o aumento noturno da melatonina plasmática.

Uma das hipóteses para a diminuição dos níveis de melatonina é o aumento dos hormônios adrenocorticóides. De acordo com Brismar et al. (1985) a inibição da síntese de cortisol com o uso de metirapone resultou em um aumento dos níveis da melatonina na excreção urinária. Soszynski et al. (1989) demonstraram que o aumento de concentração plasmático da melatonina à noite foi ausente em pacientes com hipercortisolaemia. De acordo com Monteleone et al. (1992a) há uma relação temporal entre a secreção de melatonina e de cortisol em resposta ao exercício. Evidências sugerem que a prática noturna de exercícios físicos entre 22:40 e 23:00 h reduz significativamente a secreção plasmática de melatonina e aumenta os níveis de cortisol, sendo que o último induz a diminuição da concentração de melatonina plasmática.

No protocolo com exposição à luz de 2500 lux das 23:10 às 01:00 h e exercício das 23:40 às 24:00 h (Monteleone et al., 1992b), observou-se uma redução acentuada dos níveis de melatonina plasmática quando da exposição da luz. O exercício físico aumentou as concentrações plasmáticas de cortisol, no entanto não afetou a supressão da melatonina entre as condições de exercício e repouso.

Conclusão

Observa-se que a prática de exercício deve auxiliar significativamente na melhora da eficiência e do padrão do sono. Os estudos demonstram que para um indivíduo treinado, os efeitos do exercício físico próximo ao horário de dormir não alteram o padrão do sono no início da noite, mas podem prejudicar esse parâmetro em se tratando de indivíduos sedentários. Desta forma, o exercício físico é uma excelente forma de tratamento não medicamentosa para diversos distúrbios do sono. No entanto, a relação volume x intensidade pode influir diretamente nessa melhora ou não de qualidade e eficiência do sono (**Figura 27.1**), demonstrando assim que os extremos são sempre prejudiciais à qualidade e eficiência do sono.

Com relação à melatonina humana, admite-se que essa esteja inversamente relacionada à temperatura, sendo que o aumento desse hormônio precede e provoca a queda da temperatura corporal central. Porém, como já verificado em diversos estudos, a exposição à luz causa uma supressão nos níveis de melatonina e como conseqüência uma ação hipertérmica. A influência da prática de exercício físico na secreção de melatonina ainda é controverso e necessita mais estudos. No entanto especula-se a possibilidade de que aumentando a relação da intensidade e do volume na prática do exercício físico haveria um aumento do tempo total de sono delta, em especial do estágio/estado[4].

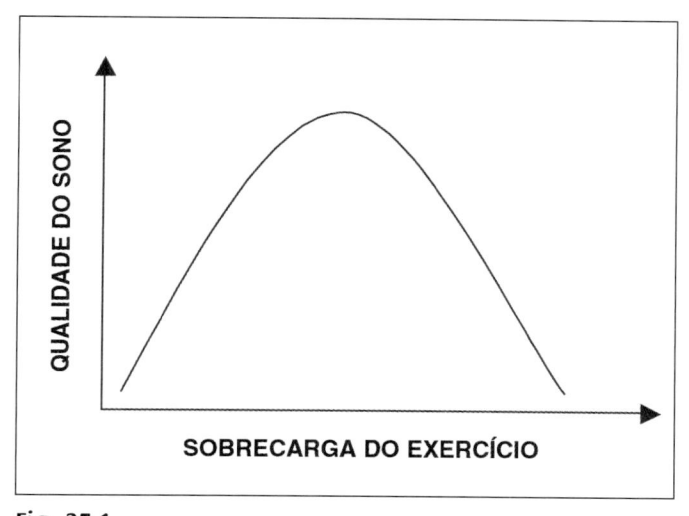

Fig. 27.1
Relação entre a sobrecarga do exercício e qualidade do sono durante a noite seguinte de sono (Martins *et al.*, 2001).

Referências

1. American Colege Sports Medicine. Prova de esforço e prescrição de exercício. Rio de Janeiro: Revinter, 1994.

2. Arendt J. Complex effects of melatonin. Therapie, v. 53, n. 5, 479-88, 1998.

3. Baekeland F, Lasky R. Exercise and sleep patterns in college athletes. Percep Mot Skills, v. 23, p. 1203-7, 1966.

4. Bidlle SJH, Fox KR. Exercise and health psychology: emerging relationship. Br J Med Psychol, London, v. 62, p. 205-16, 1989.

5. Brandão MRF, Matsudo VKR. Stress, emoção e exercício. Rev Bras Cienc Mov, v. 4, n. 4, p. 95-9, 1990.

6. Brandão MRF *et al*. Os efeitos do excesso de carga física sobre as variáveis psicofísicas. Rev Bras Cienc Mov, v. 4, n. 3, p. 32-8, 1990.

7. Brismar K, Werner S, Thoren M, Wetterberg L. Metyrapone: an agent for melatonin as well as ACTH and cortisol secretion. J Endocrinol Invest, v. 8, n. 2, p.91-5, 1985.

8. Buckworth J, Disckman RK. Exercise psychology. Human Kinetics, 2002, cap. 9, p. 177-88.

9. Buxton OM *et al*. Roles of intensites and duration of nocturnal exercise in causing phase delays of human circadian rhythms. Am J Physiol, v. 273, n. 36, p. E542-63, 1997.

10. Cagnacci A, Elliott JA, Yen SSC. Melatonin: a major regulator of the circadian rhythm of core temperature in humans. Clin Endocrinol Metab, v. 75, n. 2, p. 447-52, 1992.

11. Cagnacci A, Kräuchi K, Wirk-Justice A, Volpe A. Homeostatic versus circadian effects of melatonin on core body temperature in humans. J Biol Rhythms, v. 12, n. 6, p. 509-17, 1997b.

12. Caspersen CJ *et al*. Physical activity, exercise, and physical fitness: definitions and distinctions for health-related research. Public Health Rep, v. 100, p. 126-31, 1985.

13. Driver HS *et al*. Submaximal exercise effects on sleep patterns in young women before and after an aerobic training programme. Acta Physiol Scand Suppl, v. 574, p. 8-13, 1988.

14. Driver HS, Taylor S. Exercise and sleep. Sleep Med Rev, v. 4, n. 4, p. 387-402, 2000.

15. Foss ML, Keteyian SJ. Bases fisiológicas do exercício e do esporte. 6ª ed. Rio de Janeiro: Guanabara Koogan, 1998.

16. Ghorayeb N, Barros Neto T. O exercício: preparação fisiológica, avaliação médica, aspectos especiais e preventivos. São Paulo: Atheneu,1999.

17. Guedes DP, Guedes JEP. Exercício físico na proporção da saúde. Londrina: Midiograf, 1995.

18. Hobson JA. Sleep after exercise. Science, v. 162, p. 1503-5, 1968.

19. Horne JA, Moore VJ. Sleep EEG effects of exercise with and without additional body cooling. Eletroencephalogr Clin Neurophysiol, v. 60, p. 33-8, 1985.

20. Horne JA, Staff LH. Exercise and sleep: body-heating effects. Sleep, v. 6, n. 1, p. 36-46, 1983.

21. Kubitz *et al*. The effects of acute and chronic exercise on sleep. A meta-analytic review. Sports Med, v. 21, n. 4, p. 277-91, 1996.

22. Landoult HP et al. SR 463449B a selective 5-HT, receptor antagonist, enhances delta activity and reduces sigma activity in NonREM sleep in humans. Sleep, v. 21(S), n. 3, p. 85, 1998.

23. Lu et al. Effects of lesions of the ventrolateral preoptic nucleus on NREM and REM sleep. J Neurosci, v. 20, n. 10, p. 3830-42, 2000.

24. Martins PJF et al. Exercício e sono. Rev Bras Med Esp, v. 7, n. 1, p. 28-36, 2001.

25. Mello MT, Fernandez AC, Tufik S. Levantamento epidemiológico da prática de atividade física na cidade de São Paulo. Rev Bras Med Esp, v. 6, n. 4, p. 119-24, 2000.

26. McArdle WD. Fisiologia do exercício: energia, nutrição e desempenho humano. 4ª ed. Rio de Janeiro: Guanabara Koogan, 1999.

27. Monteleone P, Maj M, Fusco M, Orazzo C, Kemali D. Physical exercise at night blunts the nocturnal increase of plasma melatonin levels in healthy humans. Life Sciences, v. 47, n. 22, p. 1989-95, 1990.

28. Monteleone P, Fuschino A, Nolfe G, Maj M. Temporal relationship between melatonin and cortisol responses to nighttime physical stress in humans. Psychoneuroendocrinology, v. 17, n. 1, p. 81-6, 1992a.

29. Monteleone P. Maj M, Fuschino A, Kemali D. Physical stress in the middle of the dark phase does not affect light-depressed plasma melatonin levels in humans. Neuroendocrinology, v. 55, p. 367-71, 1992b.

30. Montgomery I et al. Energy expenditure and total sleep time: effect of physical exercise. Sleep, v. 5, n. 2, p. 159-68, 1982.

31. Nahas MK. Atividade física, saúde e qualidade de vida. 2ª ed. Londrina: Midiograf, 2001.

32. O'Connor PJ et al. Exercise-induced increase core temperature does not disrupt a behavioral measure of sleep. Physiol Behav, v. 64, n. 3, p. 213-7, 1998.

33. Sharkey BJ. Condicionamento físico e saúde. 4ª ed. Porto Alegre: Artes Médicas, 1998.

34. Sherrill DL et al. Association of physical activity and human sleep disorders. Arch Intern Med, v. 158, p. 1894-8, 1998.

35. Soszynski P et al. Decreased melatonin concentration in Cushing's syndrome. Horm Metab Res, v. 21, n. 12, p. 673-4, 1989

36. Theron JJ et al. Effect of physical exercise on plasma melatonin levels in normal volunteers. S Afr Med J, v. 66, n. 22, p. 838-41, 1984.

37. Trinder J et al. Inhibition of melatonin secretion onset by low levels of illumination. J Sleep Res, v. 5, n. 2, p. 77-82, 1996.

38. Van Boxtel MPL et al. Aerobic capacity and cognitive performance in a cross-sectional aging study. Med Sci Sports Exerc, v. 29, n. 10, p. 1357-65, 1997.

39. Vuori I et al. Epidemiology of exercise effects on sleep. Acta Physiol Scand, v. 574, p. 3-7, 1988.

40. Wilmore JH, Costill DL. Fisiologia do esporte e do exercício. 2ª ed. São Paulo: Manole, 2001.

41. Youngstedt SD, O'Connor PJ, Dishman RK. The effects of acute exercise on sleep: a quantitative synthesis. Sleep, v. 20, n. 3, p. 203-14, 1997.

42. Youngstedt SD, Kripke DF, Elliott JA. Is sleep disturbed by vigorous late-night exercise? Med Sci Sports Exerc, v. 21, n. 6, p. 864-9, 1999.

43. Youngstedt SD, O'Connor PJ, Crabbe JB, Dishman RK. The influence of acute exercise on sleep following high caffeine intake. Physiol Behav, v. 68, p. 563-70, 2000.

44. Zhang P, Tokura H. Thermoregulatory responses in humans during exercise after exposure to two different light intensities. Eur J Appl Physiol, v. 79, p. 285-89, 1999.

Agradecimentos

AFIP - Associação Fundo de Incentivo à Psicofarmacologia
CEPE/UNIFESP - Centro de Estudos em Psicobiologia e Exercício
CEPID/Sono - FAPESP/UNIFESP
FAPESP
UNIFESP

28 A atividade física no ciclo gestatório puerperal

Eliezer Berenstein
Leosmar Malachias

A saúde tem muitas dimensões, todas decorrentes da complexa interação dos aspectos físicos, psicológicos e sociais da natureza humana. A atividade física durante a vida, e também na gestação, poderá ser um determinante a criar patologias ou auxiliar em curas tanto para a mãe como para o concepto. A mulher cria, e é, um universo para o ser que vira. Ela mesma busca que este seja seu universo saudável.
Eliezer Berenstein

Exercícios na gestação e sua importância

A gestação até a década de 60 era considerada um período especial da vida da mulher em que os exercícios eram pouco recomendados.

As bases desta atitude vinham da falta de estudos científicos a respeito deste binômio, exercícios e gestação.

A literatura médica era pobre nesta área, e os preconceitos superavam os conhecimentos. Somente a partir de 1980 com o aumento de publicações mostrando os benefícios de atividade física na preparação da mulher ao parto natural, os autores médicos debruçaram-se sobre o assunto e, tem se tornando um consenso, que uma gravidez sedentária só traz malefícios.

Este estudo busca mostrar alguns aspectos importantes para uma maior sedimentação deste conceito.

Médicos e pacientes podem pensar ou usar na comunicação, as expressões atividade física, exercício e esporte com o mesmo sentido. Entretanto, refere-se a expressões de movimento corporal totalmente distintos.

Para melhor comunicação de seu conteúdo seguiremos a seguinte sinonímia para a conceituação de atividade física segundo proposto por Victor K.R. Matsudo e Sandra M.M. Matsudo.

Atividade Física é qualquer movimento corporal que se consegue realizar, em função de contração muscular e com gasto energético acima do basal. Assim, quando a mulher estiver caminhando em direção ao mercado ou dançando com o marido ela está fazendo atividade física. É considerada a melhor relação entre movimento humano e saúde.

Exercício é atividade física mais estruturada, que envolve intensidade, freqüência, duração, tendo como objetivo a melhora da aptidão física e, por conseguinte, da saúde. Assim, quando a mulher caminhar ao mercado ou a qualquer lugar com determinado número de passadas por minuto, para percorrer a referida distância em determinado intervalo de tempo, ela estará fazendo exercícios.

Esporte é atividade física que envolve conceitos de desempenho e competição. Assim, quando a mulher quiser percorrer aquela distância ao mercado mais rapidamente que qualquer outra, ela estará competindo, praticando esporte.

Atividade física e saúde: novos paradigmas

É importante ressaltar que diversos órgãos internacionais, como Organização Mundial de Saúde, *Center for Disease Control and Prevention, American College of Sports Medicine, American Heart Association* e, no Brasil, o programa "Agita São Paulo" recomendam que "todo cidadão deve fazer pelo menos 30 minutos de atividade física por dia, na maior parte dos dias da semana, de forma contínua ou acumulada".

Analisando esta recomendação em relação à mulher grávida podemos ressaltar que:
a) As grávidas deveriam acumular tempo de exercício de pelo menos 30 minutos ao dia. No entanto, recomendam-se atividades contínuas que durem mais de 60 minutos.
b) É recomendada atividade física e não esporte. Consideram-se assim atividades do dia-a-dia, como andar no trabalho, subir escadas ou dançar.
c) As características das atividades mencionadas não exigem roupas ou sapatos especiais, locais ou monitores. Significam desenvolver mais um estilo de vida que programa de exercícios.
d) A intensidade sugerida é a moderada, mas com o progredir da gestação, ou no caso de alguma intercorrência, deve-se assumir atividades mais leves.
e) Se a mulher tiver condições físicas e tempo para realizar as atividades de forma continuada, isto será preferível. Mas, se não for o caso e principalmente nas grávidas sedentárias, ou nas fases mais tardias da gestação, lembrar-se deste novo conceito: pode-se "acumular" saúde em sessões de pelo menos 10 minutos de duração; ou seja, tanto faz a grávida caminhar os 30 minutos de uma só vez ou acumular três sessões de 10 minutos cada.

Exercícios como processo

A atividade física transforma energia em movimento e cria a bioquímica necessária para o bem-estar global do ser humano.

Como em outras fases da vida, na gestante o exercício pode ser um fator de melhoria do estado de saúde física e mental, quando bem elaborado:
- A atividade física ativa o sistema neuro-musculoesquelético.
- Ativa o sistema endócrino.
- Melhora a resistência, flexibilidade e em conseqüência, o equilíbrio geral.

Gravidez como período especial e os exercícios

Apesar destes benefícios, é importante levar em consideração as modificações fisiológicas que a gestação impõe à mulher.

No sistema musculoesquelético ocorre a embebição gravídica, processo fisiológico, que determina um relaxamento crescente dos ligamentos por ação direta das gonadotrofinas, estrogênios e relaxina.

Como conseqüência há um amolecimento das cartilagens, aumento dos fluidos sinoviais e conseqüentemente dos espaços sinoviais.

Assim esportes que determinam uma necessidade maior de equilíbrio, agilidade e força dos membros como esquiar, tênis ou cavalgadas podem facilitar a ocorrência de acidentes principalmente a partir do segundo semestre da gestação.

Gravidez como período de gasto energético aumentado

Durante uma gestação a mulher necessita em média de mais 800.000 kcal. Para o desenvolvimento do feto, síntese de tecidos como placenta, líquido amnico e aumento do útero e das mamas.

Assim 300 kcal/dia nos primeiro e segundo trimestre e 390 kcal/dia no terceiro são compensados com um acumulo de gorduras, mediado pela progesterona.

O ganho de peso ideal da gestação é, segundo alguns autores em torno de 13 kg e 15 kg.

Esta massa necessita ser oxigenada e as curvas de consumo de oxigênio pela gestante são apresentadas no **Quadro 28.1**:

QUADRO 28.1 - OS COMPONENTES EXTRAS DE CONSUMO DE OXIGÊNIO NA GRAVIDEZ

Fonte de energia extra	Aumento nas semanas de gestação				Custo estimado	Aumento de O^2 Consumo (ml/min) Semana de Gestação			
Débito	10	20	30	40	(mlO2/min)	10	20	30	40
Débito cardíaco (litros/min)	1,0	1,5	1,5	1,5	Aproximadamente 20	4,5	6,8	6,8	6,8
					A 4,5 litros/min; Aumento pro rata				
Respiração (litros/min)	0,75	1,50	2,25	3,0	1,0/litro de ventilação	0,8	1,5	2,3	3,0
Musculatura uterina (g)	140	320	600	970	3,7/kg	0,5	1,2	2,2	3,6
Placenta (g)									
Úmida	20	170	430	650	3,3/100 g de peso seco	0	0,5	2,2	3,7
Seca	2	17	65	110					
Feto (g)	5	300	1.500	3.400	3,65 kg	0	1,1	5,5	12,4
Mamas (g)	45	180	360	410	3,3 kg	0,1	0,6	1,2	1,4
Rins (mEq de Na reabsorvido)	7	7	7	7	1,0/mEq	7	7	7	7
Na reabsorvido									
					Total ml/min	12,9	18,7	27,2	37,9

Esta necessidade é fornecida por um aumento no débito cardíaco que aumenta 40% em razão do volume de diastólico aumentado em 70 a 80 ml, mas apesar disto a PAM (pressão arterial média) reduz-se progressivamente.

Assim uma orientação adequada para que a grávida não pratique esportes até sua máxima performance anterior à gestação é bastante sensata.

Gestação e as mudanças hormonais

É durante a gestação que o corpo feminino sofre as maiores influências hormonais.

O corpo lúteo e a unidade feto placentária permanecem como responsáveis pela produção crescente dos hormônios.

A) Gonadotrofina coriônica humana (Hcg), que impede a involução do corpo lúteo produzida inicialmente pelas células trofoblásticas e a partir da 8ª semana passa a ser produzida pela placenta.

B) A relaxina, um polipeptídio produzido pelo ovário durante toda gestação. A relaxina tem um peso molecular bastante baixo (6.500), molécula semelhante à insulina. Sabe-se ainda muito pouco sobre a relaxina, mas sua ação colagenolítica com a meta de preparação ao parto, amolece as cartilagens e relaxa os ligamentos.

C) A progesterona, estrógenos e androgênios crescentes durante a gestação também são mantidos pelo corpo lúteo gravídico.

D) A placenta produz ainda o hormônio lactogenio placentário (hPL). Este hPL tem função de provocar lipólise, retenção de nitrogênio e aumentar a resistência periférica à insulina, um papel diabetogênico na gestação.

E) A elevação de T3 e T4 totais durante a gestação é responsável pelo aumento da freqüência cardíaca da gestante (100 bpm), taxa metabólica elevada e labilidade emocional.

Este quadro "hipertireoidismo símile" da gestante é um mecanismo fisiológico de compensação ao crescimento fetal.

F) Os níveis plasmáticos de deoxicorticosterona elevam-se durante a gravidez e atingem um patamar em 30 semanas, três a cinco vezes mais alta que antes da gravidez.

G) Em 1981 foi isolado o peptídeo natriurético atrial (PNA), que como nome diz é importante na regulação da filtração de sódio pelo rim.

Alguns trabalhos mostraram níveis elevados deste hormônio, relacionados a ganho de peso.

Exercício na gestação e o metabolismo

Durante o exercício, até mesmo o mais leve, existe um contínuo consumo de glicose a partir do sangue[4]. Os exercícios favorecem também a liberação de glicose pelo fígado (glicogenólise e gliconeogênese) e de ácidos graxos do tecido adiposo (lipólise). Para manter o metabolismo de glicose, ocorre interação delicada entre aumento de atividade simpatoadrenal e neuro-humoral, que resulta em declínio da concentração plasmática de insulina e aumento da concentração de norepinefrina, epinefrina, cortisol, glucagon e hormônio de crescimento (Raul Artal, Respostas Hormonais ao Exercício na Gravidez).

Com exercício mais intenso, os níveis de glucagon aumentam significativamente. O glucagon aumenta a glicogenólise e a gliconeogênese no fígado e tem importante papel na adaptação fisiológica ao exercício. Durante a recuperação do exercício, as concentrações de glucagon continuam elevadas durante até 30 minutos.

Durante exercício leve a moderado, a regulação da glicemia é equilibrada entre débito do fígado e captação periférica, de forma que a glicose plasmática permanece constante. Na gravidez, essa função parece estar constantemente preservada em condições fisiológicas. Na não-grávida, quando um exercício de intensidade leve a moderada (de 30 a 60% de VO) continua durante uma hora, a glicose plasmática varia muito pouco. Se a intensidade do exercício for mais baixa e mais prolongada, porém, a glicose plasmática diminuirá e, às vezes, pode-se desenvolver hipoglicemia. Na gestação, exercício prolongado contínuo na bicicleta ergométrica de 1 hora a 50 ou 60% de VO reduziu a glicemia de 5,17 + - .0,2 mmol/litro para 3,66 + - ,17 mmol/litro.

Importância da orientação pelo médico

A ação clínica do médico em todas estas fases, pesquisando desvios hormonais, corrigindo hábitos alimentares perniciosos, cobrando atividades físicas, assim como a implementação de medidas terapêuticas específicas para a manutenção da auto-imagem feminina durante a gravidez passou a ser vital. Os efeitos benéficos sobre a mãe oferecidos pela atividade física podem ser avaliados pelo prisma psicoemocional. A própria disposição para fazer atividade física demonstra um impulso positivo da gestante para cuidar de sua saúde e de seu bebê.

A mulher moderna e a idealização mercadológica do seu corpo, a impulsionam a:
- Grande temor à degradação física pelo tempo e pela gestação.
- A relação da mulher com seu corpo hoje se caracteriza como de insatisfação e culpa interiorizados, o que gera insegurança e infelicidade como mola propulsora do consumo de cosméticos, roupas, academias e dietas mesmo durante a gravidez.

A orientação de atividades físicas bem conduzidas na gestação, passou a ser uma obrigação para a medicina.

Se o ser humano é o mais alto ponto evolutivo da natureza, a mulher grávida é o seu cume. Seu corpo, nascente e cosmos temporário de todos nós, sendo o mais sublime patrimônio da humanidade, não podem ser manipulados imprudentemente.

Parte da sorte do futuro indivíduo está selada já na fecundação. Porém parte dependerá de influências e decisões que a gestante tomará. A atividade física na gestação será uma dais mais importantes, e a orientação por seu obstetra, tão importante quanto.

A "moldagem" do corpo assim como do pensar feminino, da puberdade à senescência, passando pelas fases da gestação com suas turbulências, são influenciados pela atitude dos médicos e suas orientações.

Prescrição de exercício na gravidez

A prescrição de exercício requer conhecimento completo da fisiologia do exercício e reconhecimento dos potenciais riscos associados ao exercício na gravidez. Como enfatizado várias vezes nestes texto, esses riscos são ampliados na gravidez pelas alterações anatômicas e fisiológicas normais da gestação.

Contra-indicações

As contra-indicações absolutas e relativas ao exercício na gravidez estão citadas nas **Tabelas 28.1 e 28.2**. Antes de aprovar um programa de exercício, deve ser obtida uma história cuidadosa sobre os sistemas cardiovascular, pulmonar, metabólico e musculoesquelético.

Os médicos terão que individualizar os programas de exercício para mulheres com contra-indicações relativas. Algumas dessas mulheres podem realmente se beneficiar de um programa de exercício sob supervisão médica (p.ex., diabéticas).

TABELA 28.1 - CONTRA-INDICAÇÕES PARA EXERCÍCIO NA GRAVIDEZ

Contra-indicações absolutas
1. Miocardiopatia ativa
2. Insuficiência cardíaca congestiva
3. Cardiopatia reumática (Classe II ou mais)
4. Tromboflebite
5. Embolia pulmonar recente
6. Doença infecciosa aguda
7. Risco de trabalho de parto prematuro, incompetência cervical, gestação múltiplas
8. Hemorragia uterina, bolsa rota
9. Crescimento intra-uterino retardado ou macrossomia
10. Isoimunização grave
11. Doença hipertensiva grave
12. Sem assistência pré-natal
13. Suspeita de sofrimento fetal

TABELA 28.2 - CONTRA-INDICAÇÕES RELATIVAS (PACIENTES PODEM SER INCLUÍDAS EM PROGRAMAS SOB SUPERVISÃO MÉDICA)

1. Hipertensão essencial
2. Anemia e outras hematopatias
3. Doença de tireóide
4. Diabetes melito
5. Apresentações pélvicas no último trimestre
6. Obesidade excessiva ou baixo peso extremo
7. História de estilo de vida sedentário

Embora alguns dos riscos citados possam ser teóricos, é preciso ter cuidado para evitar potenciais complicações. Para reduzir os riscos, intensidade, duração e freqüência das rotinas de exercício utilizadas durante a gravidez devem ser alteradas, especialmente na população em geral.

Exercícios físicos e gestação

A atividade física tem se mostrado de grande importância no auxílio à saúde da gestante. Ao iniciarmos um programa de atividade física têm grande importância informações preliminares sobre a saúde da paciente, por este motivo torna-se indispensável a obtenção de informações e a avaliação do médico responsável.

Não é de hoje que se reconhecem os benefícios da atividade física na gestação. Os programas de atividade física para gestantes, quando bem orientados, têm evidenciado melhora nas condições físicas gerais, aliviando dores articulares, cansaço muscular, melhorando a auto-estima, redução do tempo de recuperação pós-parto, além de um comportamento mais tranqüilo e confiante da parturiente durante toda a gestação e no momento do parto.

Para que se possa prescrever um programa de atividades físicas adequado às necessidades da gestante é de fundamental importância respeitarmos a condição especial que ela se encontra e termos em mente suas características particulares. De forma geral podemos considerar alguns exercícios mais indicados para esta fase especial da vida da mulher.

Os exercícios leves e de baixa intensidade são considerados os mais recomendados, porém se faz necessário observar a evolução da gestação mês a mês e como medida de segurança dividir este período em três partes (primeiro, segundo e terceiro trimestres). Assim poderemos estabelecer atividades mais adequadas a cada fase da gestação. Devemos observar as principais potencialidades físicas a serem trabalhadas:

- Aumento da força muscular;
- Aumento da flexibilidade;
- Aumento da elasticidade;
- Melhora da condição cardíaca;
- Melhora da circulação;
- Melhora da capacidade de relaxamento muscular;
- Melhora da capacidade respiratória.

Tendo como base estes objetivos torna-se o programa de atividade física mais direcionado as condições da gestante.

Na aplicação de qualquer atividade física deve-se ter como regra as seguintes condições:

- Manter a freqüência cardíaca entre 60 e 70% da FCM;
- Controlar a temperatura corpórea não ultrapassando os 38°C;
- Manter a hidratação;
- Evitar atividades com risco de queda;
- Evitar atividades com impacto;
- Evitar apnéia respiratória;
- Evitar esforço isométrico;
- Não realizar atividades em decúbito ventral no solo;
- Evitar a fadiga muscular;
- Evitar atividades de contato, como lutas, etc...

Tendo como princípio estas regras poderemos traçar um programa de atividade física mais seguro e adequado. Devemos ainda considerar os diferentes períodos da gestação, sempre atentos ao esforço proporcionado pela atividade física, lembrando que quanto mais se aproxima o momento do parto, mais leve deverá ser a atividade realizada.

Vejamos a seguir alguns exemplos de atividades físicas, as capacidades por elas trabalhadas, seu nível de risco para a gestante praticante e melhor fase para sua aplicação.

A HIDROGINÁSTCA tem se mostrado muito eficaz, pois além de propiciar uma melhora na condição cardio-respiratória, possui os benefícios da massagem hidrostática que promove uma melhora significativa da circulação, tem ainda a grande vantagem de preservar as articulações do impacto proporcionado pelo peso corporal. Atualmente fácil de se encontrar nas academias, que na sua maioria possuem grupos específicos para gestantes. Os estudos realizados com gestantes praticantes de hidroginástica têm demonstrado melhoras significativas da condição física e diminuição da dor pós-exercício, que se apresenta em outras modalidades. A capacidade de promover relaxamento muscular é um ponto bastante positivo, o risco de acidentes é baixo e possui um custo-benefício excelente, possibilitando o acesso a gestantes de renda mais baixa. Deve ser praticada entre três a cinco vezes por semana, imprimindo-se o esforço sempre de forma gradativa. Alguns detalhes devem ser observados pela praticante, como: temperatura adequada da água, entre 29 a 31°C, tratamento químico adequado da água para se evitar contaminações. A hidroginástica é uma das atividades que podem ser praticadas durante todo o período de gestação.

A NATAÇÃO possui os mesmos benefícios da hidroginástica em relação ao ganho cardio-respiratório e a massagem hidrostática, porém recomenda-se que se dê preferência aos estilos "craw e costas", pois os estilos peito e borboleta, além de exigirem um esforço cardíaco e respiratório maior exigem uma movimentação da coluna vertebral e da musculatura que podem ser excessivas para a gestante. Deve-se praticar de três a cinco vezes por semana, e torna-se bastante interessante a praticante de natação realizar ao final de sua aula pelo menos uns cinco minutos de alongamento dentro da água, com o intuito de relaxar a musculatura sem tomar posições desconfortáveis, o objetivo deste alongamento deve ser apenas o relaxamento. Deve-se tomar os mesmos cuidados e observações da hidroginástica. Também é indicada em todo o período de gestação, podendo ser substituída pela hidroginástica no ultimo mês se for o caso.

A CAMINHADA é considerada uma atividade leve, principalmente para a gestante que possui o hábito de caminhar regularmente. Seus benefícios incluem melhora da condição cardio-respiratória, muscular e circulatória. É importante observar alguns detalhes importantes como o horário da caminhada, local, tipo de calçado utilizado, temperatura ambiente, duração, peso da gestante e problemas articulares. Deve-se praticar de três a cinco vezes por semana, não mais do que 45 minutos seguidos, sendo mesmo recomendado que a atividade seja dividida em duas sessões diárias de no máximo 30 minutos. Respeitadas as medidas de segurança é uma atividade de baixo risco, porém não se deve caminhar sozinha e recomenda-se um maior cuidado a partir do sexto mês de gestação. O aumento do peso corporal pode trazer desconforto às caminhadas, que poderão ser substituídas por outra atividade mais leve durante os últimos três meses.

A GINÁSTICA desde que praticados de forma leve sem impactos sobre as articulações, evitando-se saltos, pulos, mudanças bruscas de direção, são interessantes, pois promovem um aumento da força e tônus muscular, podendo trabalhar nestas aulas capacidades como flexibilidade e elasticidade muscular. Deve-se dar prioridade às aulas de ginástica que tenham como base o trabalho com os músculos posturais e com os músculos envolvidos no trabalho respiratório, além da ênfase a elasticidade e flexibilidade. Existem atualmente profissionais dedicados exclusivamente às aulas de ginástica para gestantes que podem contribuir muito para a saúde deste grupo. Deve-se praticar de três a cinco vezes por semana, sempre observando a temperatura corporal, freqüência cardíaca e esforço muscular moderado. A gestante deve sentir-se confortável durante a realização dos movimentos. Praticada de forma leve, pode ser realizada durante todo o período gestacional.

ESPORTES COLETIVOS: se a gestante é atleta praticante de alguma modalidade esportiva, deve-se analisar o período gestacional e suas implicações, isto deve ser avaliado por seu médico, já no caso de gestante não praticante que pretende ingressar na atividade como forma de condicionamento físico para a gestação não é recomendada a prática deste tipo de atividade. Mesmo as atletas deverão deixar esta atividade e substituí-la por outra já no quarto mês de gestação, salvo alguns casos. Treinamento esportivo e gestação não combinam, e mesmo que praticado de forma recreativa é necessária muita cautela.

DANÇA é uma atividade leve e de risco baixo, é evidente que é preciso se ter o bom senso dentre as inúmeras formas de dança existentes e procurar uma modalidade em que não haja esforço cardíaco e articular excessivo, respeitando-se estes critérios os resultados podem ser bastante positivos. Nos últimos meses da gestação, deve-se evitar as danças, pois o risco de torções e quedas aumenta proporcionalmente com o aumento do peso corporal.

As atividades como YOGA, TAICHI-CHUAN, LIAN GONG, entre outras são consideradas leves e indicadas para uma educação respiratória, visto que estas atividades tem como base o controle respiratório aliado aos movimentos, estas atividades proporcionam grande benefício às gestantes.

Deve-se evitar posições em decúbito ventral apoiadas ao solo, apnéias respiratórias e grandes amplitudes articulares. Atenção ao controle da temperatura corporal, da freqüência cardíaca, do risco de quedas e impactos. Respeitando-se as medidas de segurança são atividades que podem ser realizadas durante todo período gestacional.

Bibliografia

1. Tedesco JJ de A. A grávida: suas indagações e as dúvidas do Obstetra —São Paulo: Ateneu, 1999.

2. Artal R, Wiswell RA, Drinkwater BL, St.John-Repovich WE. Orientação de exercícios para a gravidez. In: O Exercício na gravidez. São Paulo: Editora Manole. 1999

Referências
Exercícios físicos e gestação

1. ACOG committee opinion. Exercise during pregnancy and the postpartum period. Int J Gynaecol Obstet 2002 Apr;77(1):79-81.

2. Brown W. The benefits of physical activity during pregnancy. J Sci Med Sport 2002 Mar;5(1):37-45.

3. Hatch MC, Shu XO, McLean DE, Levin B, Begg M, Reuss L, Susser M. Maternal exercise during pregnancy, physical fitness, and fetal growth. Am J Epidemiol 1993 May 15;137(10):1105-14.

4. Jarski RW, Trippett DL. The risks and benefits of exercise during pregnancy. J Fam Pract 1990 Feb;30(2):185-9.

5. Kardel KR, Kase T. Training in pregnant women: effects on fetal development and birth. Am J Obstet Gynecol 1998 Feb;178(2):280-6.

6. Kramer MS. Aerobic exercise for women during pregnancy. Cochrane Database Syst Rev 2002;(2):CD000180.

7. Lumbers ER. Exercise in pregnancy: physiological basis of exercise prescription for the pregnant woman. J Sci Med Sport 2002 Mar;5(1):20-31.

8. SMA statement the benefits and risks of exercise during pregnancy. Sport Medicine Australia. J Sci Med Sport 2002 Mar;5(1):11-9.

9. Sternfeld B. Physical activity and pregnancy outcome. Review and recommendations. Sports Med 1997 Jan;23(1):33-47.

10. Wells, CL. Women, Sport and Performance - A Physiological Perspective. (Part III - Chapter 9 - Exercise during Pregnancy) USA, Human Kinetics, 1991.

29 Os esportes e as moléstias perimenstruais (MPM)

Eliezer Berenstein

A mulher, a ginecologia e as atividades físicas

Introdução

A medicina e sua assistência à mulher caminharam muito lenta e preconceituosamente para sua atual fase que podemos chamar de científica. Durante milênios, parteiras assistiam a mulher nos nascimentos de seus filhos e a presença do médico era a exceção, sinal negativo de que a fisiologia acabara e que alguma patologia se instalara. O médico participava das catástrofes clínicas femininas com seus parcos recursos até muito pouco tempo atrás. Em seu lento caminhar, a assistência à mulher adotou o paradigma cartesiano, que separa o corpo da mente como forma de abordar o ser humano. Além de organicista, a visão médica do ser humano criou uma assistência reducionista, ou seja, o órgão doente era a sede de uma disfunção e a causa do sofrimento humano. A cura passava por medicamentos e cirurgias e raramente por uma educação orientadora como forma de tratamento. Esta visão fracionada do ser humano, entendido por partes gerou a atuação médica por especialidades.

Estas especialidades médicas que surgiram no século passado, tinham atributos e denominação dados pelos órgãos de que tratavam. O gastroenterologista cuidava e operava estômagos, o cardiologista o coração e assim por diante. Para a mulher não grávida surgiu o ginecólogo, demonstrando que o interesse era para os órgãos reprodutores e não para a mulher como um ser humano total.

Além disso, relação assistencial do médico à mulher era carregada dos tabus religiosos. Tabus que santificaram a pelve feminina, como é possível ver pela própria *Nomina Anatomica*. O nervo que serve aos genitais é o Pudendo, de pudico, proibido. O Sacro ou sagrado, nome dado para a estrutura posterior da pelve, demonstra o quanto eram carregados de simbolismos religiosos os órgãos pélvicos. Supervalorizava-se assim os fenômenos orgânicos da mulher, de sua gestação e do seu processo de parir, com franca desvalorização dos aspectos psico sócio emocionais da feminilidade e das atividades físicas que ela exerce.

Atualmente esta especialidade, ginecologia e obstetrícia divide-se em diversas subespecialidades, segundo um critério de patologias. Médicos que cuidam dos casais para quem a gravidez não ocorre são esterileutas. Mulheres com alterações mamárias são tratadas pelo mastologista. Há obstetras que atendem a gestação fisiológica, a medicina fetal para a gestação de alto risco e assim por diante.

Assim, passamos de um ponto a outro dos extremos da assistência médica da mulher e da gravidez. Do ginecólogo e obstetra generalista ao super especialista. Da assistência com visão macro exclusivamente para o micro. Da reprodução dada pela natureza para a fertilização assistida totalmente tecnológica. Mas sempre separando o físico do emocional... Cada vez dividindo mais, para entender muito de muito menos, em relação à mulher saudável.

Mas mesmo com todos os avanços, alguns pontos do viver e sofrer femininos ainda não estão adequadamente estudados. Algumas situações patológicas são grandes desafios. Entre eles, os fatores fisiológicos e patológicos da mulher e sua relação com a menstruação e as atividades físicas. Já não restam mais dúvidas de que ocorre total interligação dos fenômenos da esfera mental e emocional com os fenômenos da esfera física e social na saúde e na atividade física.

As moléstias que acompanham o ciclo hormonal feminino vêm tornando-se um desafio para a medicina e causo de desconforto para a mulher neste último século em que a menstruação passou a ser mais freqüente em seu cotidiano.

Descritas e estudadas inicialmente por ginecologistas e psiquiatras, somente no final dos anos 50 passaram a ser reconhecidas realmente como entidades nosológicas complexas e desafiadoras.

Doenças associadas ao ciclo menstrual

A intensa atribuição de valores dada à menstruação ao longo da história da humanidade fez com que ela fosse, entre todos os fenômenos dos ciclos femininos, o mais carregado de significados negativos.

A nova visão da realidade que hoje buscamos, baseia-se na consciência de que física, biologia, psicologia, e sociologia entre outras ciências, não são nada mais do que interfaces articuladas do saber humano e que só são separadas teoricamente, para facilitar o seu estudo e que na prática são todas aplicadas simultânea e ininterruptamente durante a atuação médica.

É como se fosse uma grande teia da vida, em que todos os pontos estão interligados. E apesar de auto-suficientes, todos são interdependentes.

No campo de estudos da mulher, esta visão holística da feminilidade torna-se mais fundamental ainda. Nas mulheres, a bioquímica hormonal cíclica, a anatomia do aparelho reprodutor, e as emoções são ligadas à forma de viver, influenciando-se de maneira recíproca, tanto nos processos patológicos como em seus processos de cura. A concepção sistêmica e dinâmica da mulher seu universo hormonal e seu meio de externo interagem de acordo com uma condição individual. Nada pode ser isolado. Um ditado oriental diz que é tamanha a interligação de tudo e de todos no cosmos, que quando uma só folha cai de uma árvore em algum lugar, o universo todo se modifica. Somos o produto da somatória de nossa genética, biologia (SOMA*), nossa psico-história** (PSYQUE) e nossas metas existenciais. Vivemos dentro de uma condição dinâmica, na teia da vida, que nos permite adoecer, curar-se e realizar-se, mesmo que com deficiências em cada um dos sistemas que nos compõem (genético, biológico, psíquico e ambiental). As atitudes terapêuticas são todas as ações que o médico faz para que o paciente seja saudável. E isto nem sempre quer dizer medicar, no sentido estrito da palavra: receitar remédios. Muitas vezes medicar é um escutar comprometido com o indivíduo. Pode ser um postar-se ao lado simplesmente. A aceitação e a promoção da co-responsabilidade pessoal do paciente em sua busca da manutenção e recuperação da saúde são mais do que uma necessidade.

Terminologia

É preciso uma clara noção dos termos que caracterizam a fisiologia menstrual e as Molestias Perimenstruais (MPM):

O que é normal em relação a menstruação?

Sensações que a mulher tem antes de menstruar, mas que não interferem no seu cotidiano.

Considerando o ciclo feminino como fisiológico, a vinda do fluxo menstrual caracteriza-se por:
1. Expectativa de menstruar, porém sem ansiedade.
2. Eventual sensação de leve cólica, anunciando o catamênio, sem sintomas afetivos, variação cognitiva ou de humor.

    Presença do fluxo na data esperada.
3. Ausência de variação de peso, ou leve perda de algumas gramas apos o fim do fluxo.

Quando não fisiológicas estas experiências advindas para a mulher de sua disciclicidade hormonal menstrual, podem ir desde simples percepções de "momentos estranhos" nos dias que antecedem a vinda do fluxo, como simples desinteresse em cuidar dos filhos, até sintomas graves como mudanças de personalidade, interferindo drasticamente no cotidiano, na vida pessoal e social.

Constituem-se então em verdadeiros estados mórbidos (*mor bus* do latim = doença), ou seja, doenças dicíclicas menstruais, clinicamente tratáveis, ou seja, *são manifestações clínicas (do grego klinikos = cama ou leito) do ciclo menstrual.*

Estado mórbido é qualquer alteração aparente da normalidade em que vivemos, podendo ser mais ou menos grave, como, por exemplo, o estado de coma, ou então, uma dor de dente (Maffei).

O ciclo menstrual, um evento fisiológico feminino, portanto não deveria conter sintomas, porém não é assim que vem sendo no último século. Algumas doenças oferecem quadros diversos e que poderíamos classificar:

Moléstias perimenstruais

- Síndrome Pré-Menstrual;
- Dismenorréia;
- Síndrome Inter Menstrual;
- Disforia Lúteal;
- Depressão do Climatério.

Síndrome Pré-Menstrual

Alteração que interfere na dinâmica existencial diária, nos dias que antecedem a vinda do fluxo menstrual e que desapareçam com a sua chegada. Com cerca de 150 sintomas, descritos pela primeira vez por Frank em 1931, que aparecem na fase lútea do ciclo e desaparecem com sua vinda. Nas últimas décadas esta entidade tornou-se um grave problema de saúde pública, com importantes implicações socioeconômicas como veremos adiante, mas que não deve ser confundida com outros sofrimentos femininos. A Síndrome Pré-Menstrual foi originalmente denominada Tensão Pré-Menstrual (TPM), em função das alterações físicas e mentais que freqüentemente afligiam as mulheres nos seus ciclos e nos dias que antecediam a descida do sangue menstrual (Wade, 1984; Richardson, 1995).

A paciente deve apresentar por 2 ou 3 ciclos menstruais 5 ou mais sintomas da lista abaixo na última semana do ciclo, devendo tais sintomas estar ausentes na pós-menstruação:

1. Marcante humor depressivo, sentimentos de desesperança ou autodepreciativos;
2. Marcante ansiedade e tensão;
3. Marcante labilidade afetiva;
4. Irritabilidade e/ou agressividade marcantes ou dificuldades de relacionamento pessoal;
5. Diminuição do interesse para atividades usuais;
6. Dificuldades de pensamento, memória e concentração;
7. Cansaço, fadiga e perda de energia;
8. Alterações do apetite e/ou da aceitação de determinados alimentos;
9. Alterações do sono (insônia ou hipersonia);
10. Sensação subjetiva de opressão ou perder o controle;
11. Outros sintomas físicos tais como turgescência nos seios, cefaléia, dor muscular, inchaço, ganho de peso;
12. O distúrbio deve interferir marcantemente com a ocupação, atividades sociais e de relacionamento.

Apesar desses critérios, a expressiva maioria das mulheres que experimentam algum tipo de mal-estar durante o período pré-menstrual, embora não sejam rigidamente classificadas como portadoras de Síndrome Pré-Menstrual, podem ser abordadas como portadoras de Tensão Pré-Menstrual sob o ponto de vista clínico e terapêutico.

Assim como em muitos distúrbios emocionais, as queixas pré-menstruais recaem sobre um continuum ditado por severidade, número e tipo de sintomas apresentados. As mulheres portadoras de distúrbio disfórico pré-menstrual (DDPM) geralmente constituem o subgrupo mais sintomático entre as mulheres que referem sintomas pré-menstruais. A inclusão nos critérios do DSM-IV (*Diagnostic and Statistical Manual IV*) para o DDPM requer o número mínimo de cinco sintomas e a confirmação dos mesmos pelo período de dois meses segundo índices de sintomas concomitantes.

Síndrome Inter Menstrual (SIM)

Isolado ou em conjunto podem ocorrer os seguintes sintomas:
- Dor do meio (mittelschmertz);
- Sangramento do meio.

Sintomas nervosos inter menstruais. Sabe-se que a fase peri-ovulatória é para mulher um período de grande sensibilidade, tanto para as sensações prazerosas quanto para as sensações dolorosas.

Hormonalmente, a mulher está em seu pico de estrogênios, o que a torna mais feminina sensível e principalmente mais apta fisicamente para atividades físicas.

Seus feromônios estão sendo liberados pela pele e mucosas com maior intensidade. Sua libido alta facilita os relacionamentos. Nas fêmeas de animais esta fase corresponde ao cio, fenômeno que todos em contato com a natureza conhecem. Com a urbanização, vestuário, e a vida estressada estes fatos ficam socialmente irreconhecíveis, porém para os observadores feminológos, esta fase da mulher é facilmente perceptíveis.

Disforia Lúteal Tardia (LLPDD)

Severa forma de TPM que invalida a paciente emocional e socialmente durante o período que antecede o fluxo menstrual (fase lútea), acaba alterando sua personalidade a ponto de ser motivo de internação ou mesmo exclusão da sociedade.

Exacerbação Pré-Menstrual (EPM) de Patologia já existente

Agravamento temporário de uma doença, a qual a mulher já sofre antes de ovular, e que tem uma exacerbação de seus sintomas constantes na fase lútea do ciclo.

A exacerbação pré-menstrual foi definida como a piora no período pré-menstrual de distúrbios já existentes de ansiedade generalizada (DAG), depressão maior ou distimia (distúrbios depressivos, DD), distúrbio de pânico (DP) ou esquizofrenia (ESQ).

Por todos estes fatos, estas disciclicidades chamadas mais apropriadamente de Moléstias Perimenstruais (MPM), estão em rápida transformação na sua abordagem.

A SPM confirmou-se como o modelo claro de uma doença sociopsicossomática, não tendo um órgão sede de suas manifestações, nem respeitando o que é mental, social ou mesmo a idade, pois vem ocorrendo cada vez mais precocemente, inclusive na adolescência.

Além disso, a SPM desafia o modelo de pensamento biomédico corrente orientado para as doenças e não para a pessoa dos doentes. As alterações causadas pela SPM, não obedecem à tendência organicista e sua conceituação se torna desafiante, pois seus componentes emocionais, físicos e comportamentais ocorrem simultânea e integralmente, com repercussões sociais variadas e dinâmicas.

Quadro Clínico

Recentemente, a Organização Mundial da Saúde mudou a classificação de TPM, para Síndrome Pré-Menstrual por motivo simples: tensão implicaria apenas mudanças nos aspectos nervosos e emocionais da mulher. Sintomas orgânicos e sociais também presentes foram associados ao conjunto sindrômico, que inclui todas as mudanças da Síndrome Pré-Menstrual (SPM).

Portanto a Síndrome Pré-Menstrual (SPM) é o conjunto de sintomas e sinais físicos, psicológicos e/ou comportamentais, que surgem durante a fase lútea, acentuando ou desaparecendo durante o período menstrual e com tal intensidade que interferem na vida da mulher (Febrasgo, 1996) ou simplesmente:

Sintomas sociopsicossomáticos femininos repetitivos da fase lútea ou Psiconeuro endocrinopatia lúteal (Berenstein, 1999).

Mais de 150 sintomas já foram descritos, podendo variar em freqüência e gravidade em uma mesma pessoa ou, ainda, em um mesmo ciclo menstrual. Nesse caso, o diagnóstico deve levar em conta o tempo de ocorrência da síndrome e não suas características. Os sintomas devem desaparecer pelo menos uma vez por semana em cada ciclo. Os sintomas da SPM podem surgir em qualquer época da vida reprodutiva da mulher, mas, na maioria dos casos, isso ocorre na faixa dos 30 ou 40 anos.

Muitos autores acreditam que múltiplas causas estão envolvidas na fisiopatologia da Síndrome Pré-Menstrual que ocorreria como conseqüência de alterações hormonais ou da liberação de neurotransmissores (serotonina), sob influências de fatores ambientais psicológicos e/ou nutricionais. A falta de alguns compostos como a vitamina B6, o cálcio e o zinco, também podem estar associadas ao desencadeamento da síndrome. Estudos mostram que fatores sociais e culturais, estresse, experiências vividas, além de doenças atuais ou pregressas têm influência na síndrome pré-menstrual. Apesar da distribuição homogênea, sem distinção cultural ou de status socioeconômico, alguns quadros clínicos específicos são mais freqüentes em determinadas regiões.

Não há nada comprovado sobre uma possível relação entre características de personalidade e os sintomas da doença. Quanto à genética, poucos autores estudaram seu papel, no entanto é provável que tenha influência.

Classificação

O grupo A (ansiety-ansiedade) => ansiedade, irritabilidade, insônia e posteriormente depressão.

O grupo C (craving-apetite compulsivo) => compulsão por doces, dor de cabeça, palpitação, fadiga e desmaios.

O grupo D (depression-depressão) => depressão, esquecimento, confusão e letargia; Vinte e quatro por cento das mulheres possivelmente portadoras de SPM confirmaram pensamentos suicidas em qualquer grau (vários dias, mais da metade do tempo ou todos os dias); 20% confirmaram tais pensamentos por vários dias.

O grupo H (hyperhidration) => ganho superior a 1,4 kg, aumento de sensibilidade e congestão dos seios. Edema facial e de extremidades. Dilatação do abdômen e aumento da sensibilidade dolorosa. A regulação normal da vasodilatação durante a fase lútea do ciclo menstrual, ocorre pela liberação aumentada de óxido nítrico (NO) endotelial como resultado dos níveis máximos de estrógeno/progesterona manifestos nesta fase. Níveis excessivos de NO apresentam efeitos sistêmicos adicionais que podem apresentar-se como a síndrome pré-menstrual do tipo H.

Graus da SPM

- **Leve**: interfere levemente na atividade diária, nos dias que antecedem a menstruação.
- **Moderada**: interfere, mas não afasta da atividade.
- **Severa**: limita ou impede o trabalho.
- **Muito severa**: tem que permanecer no leito ou em casa, os relacionamentos da pessoa estão prejudicados e até mesmo, em algumas ocasiões, colocando em risco a própria vida.

Esta classificação, extremamente simples e útil, aliada à tabela de sintomas do ciclo menstrual (Tabela 29.1) facilita a sua propedêutica e terapêutica.

Questionário de sintomas

Por sua facilidade de manejo, usamos a Tabela 29.1 que tem a vantagem de já fornecer a classificação da SPM conforme seus quatro tipos.

TABELA 29.1 - QUESTIONÁRIO DE SINTOMAS QUE ACOMPANHAM O CICLO MENSTRUAL

Nome:										Idade:										Médico:										Mês:	
	1	2	3	4	5	6	7	8	9	10	11	12	13	14	15	16	17	18	19	20	21	22	23	24	25	26	27	28	29	30
Dia do ciclo																														
Dia do mês																														
Menstruação																														
Dor de cabeça																														
Dor muscular																														
Ansiedade																														
Tonturas																														
Palpitações																														
Depressão																														
Edema																														
Ganho de peso																														
Irritabilidade																														
Mama dolorida																														
Idéias suicidas																														
Hostilidade																														
Instabilidade																														
Choro fácil																														
Ondas de calor																														
Esquecimento																														
Insônia																														
Pânico																														
Fadiga																														
Gases																														
Queda da motivação																														

A partir das anotações da **Tabela 29.1** você poderá conhecer um pouco mais os efeitos dos hormônios sobre seu cotidiano. Anote na linha três que dia você ficou menstruada e na linha dois o dia do mês (folhinha) era.

No dia em que sentiu algum dos sintomas relacionados nas linhas 3 a 21 anote no quadradinho a sua intensidade – L = leve, M = médio, F = forte, I = muito forte ou intenso.

Conseqüências comportamentais

Dependendo da gravidade, a mulher sob os efeitos da SPM é capaz de apresentar um comportamento muito diferente de seu estilo de vida normal. Apesar de raros, casos de crimes violentos ou de suicídios são relatados. De maneira mais habitual, ocorre diminuição de produtividade, faltas ao trabalho e abusos de drogas como álcool, maconha e tabaco.

Exemplos claros do distúrbio são de mães que manifestam "vontade de matar a prole" durante o período. Felizmente é um acontecimento pouco comum, entretanto em alguns países como na Inglaterra, existem leis que suavizam a pena de mulheres que cometem crimes ou atos agressivos no período pré-menstrual, em que há documentações médica segura para justificar.

Tratamentos

Novos modelos de atendimento a SPM

Considerando-se que uma mulher menstrua todos os meses por mais de 30 anos, pode-se dizer que ela possivelmente sofrerá de síndrome pré-menstrual por mais de cinco mil dias de sua vida.

A panacéia de propostas terapêuticas para a SPM é atualmente um grande senão o maior desafio para o médico. A Síndrome responde ao efeito placebo em cerca de 30% de casos, por um curto espaço de tempo.

Algumas mudanças na alimentação e no estilo de vida podem ajudar a reduzir os sintomas mais suaves, além de beneficiar a saúde de um modo geral:

- Reduzir o consumo de sal e cafeína;
- Cortar o açúcar e gorduras;
- Consumir regularmente alimentos ricos em carboidratos como pães e batatas;
- Evitar cigarros e reduzir o consumo de bebidas alcoólicas;
- Se possível, reorganizar a carga de trabalho para reduzir o estresse;
- Agendar eventos importantes para os melhores períodos do ciclo menstrual;
- Manter um sono regular, e procurar ter sempre momentos de relaxamento.

SPM X Atividade física

Exercícios como tratamento

Muitos estudos constataram melhora significativa em mulheres antes sedentárias que adotaram programas de atividade aeróbia regulares durante seis meses. Elas apresentaram diminuição da dor nos seios, do inchaço, da irritabilidade, da depressão e das cólicas nos dias que antecedem a menstruação.

No que diz respeito à atividade física, o período pré-menstrual geralmente é marcado pelo aumento da fadiga muscular e tensão nervosa, com uma conseqüente diminuição da capacidade de desempenho. Este processo ocorre em função da oscilação hormonal que o organismo da mulher sofre neste período.

A diminuição do estrógeno associado ao aumento do progesterona pode ter um efeito depressivo no Sistema Nervoso Central causando uma queda na produção de serotonina, substância responsável pela comunicação entre os neurônios, deixando a mulher mais suscetível à depressão, irritabilidade e aumento de apetite. A serotonina também pode diminuir em função do aumento da prolactina e do hormônio antidiurético (ADH), responsável pelo inchaço típico do período pré-menstrual.

O exercício gera um aumento da taxa metabólica e aumenta a circulação sanguínea. Conseqüentemente tem-se uma otimização do transporte de oxigênio e nutrientes essenciais, melhorando assim todas as funções vitais.

Verificou-se a superioridade dos exercícios aeróbios sobre os anaeróbios para amenizar os efeitos da TPM. A atividade aeróbia promove maior liberação de endorfina, calmante natural produzido pelo cérebro responsável pela sensação de bem-estar. Constatou-se que a endorfina na corrente sanguínea também é considerado um estabilizador da glicose, diminuindo a compulsão por açúcar, o que é um efeito muito comum em mulheres que sofrem com a SPM.

Durante o período pré-menstrual, o ideal é que se pratique atividades aeróbias em ritmo leve a moderada por um período de 30 a 40 minutos por dia, cinco vezes por semana.

Essas atividades podem incluir uma ou mais das seguintes atividades físicas: caminhada ou trote (para aquelas mais bem condicionadas), bicicleta, natação ou hidroginástica. A YOGA, apesar de não ser uma atividade aeróbia, também pode ser muito benéfica, pois inclui alongamento, técnicas de respiração e meditação, diminui a tensão muscular, o distúrbio de humor e aumenta a concentração.

É fundamental que sejam respeitadas as limitações impostas pelo período pré-menstrual, pois, do contrário, a mulher pode sofrer um efeito inverso e ter seus sintomas da SPM intensificados. Assim, não se devem praticar exercícios por longos períodos de tempo e nem com excesso de carga nesta fase.

A atividade física, praticada regularmente, pode ser uma grande aliada na diminuição dos efeitos da SPM. A atividade física aeróbica:

- Controla a retenção hídrica, pois aumenta a sudorese eliminando líquidos através da transpiração.
- Melhora a oxigenação do sangue e tecidos, relaxa o útero de modo a diminuir as contrações dolorosas (cólicas menstruais).
- Reduz o trinômio estresse-tensão-depressão, por causar um aumento na produção e liberação de endorfinas.
- A influência de sintomas pré-menstruais sobre o equilíbrio postural e cinestesia.

Estudos recentes indicaram um aumento na incidência de contusões atléticas femininas durante a fase lútea e os primeiros dias do ciclo menstrual. Estas mulheres apresentavam alteração postural e alteração da cinética articular em comparação com as mulheres que não apresentavam TPM. Detectou-se uma tendência no sentido de maior inclinação postural durante a fase lútea média entre as portadoras de TPM. Isto pode explicar a observação da incidência mais alta de contusões atléticas na fase lútea.

Concluindo, podemos afirmar que tanto o uso do exercício ajuda no tratamento dos distúrbios da Síndrome pré-menstrual, como o tratamento destes pode ajudar na performance e prevenção de lesões em atletas, de maneira que toda mulher deveria incluir em sua rotina um programa de exercícios regulares, adequados às suas condições de saúde e de condicionamento físico, que lhe proporcione satisfação e sempre que possível sob orientação de um profissional médico e educador físico.

Referências

1. Guyton AC. Fisiologia Humana. 6ª edição. Editora Guanabara.
2. Symptom changes across the menstrual cycle in competitive sportswomen, exercisers and sedentary women. Br J Clin Psychol 34(Pt 3):447-60,1995 Sep.
3. Allen P, Fortino, D. Ciclos Menstruais, O guia da Menstruação para Mulher, 1985.
4. Friden C, Hirschberg AL, Saartok T, Backstrom T, Leanderson J, Renstrom P. The influence of premenstrual symptoms on postural balance and kinesthesia during the menstrual cycle. Gynecol Endocrinol 17(6):433-9, 2003 (Dec).
5. Yonkers KA, Pearlstein T, Rosenheck RA. Premenstrual disorders: bridging research and clinical reality. Arch Women Ment Health 6(4):287-92,2003 (Nov).
6. Levin AM. Pre-menstrual syndrome: a new concept in its pathogenesis and treatment. Med Hypotheses. 62(1):130-2,2004.
7. Hsiao MC, Hsiao CC, Liu CY. Premenstrual symptoms and premenstrual exacerbation in patients with psychiatric disorders. Psychiatry Clin Neurosci 58(2):186-190,2004 (Apr).

30 Exercícios e cirurgia plástica

Elizabeth Brenda Smialowski
Osvaldo Teixeira Júnior

A cirurgia plástica talvez seja entre as diversas especialidades cirúrgicas aquela que mais se depara com a diversidade de procedimentos. Isto porque mesmo quando se empregam princípios e técnicas padronizadas, as necessidades estéticas ou mesmo de reparação são dependentes de biotipo, auto-imagem, gosto pessoal do paciente e propriedades físicas dos tecidos.

Apenas como exemplo, uma cirurgia plástica de mamas, com caráter preponderantemente estético, pode significar em uma jovem magra, o aumento do volume mamário através da inclusão de próteses. Ao contrário, nas mulheres com grandes mamas, quando o volume implica em alterações na dinâmica postural, pode ser necessária a redução desse volume mamário.

As inúmeras variantes existentes entre estes extremos ocorrem no dia-a-dia das cirurgias estéticas, além das diversas situações criadas pela necessidade de reparação da mama, seja por cirurgias ablativas pós-ressecção de tumores ou por traumas e queimaduras, ou ainda, por deformidades congênitas.

Espera-se que o profissional que atue com pacientes em pós-operatório de cirurgias plásticas de qualquer natureza esteja sempre atento, para certificar-se das peculiaridades daquele ato operatório, propondo exercícios e movimentos que interfiram favoravelmente na evolução do paciente.

Com a finalidade de auxiliar na elaboração de um programa de exercícios físicos para as pacientes que foram submetidas à cirurgia de mamas, serão traçadas algumas diretrizes comuns a essa área da cirurgia plástica, quer de natureza estética ou reparadora.

Fisiologia da cicatrização dos tecidos

Todo e qualquer ferimento, seja decorrente de cirurgia ou não, implica em uma resposta tecidual que se inicia no momento em que é feita a incisão. Qualquer que seja a superfície de tecidos seccionada, toda ela será alvo de uma reação inflamatória, com afluxo de células de defesa, extravasamento de sangue dos vasos seccionados e edema na região, secundário ao aumento da permeabilidade de vasos.

Quanto maior o trauma dos tecidos, maior a resposta inflamatória local e conseqüentemente maior o edema. Esta reação inflamatória inicial é mais intensa nas primeiras 72 horas após o início do trauma. Sendo assim, deve-se nesse período restringir ao máximo o movimento ou qualquer atividade que aumente a pressão arterial e/ou a freqüência cardíaca.

Durante essas horas iniciais o organismo forma uma rede de fibrina na área operada, que servirá para aderir as superfícies cruentas entre si. A fibrina é uma proteína que proporciona uma adesão frouxa das superfícies, apenas para guiar as células responsáveis pela etapa seguinte da cicatrização – os fibroblastos. A etapa subseqüente acontece com a secreção de fibras colágenas que formarão a cicatriz[1].

Inicialmente o colágeno formado na área a ser cicatrizada é constituído de fibrilas delgadas dispostas em arranjo frouxo - colágeno tipo III. Nessa fase, a cicatriz apesar de já apresentar um pouco mais de firmeza, ainda não apresenta resistência à tensão. As fibrilas de colágeno III tendem a se agrupar em feixes cada vez mais organizados - colágeno tipo I, aumentando o seu grau de resistência ao longo do tempo[2].

Apenas a partir de décimo quinto dia do pós-operatório, quando as fibras colágenas do tipo I já se apresentarem em maior quantidade é que o grau de resistência da cicatriz será incrementado. Mesmo assim até aproximadamente 30 dias, a cicatriz ainda apresentará resistência à tração menor que a da pele sã. Ou seja, se uma área de tecido cicatricial for tracionada apresentará alargamento ou, até mesmo, ruptura da cicatriz.

Anatomia da mama

A glândula mamária é um anexo da pele, situada anteriormente ao músculo peitoral maior. A mama sustenta-se em posição através da capacidade contensora da pele, que quanto mais firme, melhor mantém o volume, independente de tamanho. Além da pele, existem pequenos feixes de tecido colágeno que partem da glândula em direção a fáscia peitoral. São os ligamentos de Cooper. Estes feixes, apesar de serem de tecido fibroso, são entremeados de um tecido adiposo escasso. Em situações de aumento de gordura corporal pode haver uma distensão dos ligamentos. Quando a gordura existente é perdida, como no emagrecimento após um ganho ponderal significativo, estes ligamentos se afrouxam, causando a ptose da mama.

Outra causa de ptose da mama é o aumento de volume sofrido durante a gestação, que pode distender algumas peles menos elásticas, também acarretando a perda da forma. Em todas as técnicas empregadas para a redução do volume ou correção da ptose, há que se ressecar parte da pele, para criar novamente a sustentação do cone mamário. O resultado destas técnicas implica em cicatrizes, que variam de posição e tamanho, dependendo do volume retirado e da firmeza da pele.

As cicatrizes merecem algumas observações a parte. Entende-se que a cicatriz cirúrgica, após um período de 4 a 5 dias encontra-se fechada. Na verdade, a cicatriz nessa fase está apenas epitelizada, ou seja, impermeável à entrada de microrganismos e soluções do meio externo. No entanto, as fibras colágenas existentes sob o novo epitélio formado, estão frouxamente arranjadas. Uma cicatriz recente se submetida à tração, alarga-se facilmente.

Em média, no indivíduo adulto, uma cicatriz só apresentará resistência próxima à da pele íntegra, após 30 dias. Daí a enorme importância de se conter os movimentos de braços e tronco que possam estirar a área de cicatriz, impedindo o seu alargamento. As cicatrizes situadas em áreas de tração são muito mais freqüentemente alargadas do que aquelas localizadas em áreas de pouca tensão.

Cirurgia plástica das mamas

Inicialmente, podemos definir dois grandes grupos de procedimentos, os estéticos e as reparações.

Cirurgias estéticas da mama

Dentro da cirurgia estética de mamas têm-se: as cirurgias para redução de volume - mastoplastia redutora; as cirurgias somente para melhora da ptose sem alteração do volume - mastopexia, e ainda as cirurgias para aumento das mamas - mamoplastias de aumento, com inclusão de próteses.

Cirurgias para redução ou melhora do volume e forma das mamas: mamoplastias redutoras e mastopexias.

Existem pontos comuns entre essas duas modalidades de atuação sobre a mama, já que nos dois casos o determinante do resultado é a fixação do volume mamário em uma posição harmoniosa, sustentada pela pele que envolve a glândula. A retirada de parte da pele, cria cicatrizes, que deverão ser da melhor qualidade possível, dada a natureza da intervenção.

Várias são as técnicas empregadas para a diminuição do volume das mamas. O princípio comum a todas as técnicas é a retirada de parte da glândula e a adequação da pele ao novo volume, sustentando-o com melhor forma.

Cirurgias de redução do volume mamário

São as chamadas mastoplastias redutoras ou mamoplastias. Embora haja entre as técnicas uma variedade de abordagem do tecido mamário, o objetivo comum a todas é a retirada de parte da glândula, reduzindo seu volume e a chamada montagem do tecido remanescente, que propõe reorganizar o volume restante de tecidos na forma de um novo cone mamário, de contornos mais harmoniosos e simétricos. Pode-se reduzir também o tamanho das aréolas. A proposta técnica mais amplamente difundida de redução mamária é a técnica de Pitanguy[5] (**Figura 30.1**).

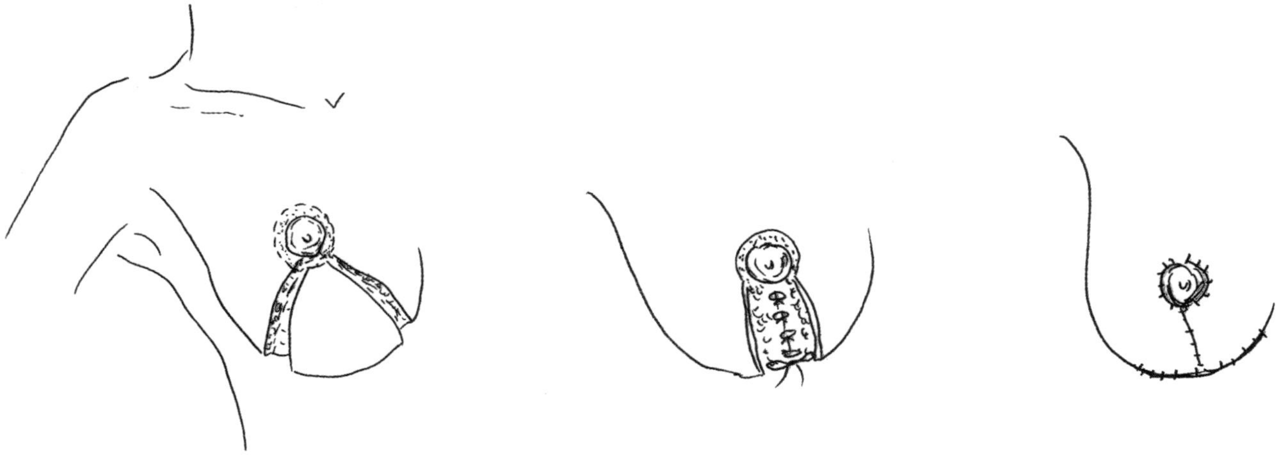

Fig. 30.1
Técnica de Pitanguy para redução da mama. A glândula é removida juntamente com o excesso de pele e tecido adiposo, ficando as incisões finais com aspecto de âncora.

Pela posição final das cicatrizes, cria-se uma figura de âncora sobre a mama, o que torna necessária a limitação de abdução dos braços, para que os tecidos possam acomodar-se sem distensão da cicatriz.

Exercícios com pesos e movimentação do peitoral poderão estar restritos, se for feito algum grau de fixação adicional da glândula no músculo ou até mesmo nos rebordos costais.

Os exercícios podem ser iniciados após o 5º dia de pós-operatório, sob a forma de caminhadas ou bicicleta ergométrica, desde que não seja feito apoio sobre os braços. A intensidade do exercício deverá ser controlada, tendo como parâmetro a freqüência cardíaca e/ou pressão arterial, mantendo esta última apenas em patamares de 10 a 15% acima do basal. Após 7 dias pode-se causar incremento da intensidade do exercício, mantendo a restrição de abdução dos braços. A paciente deve ser orientada na progressão do exercício, segundo a avaliação feita pelo cirurgião, durante os curativos pós-operatórios.

A retomada dos movimentos de membros superiores deve ser lenta e gradual após os quinze dias de PO e, depois de um mês, pode-se alcançar uma abdução dos braços de 90 graus. Durante esse período a paciente evita deitar-se de lado e ainda mantém o uso contínuo de sutiã para auxiliar a sustentação do peso. Após três semanas o sutiã pode ser limitado ao uso diurno.

A liberação para grande amplitude de movimentação de braços, como jogar vôlei, tênis ou basquete ou ainda nadar, só é feito após o terceiro mês.

Cirurgias de aumento de mamas

A cirurgia para aumento das mamas vale-se da inclusão de próteses de materiais aloplásticos. O material mais amplamente aceito e difundido é o silicone. As próteses são formadas por películas de silicone em camadas superpostas, formando um invólucro sobre o conteúdo, também de silicone de moléculas coesas. A consistência desse gel coeso assemelha-se à da bala de goma.

As próteses são introduzidas atrás das glândulas mamárias - retroglandulares, ou ainda, atrás dos músculos peitorais maiores - retromusculares (ou submusculares).

A via de acesso para a introdução das mesmas pode ser feita junto à aréola, no sulco inframamário ou até mesmo na axila. Seja qual for a incisão, é criado um espaço entre a mama e a fáscia muscular peitoral, no caso das inclusões retroglandulares; ou atrás do músculo peitoral maior, quando se busca a inclusão retromuscular. Salienta-se que a inclusão de próteses pode ser acrescida da melhora da forma, através da ressecção de pele flácida. Nesse caso as cicatrizes finais poderão se assemelhar às de técnicas de redução de mamas.

As mesmas orientações de reinício de atividades físicas feitas para as cirurgias redutoras da mama são aqui também aplicadas. A necessidade de manter limites pressóricos sob controle é ainda mais importante nessa cirurgia, pois qualquer sangramento dentro da loja aonde foi inserida a prótese, resulta em maior fibrose e contratura da cápsula formada ao redor da prótese.

Seja qual for o posicionamento das próteses e a via de acesso, orienta-se a limitação da elevação e abdução dos braços por 30 dias, liberando-se gradualmente o movimento até 60 dias. No caso de próteses colocadas sob o músculo peitoral, orienta-se também evitar movimentos de contração dos músculos peitorais, mesmo que isométricos. Para as pacientes com próteses atrás da glândula, os exercícios isométricos de peitoral podem ser reiniciados após 15 dias.

Cirurgia reparadora da mama

As cirurgias de reparação das mamas comportam várias opções técnicas possíveis. Apresentar-se-ão as mais difundidas. A utilização de cada opção terapêutica depende de muitos fatores, sendo que o melhor julgamento de qual técnica deva ser utilizada é aquele conseguido através do diálogo entre cirurgião e paciente. No caso das reconstruções pós-cirurgia ablativa por câncer de mama, fatores ligados à própria doença devem ser também considerados, tais como necessidade de terapia complementar (radio e/ou quimioterapia).

Na cirurgia para o tratamento do câncer é ressecada uma porção variável de tecido mamário, na dependência do grau de comprometimento local pela doença. Quando a ressecção preserva uma porção suficiente de tecido mamário, como nas setorectomias e quadrantectomias, e, principalmente nas pacientes com maior volume de mamas, a reparação pode consistir apenas na montagem do remanescente glandular, semelhante àquela praticada nas reduções estéticas. Nessa situação, quase sempre a mama reconstruída fica menor que a mama oposta e faz-se também a redução desta última para conseguir a simetria de ambas.

Nas reparações deste tipo de cirurgia as mesmas orientações de retomada de atividade física são feitas. No entanto, nesses casos é comum associar-se a linfadenectomia axilar ao tratamento do tumor. Ressaltam-se algumas peculiaridades: a paciente utiliza um dreno na região axilar por tempo prolongado (7 a 10 dias) e então retarda-se o início da atividade física para um período após no mínimo 2 dias depois da retirada do dreno, também como objetivo de não causar sangramento na área axilar. O braço do lado da lesão precisa ser movimentado precocemente se a paciente precisar de complementação do tratamento por radioterapia.

Há uma tendência natural da fibrose criada no cavo axilar, aonde foi realizada a linfadenectomia, de inibir a abdução e elevação do braço. Se por um lado o movimento precoce deve ser evitado enquanto houver a presença do dreno, para que a pele possa aderir ao cavo axilar, por outro lado a paciente precisa iniciar a elevação gradual e abdução do braço pois se for esperado mais do que 15 dias, o grau de aderência e fibrose tecidual que se instalará poderá causar perda definitiva da movimentação do ombro.

A paciente que será submetida à radioterapia precisará fazê-lo com o braço elevado na altura do ombro e estendido para trás, sendo esta a posição adotada para que se faça a radioterapia da região mamária. Aqui a preocupação com hipertrofia cicatricial deixa de ser significativa pois a própria radioterapia inibe a formação de cicatrizes mais espessas ou alargadas. Toda a área submetida à radioterapia apresenta após dois a três meses do final do tratamento uma maior fibrose tecidual que torna a área densa e rígida.

Quando o volume de glândula remanescente é insuficiente para obter uma boa forma mamária, mas há pele suficiente para acomodar uma prótese de silicone, faz-se a inclusão da prótese e a distribuição da pele excedente sobre a mesma, à semelhança do que ocorre quando se faz a retirada de pele somente para corrigir a ptose mamária. A mama oposta pode ter também o seu excesso de pele e flacidez corrigido no mesmo ato operatório.

Naqueles casos onde o tecido glandular remanescente e/ou a pele forem insuficientes, a reconstrução do volume mamário pode ser feita com expansores de tecidos ou com tecidos da própria paciente, ou como retalhos transferidos de outras áreas corporais.

Os expansores de tecidos são produzidos com o mesmo silicone utilizado como invólucro das próteses mamárias, porém apresentam interior vazio, como uma bexiga de látex. Possuem uma válvula acoplada que permite encher o expansor com líquidos. O expansor é colocado vazio sob o músculo peitoral maior, através da mesma incisão da mastectomia. A pele que antes recobria parte da glândula mamária é redistribuída sobre o músculo peitoral, mantendo agora contato direto com o mesmo. A válvula do expansor fica posicionada sob a pele, em local que seja facilmente identificada pela palpação, para que depois, no pós-operatório, possa ser feita a infusão de solução fisiológica.

Após um período de aproximadamente 20 dias, é iniciada a expansão. Através de uma punção na válvula, são injetados semanalmente volumes de soro fisiológico que vão distendendo lentamente o tecido sobre o expansor. Com isso, a pele que antes era insuficiente para acomodar uma prótese, passar a se expandir, fazendo com que, depois de atingido o volume desejado, num segundo ato operatório, o expansor possa ser retirado e substituído por uma prótese definitiva.

A prótese definitiva é alojada no espaço criado pelo expansor de tecidos e anatomicamente, situa-se sob o músculo peitoral maior, que está imediatamente abaixo da pele. Deve-se ter essa peculiaridade em conta quando da prescrição de atividade física, pois há um prejuízo parcial da função do peitoral maior pelo tempo de restrição de atividade do músculo. Todo o ombro apresenta comprometimento de estabilidade articular, pois o esvaziamento axilar feito como complemento do tratamento do câncer implica em aderência fibrosa do cavo axilar, limitadora da amplitude articular. Nas dissecções extensas há a possibilidade de comprometimento nervoso do pedículo do músculo grande dorsal, que leva à atrofia deste músculo. Além disso, a própria perda da mama e a presença do expansor favorecem um movimento de rotação do ombro com rotação interna do úmero, como conseqüência antálgica e emocional.

Mesmo quando ainda em fase de restrição de movimentos com o ombro, deve-se atentar à preservação do correto posicionamento do ombro e manutenção da postura. Há uma tendência à hipertonia do trapézio que deve ser melhorada com recursos de massagens relaxadoras e todo o arsenal fisioterapêutico indicado.

Todas as observações feitas anteriormente para as pacientes submetidas à quadrantectomia ou setorectomia são também válidas para aquelas submetidas à reconstrução com expansores. A movimentação do braço é liberada tão logo se tenha a cicatrização definida da região do expansor e da axila. Durante a expansão nenhum cuidado adicional é necessário, a não ser o alongamento de toda a cintura escapular e a correta manutenção da postura.

Quando é feita a troca do expansor pela prótese definitiva, nova restrição de elevação do braço é feita, assim como nas cirurgias estéticas para aumento da mama com próteses de silicone.

Reconstrução de mama com retalhos

A reconstrução da mama utilizando tecidos próprios tem como principais opções de retalhos aqueles constituídos por músculos associados à pele sobrejacente. Os retalhos constituídos dessa maneira são chamados de músculo-cutâneos. Isto porque a vascularização do segmento de pele transferido é dependente de vasos perfurantes do músculo em direção à pele. Nesta modalidade de transferência de tecidos há implicação direta na perda de função do músculo transposto. Os retalhos mais utilizados são o retalho músculo-cutâneo transverso do abdome e o retalho músculo-cutâneo ou só muscular do grande dorsal.

Retalho músculo-cutâneo tranverso do abdome

O retalho músculo-cutâneo transverso do abdome (*Transverse Rectus Abdominis Muscle* – TRAM) é baseado na liberação do músculo reto abdominal próximo à inserção púbica, contralateral à perda mamária, com a correspondente porção de pele. A ilha de pele utilizada pode compreender toda a área infra-umbilical até a porção superior do púbis.

A extensão da pele utilizada depende da necessidade de volume para a reconstrução e também do grau de flacidez da porção cutâneo adiposa da parede anterior do abdome, que será deslocada para baixo. O músculo é desalojado de seu espaço entre as bainhas aponeuróticas anterior e posterior e rotacionado através de um túnel subcutâneo para a área da mama a ser reconstruída.

O volume obtido com a ilha de pele e subcutâneo, além do próprio músculo, é capaz de formar um novo cone mamário, sobreposto e fixado ao músculo peitoral maior (**Figura 30.2**). A bainha anterior do reto é suturada garantindo a continência da parede abdominal. A falha de tecido cutâneo-adiposo é reparada como nas cirurgias estéticas do abdome, estendendo-se inferiormente todo o panículo cutâneo-adiposo[6].

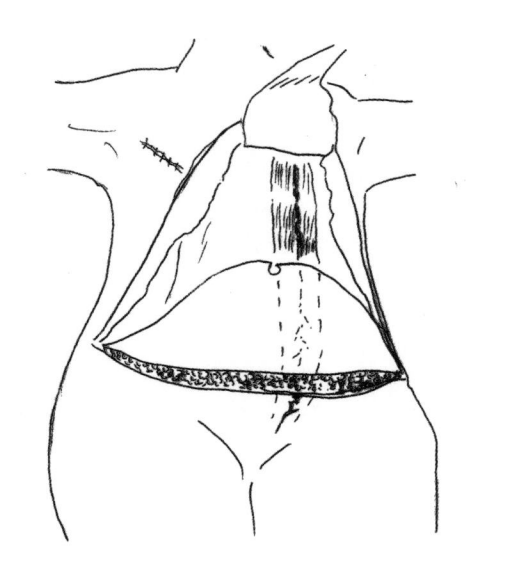

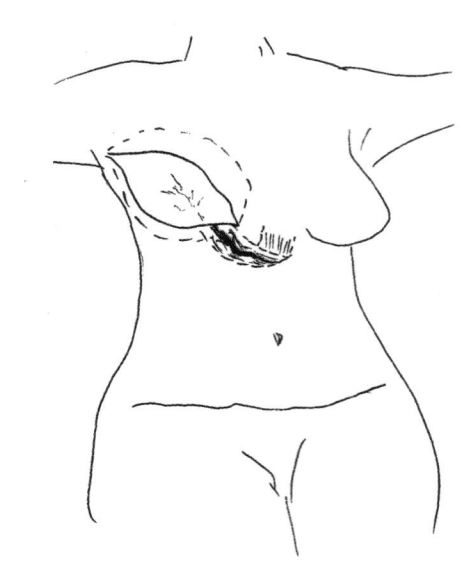

Fig. 30.2
Retalho músculo-cutâneo transverso abdominal (TRAM). Parte da pele e tecido adiposo do abdome inferior são mantidos em conexão vascular com um dos músculos reto-abdominais. Este é deslocado para a região da mama, sob o panículo cutâneo-adiposo do abdome superior e moldado em forma de cone mamário.

Esta cirurgia acarreta além da limitação dos membros superiores, já discutida anteriormente, também acarreta uma flexão do tronco pelo estiramento do panículo cutâneo-adiposo. Ainda deve-se restringir a força exercida sobre a parede abdominal, sob o risco de comprometer-se a sutura na aponeurose, levando ao aparecimento de hérnias. O uso de cargas para os membros e exercícios abdominais deve ser evitado até os dois meses de pós-operatório.

Apenas de apresentar maior segurança e maior facilidade de execução, a utilização dos dois músculos retos abdominais como um único retalho, cria um prejuízo funcional bastante grave, sendo portanto restrito a casos muito isolados. Hoje, cada vez mais, procura-se o menor dano funcional da área doadora.

O retalho músculo-cutâneo de reto abdominal tem sido transferido também com técnicas microcirúrgicas, que permitem transferir a ilha de tecido cutâneo adiposo, com apenas pequena porção do músculo, criando com isto menor déficit funcional da parede do abdome.

As pacientes submetidas à reconstrução da mama utilizando o retalho músculo-cutâneo transverso do abdome (TRAM) devem ser alvo de especial atenção pós-operatória, no tocante à movimentação e retorno à atividade física. Deve-se limitar a abdução e elevação dos braços nos primeiros 30 dias e depois gradualmente é liberada a amplitude de movimentos do braço. A flexão do tronco para frente, feita para diminuir a tensão na cicatriz abdominal, depende do grau de flacidez anterior da paciente e da evolução da cicatriz. Após 3 semanas é provável que a paciente já não necessite andar com a flexão do tronco.

A utilização parcial ou total do músculo reto abdominal no retalho cria uma sutura na lâmina anterior da bainha aponeurótica correspondente. Toda a sutura feita sobre uma aponeurose deve ser poupada de tensão por no mínimo 45 dias. Assim quaisquer movimentos que venham a ser realizados, mesmo os isométricos, terão que ser dosados em força e uso de pesos, para que não haja pressão inadvertida sobre a parede abdominal, o que poderia levar ao esgarçamento ou ruptura da sutura da aponeurose, criando hérnias.

Aqui também a caminhada passa a ser uma escolha excelente de retomada de atividade física. Outra possibilidade, assim que a ferida estiver fechada, sem pontos ou crostas, pode-se fazer a atividade de caminhada ou bicicleta também sob a água.

Os principais pontos a serem trabalhados com as pacientes submetidas à reconstrução de mamas na sua evolução após 45 a 60 dias serão: manutenção da postura correta; correção da rotação interna do ombro do lado da mastectomia; condicionamento abdominal com o reto remanescente capaz de permitir que a paciente execute as suas tarefas rotineiras, sem causar sobrecargas que levem ao aparecimento de escolioses ou hiperlordoses.

Retalho do grande dorsal

A reconstrução da mama utilizando o retalho muscular ou músculo-cutâneo do grande dorsal baseia-se na rotação do músculo para a porção anterior do tronco. O músculo, inteiro ou apenas parte dele, é dissecado de seu leito, mantendo fixas apenas a conexão vascular e a sua inserção umeral. Desta maneira, apresenta-se como um grande leque de tecido, que é rotacionado para a porção homolateral anterior do tronco, através de um túnel subcutâneo, recobrindo a área mamária. Pela forma do músculo, que se apresenta como extenso triângulo, porém com pouca espessura, torna-se necessária a associação de uma prótese de silicone sob o mesmo, para atingir volume suficiente para a reconstrução do volume mamário. Assim, o músculo é fixado e posicionado na porção anterior do tórax e sob ele é colocada a prótese[7] (**Figura 30.3**).

A mudança de posição causa completa desfuncionalização da porção rotacionada do músculo grande dorsal, além de alterar o contorno estético das costas. Há a tendência de rotação do ombro para frente. Durante um período de dois meses deve-se evitar movimentos que possam contrair o músculo grande dorsal, já que o estímulo nervoso continua presente e pode criar deslocamentos inestéticos da prótese subjacente. Porém a partir desse tempo devem ser empregados exercícios que possam minimizar a perda funcional, estabilizando o ombro e mantendo o eixo postural.

No retorno à atividade física pós-operatória recente pode-se liberar caminhadas, bicicleta ergométrica (modelos que não necessitem de flexão anterior do tronco ou apoio sobre os braços), já a partir de três dias após a retirada dos drenos. A intensidade e amplitude dos exercícios para a cintura escapular devem ser restringidas até 30 dias de pós-operatório.

No período tardio, maior atenção deve ser dada a manter o equilíbrio postural e compensar a ausência do músculo grande dorsal no lado operado.

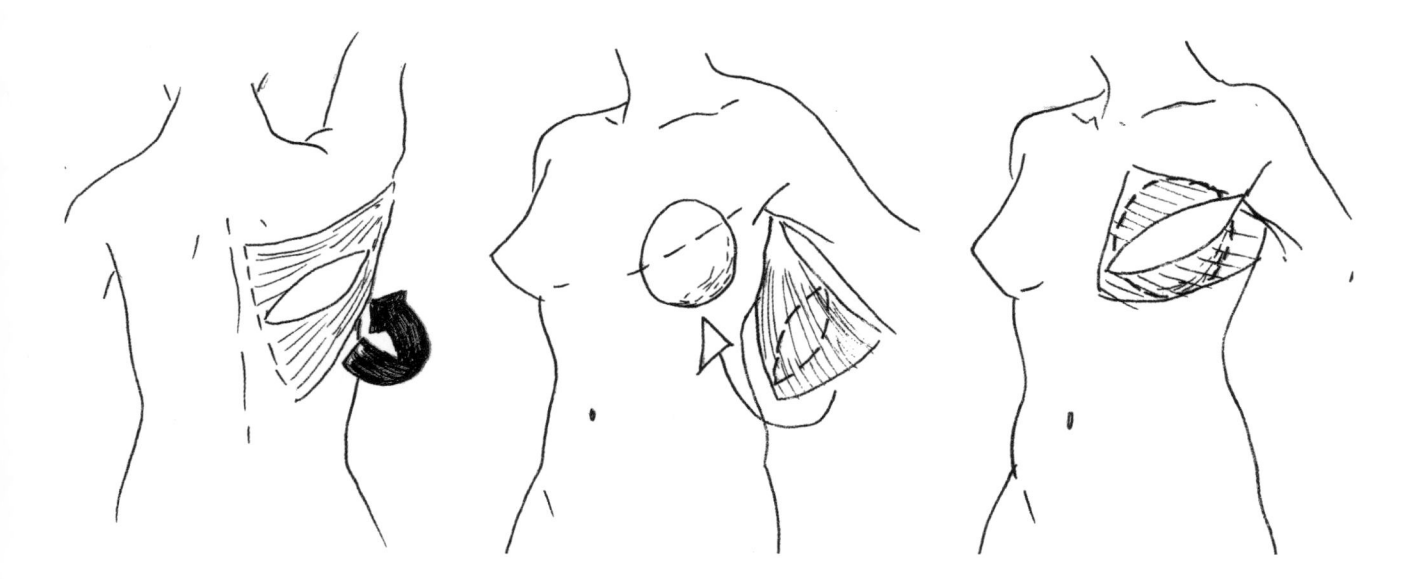

Fig. 30.3
Retalho músculo-cutâneo de grande dorsal. A rotação do ventre muscular é feito anteriormente e colocada sob o mesmo uma prótese de silicone, para criar volume suficiente da neo-mama.

Retalhos microcirúrgicos

Os retalhos microcirúrgicos podem utilizar diversos músculos ou segmentos de pele e tecido celular subcutâneo para reconstruir a mama. A técnica baseia-se na identificação de uma porção de tecidos com uma artéria e veia definidas e de bom calibre. Esta porção de tecidos é então completamente separada do seu leito original e transferida para o local desejado. A circulação dos tecidos é restabelecida através de anastomoses microcirúrgicas com vasos da área receptora. Assim, se for transferido um retalho de musculatura glútea, observa-se a perda da função do músculo retirado de seu local. Em relação à área receptora, deve-se evitar a sua movimentação em períodos menores do que três semanas, para não causar eventuais traumas sobre a delicada anastomose vascular.

Os músculos mais freqüentemente utilizados para a reconstrução da mama através de técnicas microcirúrgicas são o glúteo máximo, o grande dorsal e o reto abdominal. Apesar das perdas funcionais serem notórias, a técnica microcirúrgica permite que se utilize menor porção dos músculos, apenas suficiente para garantir boa vascularização do retalho, tendendo a ser menos comprometedoras da função do músculo doador. No entanto, as anastomoses microcirúrgicas exigem profissionais habilitados para realizá-las, recursos técnicos adequados e presença de condições vasculares ideais para as anastomoses.

Exercícios físicos e cirurgia plástica

Quando pensamos em cirurgia plástica, logo nos vem à cabeça uma intervenção rápida, com uma recuperação também rápida. Se a finalidade for somente estética, por exemplo, diminuição ou aumento da mama, focamos somente a parte do corpo que vai ser modificada. Mas o que fazer quando a pessoa pratica algum esporte e não quer perder o condicionamento físico? Ou se tem preocupações com o aumento de peso durante a recuperação? Ou ainda, somente quer evitar uma depressão após o ato cirúrgico? Por outro lado, a cirurgia pode fazer parte do processo de recuperação após a ressecção de um tumor de mama.

Exercícios no período pré-cirurgia

Nessa fase é importante analisarmos o paciente que teremos de tratar. Se ela é sedentária ou ativa; saudável ou doente e o tipo de cirurgia a que será submetida, só com fins estéticos ou por saúde? Pode-se esperar algum tempo ou há urgência?

Quando a paciente é sedentária e quer fazer uma cirurgia plástica, não há necessidade que ela comece a praticar um programa de exercícios físicos antes do ato cirúrgico, a não ser que isto faça parte de um programa de redução de peso, com resultados a médio e longo prazo. Sabe-se que uma pessoa bem condicionada perde o condicionamento em uma semana de inatividade, voltando a níveis inferiores aos de antes de começar o programa de condicionamento físico.

Já às pacientes que são treinadas, vale orientar que a perda acontecerá, mas que ao reiniciar o treinamento, a recuperação do seu condicionamento será rápida.

Quanto àquelas pacientes que irão passar por uma cirurgia de reconstrução da mama com retalhos, um grupo de pesquisadores do Reino Unido, em conjunto com pesquisadores belgas, observaram que mulheres que faziam exercícios abdominais, no período pré-operatório, há pelo menos seis semanas, tinham menos dores e complicações no período pós-operatório, quando comparadas com as mulheres que não faziam exercícios abdominais[4].

O ideal seria que todas as pacientes ao serem submetidas à reconstrução de mama com retalhos fossem submetidas previamente a um teste de esforço máximo (eletrocardiograma, ou ainda melhor, teste ergoespirométrico). Nos testes seriam detectados as freqüências cardíacas máxima e os limiares ventilatórios 1 e 2, além da pressão arterial a cada etapa do teste. Esses dados seriam de importante valor na prescrição e orientação de exercícios após a cirurgia.

Exercícios no período pós-cirurgia

Nessa fase, vamos dividir o período de recuperação em dois momentos, em recuperação primária e recuperação secundária. A recuperação primária é feita pelo fisioterapeuta, quando as pacientes recuperam os movimentos funcionais perdidos devido ao ato cirúrgico e que não será discutida por nós. Vamo-nos ater à fase de recuperação secundária, onde a paciente já passou pelo período mínimo de recuperação, que dura 10 dias, e vai começar a se exercitar lenta e cuidadosamente.

Os exercícios aeróbios são os mais indicados, por aumentar mais freqüência cardíaca (FC) e menos a pressão arterial (PA). Após 10 dias de pós-operatório o aumento brusco da PA ainda pode gerar extravasamento de sangue na região operada. Os movimentos devem ser feitos por membros distantes do local operado, com intensidade leve e pequena amplitude, de curta duração (em média 30 minutos) e executados todos os dias. O mais seguro é começar com caminhadas, sem que a paciente fique com a respiração ofegante, evitando inclinações[1].

Após 15 dias de pós-operatório, a caminhada deve ser aumentada em intensidade e duração passando de 30 para 50 minutos, pelo menos três vezes por semana. Pode-se usar inclinação e simulação de degraus, evitando-se ainda os exercícios de alto impacto (corridas, trotes ou saltos). Desaconselham-se exercícios que movimentem direta ou indiretamente a área operada antes dos 30 dias de pós-operatório, pelo risco de alargamento da cicatriz[2].

Durante a caminhada é interessante que haja um controle da intensidade, esse controle é feito através da FC. Ensina-se a paciente a contar o número de vezes que o coração bate através do pulso, sempre contando durante 15 segundos. Nessa fase é que o teste de esforço pedido no pré-operatório começa a ser útil. A caminhada deve estar próxima a FC do limiar 1 e abaixo do limiar

2, estipulada no teste ergoespirométrico. Se foi pedido o teste eletrocardiograma de esforço deverá se calcular a FC de treino através da formula de Karvonen utilizando FC máxima obtida no teste.

A fórmula de Karvonen:

$$FCT = [(FCM - FCR) \times \%T] + FCR$$

FCT = freqüência cardíaca de treino, são calculadas duas para determinar a faixa de treino;
FCM = freqüência cardíaca máxima;
FCR = freqüência cardíaca de repouso, medida após pelo menos 20 minutos de repouso com o indivíduo deitado;
%T = vamos utilizar a faixa de 50% a 70%.

Exemplo:
Uma paciente que tem a FCM de 180 bpm e FCR de 70 bpm.

FCT1 = [(180 − 70) × 50%] + 70
FCT1 = 125 bpm
FCT2 = [(180 − 70) × 70%] + 70
FCT2 = 147 bpm

A FC durante a caminhada dessa paciente deverá permanecer entre 125 bpm e 147 bpm.

Caso não tenha sido pedido o teste de esforço, poderá se calcular a FCM através da formula 220 menos a idade da paciente.

Após os 30 dias de pós-operatório, quando a paciente poderá começar um trote ou até uma corrida, os porcentuais de treino poderão ser aumentados para 60% a 80% e ela também estará liberada para começar com os exercícios localizados.

Para contornar a necessidade de não estirar a área da cicatriz e ao mesmo tempo manter a tonicidade muscular, uma excelente opção são os exercícios isométricos, aqueles em que há contração muscular, mas não há encurtamento do mesmo. Realizam-se 10 contrações de 6 segundos, com intervalos de 1 minuto, todos os dias, iniciando-se com pouca carga e progredindo ao longo do tempo. Mesmo as massagens realizadas com deslocamento de tecidos, devem ser evitadas próximas a área de cicatrizes.

As pacientes são orientadas para evitar dormir de lado e de bruços, sendo também restringidas em movimentos de elevação e abdução dos braços. Flexões do tronco para trás ou movimentos de abertura da cintura escapular (jogar ombros para trás) devem ser evitados. O uso de um sutiã com boa sustentação é orientação quase unânime entre os cirurgiões, sendo que cada ato operatório poderá implicar em diferente modelagem de sutiã a ser utilizado.

Além destes cuidados comuns a todas as cirurgias de mamas, algumas peculiaridades são inerentes a cada técnica cirúrgica empregada.

O exercício traz ótimos benefícios fisiológicos, mas não é só, ele ajuda a melhorar a auto-imagem e recuperar a auto-estima, principalmente para as mulheres que tiveram de enfrentar uma doença como o câncer e normalmente ficam deprimidas após as intervenções médicas.

Referências

1. Silver IA. The physiology of wound healing. Schweiz Rundsc Med Prax 73:942-5,1984.
2. Peacock EE. Repair and regeneration. In: Reconstructive Plastic Surgery, 2nd ed., Philadelphia, W.B.Saunders, 1977.
3. Lee IM, Physical activity and cancer prevention-data from epidemiologic studies. Med Sci Sports Exerc. 2003 Nov;35(11):1823-7. Review.
4. Futter CM. Do pre-operative abdominal exercises prevent post-operative donor site complications for women undergoing DIEP flap breast reconstruction? A twocentre, prospective randomised controlled trial. The British Association of Plastic Surgeons (2003) 56,674-683.
5. Pitanguy I. Surgical treatment of breast hypertrophy. Br J Plast Surg 20(1):78-85,1967.
6. Vasconez LO, Psillakis J, Giereik RJ. Breast reconstruction with contralateral rectus abdominis myocutaneous flap. Plast Reconstr Surg 73:619,1984.
7. Bostwick J III, Scheflan M. The latissimus dorsi muscular flap: a one-stage breast reconstruction. Clin Plast Surg 7:71-80,1980.

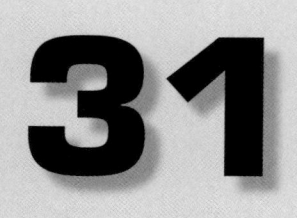

31 A meditação e a prática de exercícios físicos

Elisa Harumi Kozasa

Uma visão da meditação no Ocidente

As práticas meditativas foram trazidas ao ocidente por mestres e instrutores de yoga e de budismo, que vieram principalmente aos Estados Unidos, para iniciar a disseminação de seus ensinamentos.

Inicialmente o público cativado pelas "maravilhas" da meditação constituía-se de pessoas curiosas em conhecer a cultura oriental, que receberam ensinamentos de mestres que haviam visitado ou mesmo se mudado para países do ocidente, como Maharishi Maheshi da Meditação Transcedental, Paramahansa Yogananda da Kriya Yoga, D. T. Suzuki do Zen Budismo, além do próprio Dalai Lama do Budismo Tibetano. Alguns de seus discípulos receberam treinamento na Índia, China e Japão. Muitos mais tarde retornaram a seus países como difusores deste conhecimento.

No período da contracultura, muitos jovens curiosos em conhecer estados alterados de consciência, alguns deles por meio de drogas alucinógenas, sentiram-se atraídos pela prática da meditação. Dentre eles, encontravam-se muitos universitários, inclusive estudantes de pós-graduação, ou ainda jovens cientistas, que iniciaram as pesquisas sobre os possíveis benefícios da meditação.

A meditação tem sido tema de pesquisas científicas, principalmente a partir do final da década de 60 (algumas delas sujeitas a duras críticas), e tem despertado o interesse de profissionais da área da saúde. Hoje há meditação oferecida para pacientes como terapia complementar em hospitais, inclusive no Brasil. Diversas universidades respeitáveis como Harvard, UCLA, Stanford e Columbia, e no Brasil a UNIFESP/ Escola Paulista de Medicina, vem realizando pesquisas nesta área. Na UNIFESP, existe ainda, o programa Meditando na UNIFESP, oferecido para a comunidade.

O Instituto Nacional de Saúde dos Estados Unidos, tem destinado verbas da ordem de milhões de dólares sobre o emprego de Meditação Transcedental ou MT (a modalidade de meditação sobre a qual existe o maior número de trabalhos científicos publicados) no tratamento e na prevenção da hipertensão.

Devido aos benefícios fisiológicos e psicológicos induzidos pela prática meditativa, diversos profissionais, de executivos a atletas, têm procurado meditar, buscando melhor desempenho nas atividades, serenidade, ou simplesmente uma qualidade de vida melhor.

Por que meditar?

Meditar é uma prática simples e pode ser indicada para muitas finalidades diferentes.

A prática de meditação é um coadjuvante ou ainda uma técnica complementar quando se trata de problemas de saúde física ou mental.

Para pessoas saudáveis, é um excelente instrumento para melhorar a disposição para as atividades, melhorar resultados em uma avaliação ou competição, aliviar os sintomas de estresse do dia-a-dia, ajudar a acalmar a mente e clarear as idéias. Muitas pessoas também vêem a prática da meditação como um dos caminhos para uma vida mais feliz e satisfeita.

Os benefícios podem ser mensurados até do ponto de vista econômico. Conforme citado por Manocha, de acordo com um estudo estatístico de seguradoras o uso de cuidados médicos é significantemente menor em meditadores quando comparados a não-meditadores.

No Canadá, sabe-se que de metade a dois terços dos médicos de família em algum momento chegam a indicar práticas alternativas. Em um estudo australiano, verificou-se que dentre os clínicos gerais, mais de 80% indica alguma terapia complementar a seus pacientes, e dentre elas, as principais são acupuntura, meditação e hipnose. Estes dados, não consideram por outro lado, os pacientes que buscam de modo espontâneo estas técnicas, ou que procuram profissionais não médicos para o uso das mesmas. Isto mostra a necessidade de pesquisas científicas neste vasto campo do conhecimento.

Aparentemente, a meditação não provoca os indesejados efeitos colaterais comuns a muitos medicamentos e o seu uso pode representar uma ampla indicação como coadjuvante terapêutico ou para profilaxia de diversos males à saúde.

O significado da meditação

Existem dezenas ou talvez até centenas de técnicas meditativas, cada qual com características próprias. Goleman, por exemplo, apresenta em seu livro A Mente Meditativa, onze das mais conhecidas técnicas meditativas: bhakti hindu, cabala judaica, hesicasma cristão, sufismo, meditação transcedental, yoga ashtanga, tantra indiano, budismo tibetano, budismo zen, quarta via de Gurdjieff e consciência sem escolha de Krishnamurti, cada qual com suas características bastante distintas. Desta maneira pode-se perceber a dificuldade de se criar uma definição geral para o termo meditação.

A definição de meditação adotada neste capítulo, de modo abrangente e buscando características comuns aos principais tipos de meditação é: O ato de trazer a mente para o momento presente, através da simples observação dos pensamentos, movimentos e sensações, ou pelo emprego de artifícios como mantras (sons ou vibrações repetitivos), focalizar a atenção na respiração, ou ainda em uma imagem, de maneira consciente e induzida pelo próprio indivíduo. Neste processo se alcança a redução da atividade simpática do sistema nervoso autônomo acompanhada de um estado de serenidade mental.

Alguns pontos de meditação

Zen

O Zen é uma das principais escolas do budismo, difundido principalmente na China, Coréia, Japão e Vietnã.

Nesta técnica o indivíduo deverá sentar-se com as pernas cruzadas sobre uma almofada, que ajudará as costas a permanecerem eretas, ou em uma cadeira, com as costas, pescoço e cabeça alinhados. O indivíduo mantém os olhos semicerrados, olhando para baixo, a aproximadamente 45°. As mãos se posicionam uma sobre a outra e os polegares se tocam suavemente. A atenção fica focada na respiração. Uma estratégia para manter este foco é por exemplo contar as respirações de 1 a 10 e seguir repetindo esta contagem.

Uma variação desta técnica, bastante divulgada pelo monge vietnamita Hanh em seu livro Meditação andando consiste em caminhar lentamente contando a respiração. A atenção na respiração nos permite manter o foco no momento presente.

Meditação da plena atenção (Mindfulness)

Esta prática sugere observar os pensamentos e sentimentos sem julgá-los ou analisá-los.

Desta maneira o meditador torna-se mais consciente de suas atitudes, pensamentos, emoções, passando a conhecer-se melhor. A vida deixa de ser vivida mecanicamente, e o meditador passa a tomar consciência de cada ato.

Por exemplo, ao lavar uma louça, preste atenção na textura da esponja, da espuma, do prato, a temperatura da água. Enquanto lavar a louça, lave apenas a louça...

Meditação transcedental

De acordo com Goleman, trata-se de uma meditação mântrica indu em uma embalagem ocidental moderna. O meditador foca sua atenção em mantra (som ou frase, em geral em sânscrito, que deve ser repetido freqüentemente), senta-se com sua coluna ereta, de olhos fechados. Esta é conhecida como a meditação mais conhecida no Ocidente, tendo como fundador o yogi, Maharishi Mahesh Yogi.

Estresse e meditação

Na contramão dos efeitos do estresse, as técnicas de meditação reduzem a atividade do sistema nervoso simpático, e estimulam a atividade do sistema parassimpático, conduzindo a uma redução na produção e liberação de corticóides e catecolaminas. Desta forma o indivíduo pode adaptar-se melhor ao estresse, reduzindo as chances de chegar à fase de exaustão, mantendo a resposta ao estresse "sob controle". O mecanismo deve iniciar-se no próprio córtex cerebral, pois meditadores costumam dar uma menor carga emocional aos problemas do dia-a-dia, interpretando-os de maneira mais real e produtiva. Desta maneira promovem menor requisição do eixo hipotálamo-hipófise-adrenal e do sistema simpático, poupando os sistemas de defesa do organismo de sobrecargas desnecessárias.

Aumentam as evidências que relacionam estresse crônico e a etiologia de uma série de desordens psiquiátricas e somáticas. Estudos em babuínos e em humanos revelam que o estresse crônico eleva a linha de base do cortisol e reduz a resposta deste hormônio ao estresse agudo. Em humanos, o TSH (hormônio estimulador da tireóide) aumenta em situações estressantes como na realização exercícios extenuantes. Estressores de curta duração podem aumentar a liberação de GH (hormônio do crescimento), mas estresse prolongado pode inibí-lo.

As β-endorfinas são opióides endógenos, funcionando como potentes analgésicos sendo responsáveis pela sensação de bem-estar que ocorre por exemplo após uma atividade física.

Em meditadores foram encontradas respostas consideradas mais adequadas ao estresse usando como parâmetro alterações destas substâncias ligadas ao estresse. Apesar de não haver um consenso, parte dos trabalhos indicam que os níveis basais de cortisol, TSH e GH são reduzidos quando comparadas amostras obtidas no pré e pós-treinamento em meditação, e que há um aumento de endorfinas.

Sistema cardiovascular

Pesquisas relacionadas principalmente à Meditação Transcedental (MT), relatam que tal prática pode provocar efeitos positivos em testes de exercícios e qualidade de vida em pacientes cardíacos, além de redução da hipertensão, da hipercolesterolemia e do hábito de fumo.

Uma redução na aterosclerose foi observada na população afro-americana com a prática da Meditação Transcedental. Este último trabalho vem sendo seguido por uma grande pesquisa realizada pelo Instituto Nacional de Saúde dos Estados Unidos.

Um aumento da vasoconstrição periférica (ou da resistência total periférica), é um indício de um desenvolvimento precoce de hipertensão essencial. A prática da MT, provoca redução desta vasoconstrição, podendo esta constituir uma das explicações para a redução de pressão arterial, provocada por esta prática.

Outra técnica bastante conhecida quanto a seus resultados benéficos sobre o sistema cardiovascular é conhecida por Resposta de Relaxamento, descrita por Benson na década de 70. Para este cardiologista, as técnicas de meditação induzem uma Resposta de Relaxamento (RR), pela redução da atividade do sistema nervoso simpático, e provavelmente, estimulando a atividade do parassimpático. Benson, ao retirar a parte ritualística, procurou em sua RR, simplificar a prática meditativa, e torná-la mais aceitável perante os profissionais da saúde e população ocidental em geral.

Ansiedade

Diversos trabalhos relacionam redução de sintomas de ansiedade a técnicas de meditação dentre eles, Dillbeck, utilizando o Inventário de Ansiedade Traço-Estado de Spielberger, verificou que indivíduos que praticavam a Meditação Transcedental tinham escores menores neste teste do que sujeitos que simplesmente faziam um relaxamento passivo.

Roth e Creaser, utilizando a Meditação de Plena Atenção, obtiveram redução na ansiedade e de outros sintomas ligados ao estresse, aumento de auto-estima, em um centro comunitário de saúde.

Deckro e colaboradores, utilizando a Resposta de Relaxamento associada ao desenvolvimento de habilidades cognitivas, obtiveram redução da ansiedade, estresse psicológico, em estudantes colegiais.

Fibromialgia

Em pacientes com fibromialgia pode-se citar um estudo realizado por Kaplan e colaboradores utilizando a

Meditação de Plena Atenção ou Mindfulness Meditation. Dentre os pacientes que completaram o treinamento, ocorreu aumento do bem-estar em 64%, melhora na sensação de dor em 65%, melhora na qualidade do sono em 60%, redução da fadiga em 58%, redução do cansaço ao acordar em 60%, melhora na pontuação no Questionário de Impacto da Fibromialgia em 62%, dentre outros resultados.

Meditação e esporte

Analisando-se os benefícios da meditação relacionados aos sintomas de estresse, ansiedade, sistema cardiovascular, melhora de sintomas como dores e fadiga, já se pode ter uma noção da utilidade da prática meditativa em atletas.

Além de constituir prática milenar no treinamento das artes marciais para desenvolver autocontrole físico e emocional, diversas outras modalidades vem se beneficiando da meditação.

Observa-se melhores resultados em atiradores de elite, no trabalho de Solberg e colaboradores, após o treinamento em meditação. O relato de menor tensão está relacionado ao melhor desempenho destes atiradores.

Em um trabalho que compara o relaxamento autógeno com uma prática de meditação aplicada a corredores, a redução da concentração de lactato após o exercício é apenas observada no grupo que meditou. Isto pode indicar uma recuperação mais rápida neste grupo de corredores.

O famoso técnico de basquete Phil Jackson, que dirigiu dentre outros times, o Chicago Bulls, em um de seus grandes momentos, relata no livro "Cestas Sagradas", que um de seus "segredos" do treinamento consistia em buscar a harmonia do grupo, desenvolvendo dentre outras práticas a meditação em sua equipe.

Em outras palavras, a implementação da prática meditativa pode melhorar não apenas o desempenho individual de cada atleta, através de benefícios físicos e emocionais, mas também a harmonia e melhores resultados de atletas de esportes em equipe.

Referências

1. Alexander CN, Boyer R, Alexander V. Higher states of consciouness in the Vedic Psychology of Maharishi Mahesh Yogi: A theoretical introduction and research review. Modern Science and Vedic Science 1: 89-126,1987.
2. Barnes VA, Treiber FA, Turner JR, Davis H, Strong WB. Acute effects of transcendental meditation on hemodynamic functioning in middle-aged adults. Psychosom Med 1999;61:525-531.
3. Beary JF, Benson H. A simple psychopysiologic technique which elicits the hypometabolic changes of the relaxation response. Psychosomatic Medicine 1974;36(2):115-120.
4. Castillo-Richmond A, Schneider RH, Alexander CN, Cook R, Myers H, Nidich S, Haney C, Rainforth M, Salerno J. Effects of stress reduction on carotid atherosclerosis in hypertensive african americans. Stroke 2000;31:568-573.
5. Cunningham C. Effects of transcendental meditation on symptoms and electrocardiographic changes in patients with cardiac syndrome X. Am J Cardiol 2000;85:653-655.
6. Davich, VN. O melhor guia para a meditação. São Paulo: Pensamento-Cultrix, 2002. pp. 14.
7. Deckro GR, Ballinger KM, Hoyt M, Wilcher M, Dusek J, Myers P, Greenberg B, Rosenthal DS, Benson H. The evaluation of a mind/body intervention to reduce Psychological distress and perceived stress in college students. Journal of American College Health; 1998:50(6):281-287.
8. Dillbeck MC. The effect of the transcendental meditation technique on anxiety level. Journal of Clinical Psychology 1977;33(4):1076-1078.
9. Goleman D. A mente meditativa. São Paulo: Ática, 1996. pp. 61-115.
10. Goleman D, Gurin J. Equilíbrio Mente e Corpo: Como usar sua mente para uma saúde melhor. Rio de Janeiro: Campus, 1997.
11. Hanh TN. Meditação andando. Petrópolis: Vozes, 2002.
12. Hanson PG. Aproveite seu stress. São Paulo: Siciliano, 1989. pp. 42-61.
13. Infante JR, Peran F, Martinez M, Roldan A, Poyatos R, Ruiz C, Samaniego F, Garrido F. ACTH and beta-endorphin in transcendental meditation. Physiology & Behavior 1998; 64(3):311-315.
14. Jackson P, Delehanty H. Cestas Sagradas: lições espirituais de um guerreiro das quadras. Rio de Janeiro: Rocco, 1997.
15. Jevning R, Wilson F, Smith, WR.: The transcendental meditation technique, adrenocortical activity, and implications for stress. Experientia 1978;34(5):618-619.
16. Jonhson W. Introdução. In: Do Xamanismo à Ciência: uma história da meditação. São Paulo: Editora Cultrix; 1995. p. 12.
17. Kamei H, Ohno S, Kumano H, Kimura K. Decrease in serum cortisol during yoga exercise is correlated with alpha wave activation. Percept Mot Skills 2000;90:1027-1032.
18. Kaplan KH, Goldenberg DL, Galvin-Nadeau M. The impact of a meditation-based stress reduction program on fibromyalgia. Gen Hosp Psychiatr 1993;15(5):284-289.
19. Kozasa EH. Efeitos de exercícios respiratórios e de um procedimento de meditação combinados (Siddha Samadhi

Yoga) em voluntários com queixas de ansiedade [tese]. São Paulo: Universidade Federal de São Paulo; 2002. pp. 47.

20. MacLean CR, Walton KG, Wenneberg SR, Levitsky DK, Mandarino JP, Warizi R, Hillis SL, Schneider RH. Effects of the transcendental meditation program on adaptive mechanisms: changes in hormone levels and responses to stress after 4 months of practice. Psycho neuroendocrinology 1997; 22(4):277-95.

21. Malarky WB, Hall JH, Pearl DK, Kiecolt-Glaser JK, Glaser R. The influence of academic stress and season on 24 hour concentrations of growth hormone and prolactin. Journal of Clinical Endocrinolgy and Metabolism 1991;73:1089-1092.

22. Manocha R. Why meditation? Aust Fam Physician 2000;29(12):1135-1138.

23. Michaels RR, Parra J, McCann DS, Vander AJ. Renin, cortisol, and aldosterone during transcendental meditation. Psychosom Med 1979;41(1):50-54.

24. Newberg AB, Iversen J. The neural basis of the complex mental task of meditation: neurotransmitter and neurochemical considerations. Medical Hypotheses 2000; 61(2): 282-291.

25. Orme-Jonhnson DW, Farrow JT. Introduction. In: Scientific research on the transcendental meditationprogram: collected papers, vol. I. Seelisberg: Maharishi European Research University Press, 1977. p. 24.

26. Pirotta MV, Cohen MM, Korsirillos V, Farish SJ. Complementary therapies: have they become accepted in general practice? Med J Aust 2000;172:105-109.

27. Roth B, Creaser T. Mindfulness meditation-based stress reduction: experience with a bilingual inner-city program. Nurse Pract 1997;22(3):150-176.

28. Sapolsky RM. Adrenocortical function, social rank, and personality among wild baboon. Biol Psychiatr 1990;28:862-878.

29. Solberg EE, Kurt-Arne B, Engen O, Ekelberg O, Loeb M. The effect of meditation on shooting performance. Br J Sports Med 1996;30:342-346.

30. Soberg EE, Inger F, Holen A, Sundgot-Borgen J, Nilsson S, Holme I. Standardised exercise bout: a study of 31 runners practising relaxation techniques. Br J Sports Med 2000;34:268-272.

31. Speca M, Carlson L, Goodey E, Angen M. A Randomized, wait-list controlled clinical trial: the effect of a mindfulness meditation-based stress reduction program on mood and symptoms of stress in cancer outpatients. Psychosom Med 2000;62:613-622.

32. Spielberger CD, Gorsuch RL, Luchene RC. Manual for the state-trait anxiety inventory. Palo Alto, California: Consultiong Psychologist Press; 1970.

33. Throll DA. Transcendental meditation and progressive relaxation: their physiological effects. J Clin Psychol 1982;38(3): 522-530.

34. Wallace RK. Physiological effects of transcendental meditation. Science 1970;167:1751-54.

35. Wallace RK, Silver J, Mills PJ, Dillbeck MC, Wagoner DE. Systolic blood pressure and long-term practice of the transcendental meditation and TM-sidhi program: effects of TM on systolic blood pressure, Psychosom Med 1983;45(1):41-46.

36. Werner OR, Wallace RK, Charles B, Jansen G, Tryker T, Chalers, RA. Long-term endocrinologic changes in subjects practicing the transcendental meditation and TM-sidhi program. Psychosom Med 1986;48(1-2):59-66.